重订古今名医临证金鉴

奇症卷

单书健 ◎ 编著

U0206837

中国健康传媒集团
中国医药科技出版社

内 容 提 要

　　古今名医之临床实践经验，乃中医学术精华之最重要部分。本书选取了古今名医对各种奇症治疗的临床经验、医案、医论之精华，旨在为临床中医诊治奇症提供借鉴。全书内容丰富，资料翔实，具有极高的临床应用价值和文献参考价值，以帮助读者开阔视野，增进学识。

图书在版编目（CIP）数据

　　重订古今名医临证金鉴. 奇症卷 / 单书健编著. — 北京：中国医药科技出版社，2017.8

　　ISBN 978-7-5067-9125-0

　　Ⅰ. ①重… Ⅱ. ①单… Ⅲ. ①中医临床—经验—中国 Ⅳ. ① R249

　　中国版本图书馆 CIP 数据核字（2017）第 045834 号

美术编辑　陈君杞
版式设计　也　在

出版　**中国健康传媒集团** ｜ **中国医药科技出版社**

地址　北京市海淀区文慧园北路甲 22 号

邮编　100082

电话　发行：010 – 62227427　邮购：010 – 62236938

网址　www.cmstp.com

规格　710 × 1000 mm ¹⁄₁₆

印张　21 ³⁄₄

字数　241 千字

版次　2017 年 8 月第 1 版

印次　2023 年 3 月第 2 次印刷

印刷　三河市航远印刷有限公司

经销　全国各地新华书店

书号　ISBN 978-7-5067-9125-0

定价　**45.00 元**

获取新书信息、投稿、为图书纠错，请扫码联系我们。

困惑与抉择

——代前言

单书健

从 1979 年当编辑起，我就开始并一直在思考中医学术该如何发展？总是处于被证明、被廓清、被拷问的中医学，在现代科学如此昌明的境遇下，还能不能独立发展？该以什么形态发展？

一、科学主义——中医西化百年之困

（一）浑沌之死

百年中医的历史，就是一部中医西化的历史……

百年来西医快速崛起，中医快速萎缩，临床范围窄化，临床阵地缩小，信仰人群迁移，有真才实学、经验丰富的中医寥若晨星……

科研指导思想的偏差。全部采用西医的思路、方法、评价标准。科研成果大部分脱离了中医药学的最基本特点，以药为主，医药背离，皮之不存，毛将焉附？

中医教育亦不尽人意。学生无法建立起中医的思维方式，不能掌握中医学的精髓，不能用中医的思维方式去认识疾病，这是中医教育亟待解决的问题。中医学术后继乏人，绝非危言耸听，而是严酷的现实。

傅景华先生认为，科学主义首先将科学等同于绝对真理，把近代以来形成的科学体系奉为不可动摇的真理，那么一切理论与实践都要符合"科学"，并必须接受"科学"的验证。一个明显错误的观念，却变成不可抗衡的共识。事实上，这种认识一旦确立，中医已是死路一条。再用笼罩在现代科学光环之下的西医来检验中医则是顺理成章。"用现代科学方法研究中医，实现中医现代化"的方针应运而生，并通过行政手段，使之成为中医事业发展的惟一途径。中医走上了科学化、现代化、实证化、实验化、分析化、还原化、客观化、标准化、规范化、定量化的艰巨而漫长的征程，中医被验证、被曲解、被改造、被消化的命运已经注定。在"现代化"的迷途上，历尽艰辛而长途跋涉，费尽心机地寻找中医概念范畴和理论的"物质基础"与"科学内涵"，最高奢望不过是为了求人承认自己也有符合西医的"科学"成分。努力去其与西医学不相容的"糟粕"，取其西医学能够接受的"精华"，直至完全化入西医，以彻底消亡而告终。

中国科学院自然科学史研究所研究员宋正海先生认为科学是人类社会结构中的一个基本要素。从古至今，任何民族和国家，均存在科学这个要素，所不同的只是体系有类型不同、水平有高低之分。并非如科学主义者所认为的，只有西方体系的近代科学才算是"科学"。[1]

近代科学为西方科学体系所独霸，它的科学观、方法论所形成的科学主义，无限度发展，逐渐在全球形成强势文化，取得了话语权，致使各国民族的科学和文化越来越被扼杀乃至被完全取代。近百年来以科学主义评价中医科学性、以西医规范中医，正促使中医走上一条消亡之路。要真正振兴中医，首先要彻底批判科学主义，让中医先从束缚中走出来。

《庄子·应帝王》中浑沌之死十分深刻，发人深省……

南海之帝为儵，北海之帝为忽，中央之帝为浑沌。儵与忽时相与遇于浑沌之地，浑沌待之甚善。儵与忽谋报浑沌之德，曰："人皆有七

---

[1] 宋正海. 要振兴中医首先要彻底批判科学主义. 中国中医药报社. 哲眼看中医. 北京科学技术出版社，2005，71-78.

窍以视听食息，此独无有，尝试凿之。"日凿一窍，七日浑沌死。

《经典释文》："倏忽取神速之名，浑沌以合和为貌。"成玄英疏："夫运四肢以滞境，凿七窍以染尘，乖浑沌之至淳，顺有无之取舍，是以不终天年，中途夭折。""浑沌"象征本真的生命世界，他的一切原本如此，自然而然，无假安排，无须人为地给定它以任何秩序条理。道的根源性在于浑沌。在浩渺的时空中按人的模式去凿破天然，以分析去破毁混融，在自然主义的宇宙观看来，乃是对道的整体性和生命的整体性的斫丧。把自己的价值观强加给中医学，加给多样性的生命世界，中医西化无疑是重演"浑沌"的悲剧！

（二）中医是不为狭义科学见容的复杂性科学

2015 年 10 月 5 日，中国科学家屠呦呦凭发现青蒿素的治疟作用而获得 2015 年诺贝尔生理学与医学奖，这是中国科学家获得的第一个科学类诺贝尔奖。2011 年，屠呦呦获得拉斯克奖（Lasker Award）时曾表示，青蒿素的发现，是团队共同努力的成果，这也是中医走向世界的荣誉。

围绕屠呦呦的获奖，关于中医科学性的争论再次喧嚣一时。然而不管如何争议，中医跨越几千年历史为中华民族乃至全世界的生存做出了不可磨灭的贡献。

朱清时院士认为中医药是科学，是复杂性科学。只是当前流行的狭义的"科学"还不接受。

发源于西方的现代主流科学总是把复杂事物分解为基本组成单元来研究（即以还原论为基础）；以中医为代表的中国传统科学总是把复杂事物看作整体来研究，他们认为，若把事件简化成最基本的单元，就要把许多重要信息都去除掉，如单元之间的连接和组合方式等等，这样做就把复杂事物变样了。

朱清时院士指出，解剖学发现不了经络和气，气实际上是大量细胞和器官相互配合和集体组装形成的一种态势。这种态势正如战争中兵家的部署，士兵组织好了，战斗力就会大增，这种增量就是气。或者像放在山顶上蓄势待下的石头。总之，是一个复杂系统各个部分之间的关系、组装方式决定了它能产生巨大的作用。

英国《自然》杂志主编坎贝尔博士就世界科技发展趋势发表看法说：目前对生命科学的研究仍然局限在局部细节上，尚没有从整个生命系统角度去研究，未来对生命科学的研究应当上升到一个整体的、系统的高度，因为生命是一个整体。

著有《东方科学文化的复兴》的姜岩博士曾著文指出：混沌理论推动了复杂科学的诞生。而复杂科学的问世彻底动摇了还原论——能用还原论近似描述的仅仅是我们世界的很小的一部分。哥德尔不完备性定理断言，不仅仅是数学的全部，甚至任何一个系统，都不可能用类似哥德尔使用的能算术化的数学和逻辑公理系统加以概括。哥德尔的结果是对内涵公理化一个致命的打击。

著名生物学家、生命科学哲学家迈尔强调科学的多元性。他认为，由于近代物理学的进步，"仿佛世界上并没有活生生的有机世界。因此，必须建立一种新的哲学，这种哲学主要的任务是摆脱物理主义的影响"。他指出生物学中还原是徒劳的、没有意义的……生物学领域重要的不是本质而是个体。

诺贝尔奖获得者、杰出现代科学家普利高津说过："物理学正处于结束现实世界简单性信念的阶段，人们应当在各个单元的相互作用中了解整体，要了解在相当长的时间内，在宏观的尺度上组成整体的小单元怎样表现出一致的运动。"而这些观念与中医的学术思想更为接近。美国物理学家卡普拉把现代物理学与中国传统思想作了对比，认为两者在许多地方极其一致。哈肯提出"协同学和中国古代思想在整体性观念上有深刻的联系"，他创立协同学是受到中医等东方思维的启发。以中国古代整体论思想为基础的中医将大大促进医学和科学的发展。

（三）哲学家的洞见

曾深入研究过中医的哲学家刘长林先生指出，当前困扰中医学的不是中医药学术本身，而是哲学。一些流行的认识论观念必须突破、更新，这样才能树立正确的科学观，破除对西方和现代科学的迷信，正确理解中医学的科学价值，划清中医与西医的界限，此乃发展中医学的关键。

刘先生认为：科学多元的客观依据是宇宙的无限性，宇宙和任一具体事物都具有无限多的方面和层面……任何认识方法都是对世界的一种选择，都是主客体的一种特殊的耦合关系。你的方法选择认识这一方面，就不能同时认识那一方面；你建立的耦合关系进入这一层面，就不能同时进入那一层面，因为世界是由各种对立互补的方面、层面所组成的。这就形成了不同的认识方法，而认识方法的不同，导致了认识的结果也就不同，所获规律的形态也不一样，从而形成不同的科学模型，但却都是对这一事物的正确认识。于是形成形态各异的科学体系，这就是科学的多元性。[1]

恩格斯说：一切存在的基本形式是空间和时间。孟庆云先生认为，《内经》的思想主旨是从时间结构的不同内容阐发有机论人体观，提出了关于阴阳始终、藏象经络、四时气化、诊法治则等学说中时间要素的生命特征，具有独特的科学价值。

刘先生指出：西方科学体系以空间为主。空间性实，其特性在于广延和并列。空间可以分割，可以占有。空间关系的特点是相互排斥，突显差别。对空间的深入认识以分解为条件。在空间中，人与物

---

[1] 刘长林. 关于中国象科学的思考——兼谈中医学的认识论实质. 杭州师范大学学报（社会科学版），2009，31（2）：4-11.

是不平等的，人居主位，对物持征服和主宰的态度。因此，主体与客体采取对立的形式……以空间为本位，就会着重研究事物的有形实体和物质构成，这与主客对立的认识方式是统一的。认识空间性质主要靠分析、抽象和有控制条件的实验。抽象的前提是在思维中将对象定格、与周围环境分割开，然后找出具有本质意义的共性。在控制的条件下做实验研究，是在有限的空间范围内（如实验室），在实际中将对象与周围环境分割开，然后寻找被分离出来的不同要素之间的规律性联系。

刘先生还认为：东方科学体系以时间为主。时间性虚，其特性在于持续和变异。时间不能分割，不能占有，只能共享。在时间里，人与人、人与万物是平等、共进的关系。主体与客体采取相融的方式……从时间的角度认识事物，着眼在自然的原本的整体，表现为现象和自然的流行。向宇宙彻底开放的状态，在"因""顺"对象的自然存在和流行中，寻找其本质和规律。用老子的话说，就是"道法自然"，这是总的原则。

"现象联系的本质是'气'，气是万物自然生化的根源。现象层面的规律体现为气的运动，通过气来实现。中医学研究的是现象层面的规律，在认识过程中，严格保持人和万物的自然整体状态，坚持整体决定和产生部分，部分受整体统摄，因而要从整体看部分，而不是从部分看整体。西医学研究的是现象背后的实体层面，把对象看作是合成的整体，因而认为部分决定整体，整体可以用部分来说明，故主要采取还原论的方法。"

"现象表达的是事物的波动性，是各种功能、信息的联系。现象论强调的是事物的运动变易，即时间方面。庄子说：'与物委蛇，而同其波。'（《庄子·庚桑楚》）'同其波'，就是因顺现象的自然流变，去发现并遵循其时间规律。所以中医学研究的是整体。而西医学以实体为支撑事物存在的本质，将生命活动归结为静态的物质形体元素，故西医学研究的是'粒子'的整体。"

"中医学认为：'器者，生化之宇。'（《素问·六微旨大论篇》）而生化之道，以气为本。'气始而生化，气散而有形，气布而蕃育，气终而象变，其致一也。'（《素问·五常政大论篇》）可见，中医学以无形的人体为主要对象，着意关注的是气化，把人看作是气的整体。而西医学则以有形的人体为对象，研究器官、细胞和分子对生命的意义，把人看作是实体的整体。"

刘先生进而指出：时间与空间是共存关系，不是因果关系。人无论依靠何种手段都不可能将时空两个方面同时准确测定，也不可能从其中的一个方面过渡到另一方面。量子力学的不确定性原理告诉我们，微观粒子的波动特性的关系也是这样。它们既相互补充，又相互排斥。

部分决定整体和整体决定部分，这两个反向的关系和过程同时存在。但是，观测前者时就看不清后者，观测后者时又看不清前者，所以我们只能肯定二者必定相互衔接，畅然联通，但却永远不能弄清其如何衔接，如何联通。这是认识的盲区，是认识不可逾越的局限。要承认这类盲区的存在，因为世界上有些不可分割的事物只是共存关系，而没有因果联系。

刘先生从哲学的高度对中西医把握客观事物认识论原理，燃犀烛微，深刻剖析，充满了哲学家的洞见，觉闻清钟，发人深省。

李约瑟曾经指出：中西医结合在技术层面是可以探讨的，理论层面是不可能的。刘长林先生也认为：人的自然整体（中医）与合成的整体（西医），这两个层面之间尽管没有因果联系，但却有某种程度的概率性的对应关系。寻求这种对应关系，有利于临床。我们永远做不到将两者真正沟通，就是说，无论用中医研究西医，还是用西医研究中医，永远不可能从一方走到另一方。

早在 20 世纪 80 年代，傅景华先生就形成了中医过程论思想。傅先生认为：中医不仅包括对有形世界的认识，而且具有对自然和生命本源以及发生演化过程的认识。中医的认识领域主要在生命过程与枢机，而不仅是人体结构与功能，中医是"天地人和通、神气形和通"的大道。傅先生认为中医五脏属于五行序列，分别代表五类最基本的生命活动方式。《素问·灵兰秘典论篇》喻以君主、相傅、将军、仓廪、作强之官，形象地反映出五类生命运动方式的特征。在生命信息的运行机制中，心、肺、肝、脾、肾恰似驱动、传递、反馈、演化、发生机制一样，立足于生命的动态过程，而非实体器官。针对实体层面探求中医脏腑经络实质已走入死胡同，傅景华先生以"中医过程论"诠释中医实质，空谷足音，振聋发聩，惜了无唱和。笔者曾多次和傅景华讨论，好像那时他并不知道怀特海的过程哲学，只是基于对《周易》等典籍中过程思想的理解，能提出如此深刻的见解，笔者十分敬佩他深邃的洞见。十几年后，怀特海的过程哲学已在中国传播，渐至大行其道了。

怀特海明确地说过，他的过程哲学与东方思想更加接近！而不是更接近于西方哲学。杨富斌教授指出，怀特海过程哲学的"生成"和"过程"思想，与中国哲学关于生成和变易的思想相接近。

怀特海的有机体概念，通常是指无限"绵延"（持续）的宇宙运动过程的某一点上包含了与其他点上的事物的相互关系，因而获得自身的具体现实规定性的事物。意在取代以牛顿物理学绝对时空观为基础的机械唯物论宇宙观中的"物质"或"实在"观，即宇宙观问题。在他看来，传统的机械论宇宙观中所说的"物质"或"实在"实际上都是处于过程之中的存在物或实有（entity），都是与其他存在物相互作用、相互影响、相互依赖的，并在此过程中获得自身的规定性，不是单纯的、永恒的、具有绝对意义的东西，而是具有过程性、可变性和相对性的复杂有机体；认识过程中的主体和客体也是同一运动（认识）过程中彼此相关、相互渗透和相互依赖的两个有机体，因而并没有完全自主、自足的"主体"，也没有绝对不受主体影响的、具有绝对意义的客体，因此对于主体与客体的关系，也应当从二者的相互作用、相互影响和相互渗透及其与周围的关系等方面来考察。而中国古代哲学追求超现象的本质、超感觉的概念、超个体性的普遍性（同一性）为哲学的最高任务。在中国哲学家看来，天地人相通，自然与社会相通，阴阳相通相合。《黄帝内经》通过揭示自然变化对人体生理的影响，自然变化与疾病、自然环境与治疗的关系，认为"人与天地相参也，与日月相应也。"（《灵枢·岁露论》）怀特海的有机体思想与中国哲学的天人合一确有相通之处。

（四）医学不是纯粹的科学

除了极少数的哲学家、科学家认为中医是科学，而中医不是科学几乎成为世人之共识。但医学哲学家同样拷问：西医学是科学吗？

西医学之父威廉姆·奥斯勒说，"医疗行为是植根于科学的一种艺术"，进而他解释道，"如果人和人都一样，那医学或许能成为一门科学，而不是艺术。"

1981 年 6 月密苏里大学哲学系的罗纳尔德·穆森在《医学与哲学》（The Journal of Medicine and Philosophy）发表了 25 页的长文"为什么医学不可能是一门科学"，医学圈里为之哗然，因为文章发表在暑月，因此常常被称为"暑月暴动"。依照穆森的观点，"医学是科学"缺乏有说服力的论证；从历史和哲学上可以论证医学"不是""不应该是"也"不可能是"（单一的、纯粹的）科学。在愿景、职业价值、终极关怀、职业目的与职业精神上，医学与科学之间是有冲突的；医学一旦成为科学，就会必然遮蔽偏离医学的职业愿景、价值、终极关怀、目的与精神。科学的基本目的是获得新知，以便理解这个世界和这个世界中的事物，医学的目的是通过预防或治疗疾病来增进人们的健康；科学的标准是获得真理，医学的标准是获得健康和疗效；科学的价值旨向为有知、有理（客观、实验、实证、还原）、有用、有利（效益最大化）；医学的价值旨向为有用、有理、有德、有情、有根、有灵，寻求科学性、人文性、社会性的统一。针对人的医学诉求和服务，科学存在严重的"缺损配置"。

穆森的结论是：尽管医学（知识）大部分是科学的，但它并不是、也不可能成为一门科学。

范瑞平先生指出，不能完全按照当代科学性与科学化的指标、方法与价值来衡量医学，裁判中西医之争，在当代科学万能和科学至上的意识形态中，技术乌托邦的期盼遮蔽了医学的独立价值，穆森的文章力矫时弊。

医学的原本是人学，这是众所周知的事实，其性质必须遵循人的属性而定。穆森和拥护者所做的，其实是站在我们所处的时代——医学有离科技更近、离人性更远，离具体更近、离整体更远的趋势——发出的"重拾医学人性"的呼吁。

我们还用为中医是不是科学而捶胸顿足地大声疾呼吗？

二、理论－实践脱节与"文字之医"

理论－实践脱节，即书本上的知识（包括教科书知识），并不能完全指导临床实践，这是中医学术发展未能解决的首要问题。形成理论－实践脱节的因素比较复杂，笔者认为欲分析解决这一问题，必须研究中医学术发展的历史，尤其是正确剖析文人治医对中医学术的影响。

迨医巫分野后，随着文人治医的不断增多，中医人员的素质不断提高，因为大量儒医的出现，极大地提高了医生的基础文化水平。文人治医，繁荣了中医学，增进了学术争鸣，促进了学术发展。通医文人增加，对医学发展的直接作用是形成了以整理编次医学文献为主的学派。由于儒家济世利天下的人生观，促使各阶层高度重视医籍的校勘整理、编撰刊行，使之广为流传。

文人治医对中医学术的消极影响约有以下诸端：

（一）尊经崇古阻碍了中医学的创新发展

两汉后，在儒生墨客中逐渐形成以研究经学、弘扬经书和从经探讨古代圣贤思想规范的风气，后人称之为"经学风气"。

儒家"信而好古""述而不作"一直成为医学写作的指导思想，这种牢固的趋同心理，削磨、遏制了医家的进取和创新。尊经泥古带给医坛的是万马齐喑，见解深邃的医家亦不敢自标新见，极大地禁锢了人们的思想，导致了医学新思想的难以产生及产生后易受抑压，也导致了人们沿用陈旧的形式来容纳与之并不相称的新内容，从而限制了新内容的进一步发展，极大地延缓了中医学的发展。

（二）侈谈玄理，无谓争辩

一些医学家受理学方法影响，以思辨为主要方法，过分强调理性作用，心外无物，盲目夸大了尽心明性在医学研究中的地位，对医学事实进行随意的演绎推理，以至于在各家学说中掺杂了大量的主观臆测、似是而非的内容（宋代以前文献尚重实效，宋代以后则多矜夸偏颇、侈谈玄理、思辨攻讦之作）。

无谓争辩中的医家，所运用的思辨玄学的方法，使某些医学概念外延无限拓宽，无限循环，反而使内涵减少和贫乏，事实上思辨只是把人引入凝固的空洞理论之中。这种理论似乎能解释一切，实际上却一切都解释不清。它以自然哲学的普遍性和涵容性左右逢源，一切临床经验都可以成为它的诠注和衍化，阻碍和束缚了人们对问题继续深入的研究。理论僵化，学术惰于创新，通过思辨玄学方法构建的某些理论，不但没有激起后来医家的创新心理，反而把人们拉离临床实践的土壤。命门之争，玄而又玄，六味、八味何以包治百病？

（三）无病呻吟，附庸风雅的因袭之作

"立言"的观念在文人中根深蒂固，一些稍涉医籍的文人，也常附庸风雅，编撰方书，有的仅是零星经验，有的只是道听途说，因袭之作，俯拾皆是。

（四）重文献，轻实践

受经学的影响，中医学的研究方法大抵停留在医书的重新修订、编次、整理、汇纂，呈现出"滚雪球"的势态。文献虽多，而少科学含量。从传统意义上看，尚有可取之处，但在时间上付出的代价是沉重的，因为这样的思想延缓了中医学的发展。

伤寒系统，有人统计注释《伤寒》不下千余家，主要是编次、注释，但大都停留在理论上的发挥和争鸣，甚或在如何恢复仲景全书原貌等问题上大做文章，进而争论诋毁不休，站在临床角度上深入研究者太少了。马继兴先生对《伤寒论》版本的研究，证明"重订错简"几百年形成的流派竟属子虚乌有。

整个中医研究体系中重经典文献，轻临床实践是十分明显的。

一些医家先儒而后医，或弃仕途而业医，他们系统研究中医时多已年逾不惑，还要从事著述，真正从事临床的时间并不多，其著作之实践价值仍需推敲。

苏东坡曾荐圣散子方。某年大疫，苏轼用圣散子方而获效，逾时永嘉又逢大疫，又告知民众用圣散子方，而贻误病情者甚伙。陈无择《三因方》云：此药实治寒疫，因东坡作序，天下通行。辛未年，永嘉瘟疫，被害者不可胜数。盖当东坡时寒疫流行，其药偶中而便谓与三建散同类。一切不问，似太不近人情。夫寒疫亦自能发狂，盖阴能发燥，阳能发厥，物极则反，理之常然，不可不知。今录以备寒疫治疗用者，宜审究寒温二疫，无使偏奏也。

《冷庐医话》记载了苏东坡孟浪服药自误：士大夫不知医，遇疾每为庸工所误。又有喜谈医事，孟浪服药以自误。如苏文忠公事可愧叹焉……

文人治医，其写作素养，在其学问成就上起到举足轻重的作用。而不是其在临床上有多少真知灼见。在中医学发展史上占有重要地位的医学著作并非都是经验丰富的临床大家所为。

《温病条辨》全面总结了叶天士的卫气营血理论，成为温病学术发展的里程碑，至今仍有人奉为必读之经典著作。其实吴鞠通著《温病条辨》时，从事临床只有六年，还不能说是经验宏富的临床家。《温病条辨》确系演绎《临证指南》之作，对其纰谬，前哲今贤之驳辨批评，多为灼见。研究吴鞠通学术思想，必须研究其晚年之作《医医病书》及其晚年医案。因《温病条辨》成书于1798年，吴氏40岁，而《医医病书》成于道光辛卯（1831）年，吴氏时已73岁。仔细研究即可发现风格为之大变，如倡三元气候不同医要随时变化，斥用药轻描淡写，倡治温重用石膏，从主张扶正祛邪，到主张祛除邪气，从重养阴到重扶阳……

《证治准绳》全书总结了明代以前中医临床成就，临床医生多奉为圭臬，至今仍有十分重要的学术价值。但是王肯堂并不是职业医生、临床家。肯堂少因母病而读岐黄家言，曾起其妹于垂死，并为邻里治病。后为其父严戒，乃不复究。万历十七年进士，选翰林院庶吉士，三年后受翰林院检讨，后引疾归。家居十四年，僻居读书。丙午补南行人司副，迁南膳部郎，壬子转福建参政……独好著书，于经传多所发明，凡阴阳五行、历象……术数，无不造其精微。著《尚书要旨》《论语义府》《律例笺释》《郁冈斋笔尘》，雅工书法，又为藏书大家。曾辑《郁冈斋帖》数十卷，手自钩拓，为一时刻石冠。

林珮琴之《类证治裁》于叶天士内科心法多有总结，实为内科之集大成者，为不可不读之书，但林氏在自序中讲得清清楚楚：本不业医。

目尽数千年，学识渊博，两次应诏入京的徐灵胎，亦非以医为业，如《洄溪医案》多次提及：非行道之人。

王三尊曾提出"文字之医"的概念（《医权初编》上卷论石室秘录第二十八）：

夫《石室秘录》一书，乃从《医贯》中化出。观其专于补肾、补脾、疏肝，即《医贯》之好用地黄汤、补中益气汤、枳术丸、逍遥散之意也。彼则补脾肾而不杂，此又好脾肾兼补者也……此乃读书多而临证少，所谓文字之医是也。惟恐世人不信，枉以神道设教。吾惧其十中必杀人之二三也。何则？病之虚者，虽十中七八，而实者岂无二三，彼只有补无泻，虚者自可取效，实者即可立毙……医贵切中病情，最忌迂远牵扯。凡病毕竟直取者多，隔治者少，彼皆用隔治而弃直取，是以伐卫致楚为奇策，而仗义执言为无谋也……何舍近而求远，尚奇而弃正哉。予业医之初，亦执补正则邪去之理，与隔治玄妙之法，每多不应。后改为直治病本，但使无虚虚实实之误，标本缓急之差，则效如桴鼓矣……是书论理甚微，辨症辨脉则甚疏，是又不及《医贯》矣……终为纸上谈兵。

"文字之医"实际的临床实践比较少，偶而幸中，不足为凭。某些疾病属于自限性疾病，即使不治疗也会向愈康复。偶然取效，即以偏概全，实不足为法。

"文字之医"为数不少，他们的著作影响并左右着中医学术。

笔者认为理论与实践脱节，正是文人治医对中医学术负性影响的集中体现。

必须指出，古代医学文献临床实用价值的研究是十分艰巨的工作。笔者虽引用王三尊之论，却认为《石室秘录》《辨证录》诸书，独到之处颇多，同样对非以医为业的医家，如王肯堂、徐灵胎、林珮琴等之著作，亦推崇备至，以为不可不读。

三、辨病下的辨证论治

笔者师从洪哲明先生临诊时，先生已近八旬。尝见其恒用某方治某一病，而非分型辨治。小儿腹泻概以"治中散"（理中丸方以苍术易白术）治之，其效甚捷；产后缺乳概用双解散送服马钱子；疝气每用《金匮》蜘蛛散。辨病还是辨证？

中医是先辨病再辨证，即辨证居于第二层次。《伤寒论》"辨太阳病脉证并治""辨阳明病脉症论治"……已甚明了。后世注家妄以己意，曲加发挥，才演绎出林林总总的"六经辨证"，已背离仲师原旨。

1985年，有一次拜谒张琪先生，以中医是辨病下的辨证论治为题就教，张老十分高兴地给我讲了一个多小时：同为中焦湿热，淋病、黄疸、湿温有何不同，先生毫分缕析，剀切详明。张老十分肯定中医是辨病下的辨证论治。

徐灵胎《兰台轨范》序：欲治病者，必先识病之名，能识病名，而后求其病之由生，知其所由生，又当辨其生之因各不同，而病状所由异，然后考其治之之法。一病必有主方，一方必有主药。或病名同而病因异，或病因同而病症异，则又各有主方，各有主药，千变万化之中，实有一定不移之法。

中医临床流派以经典杂病派为主流，张石顽、徐灵胎、尤在泾为其代表人物，《张氏医通》为其代表作。张石顽倡"一病有一病之祖方"，显系以辨病为纲领。细读《金匮要略》，自可发现仲景是努力建立辨病体系的，一如《伤寒论》。

外感热病中温病学派，临证每抓住疫疠之气外犯，热毒鸱盛这一基本病因病机，以祛邪为不易大法，一治到底，同样是以辨病为主导的。

《伤寒论》是由"三阴三阳"辨"病"与"八纲"辨"证"的两级构成诊断的。如"太阳病，桂枝证"（34条）、"太阳病……表证仍在"（128条）。首先是通过辨病，从整体上获得对该病的病性、病势、病位、发展变化规律以及转归预后等方面的全面了解，从而把握贯穿该病过程的始终，并明确其发生、发展的基本矛盾，然后才有可能对各个发展阶段和不同条件（如治疗、宿疾等）影响下所表现出来的症候现象做出正确的分析和估价，得出符合该阶段病理变化性质（即该阶段的主要矛盾）的"证"诊断，从而防止和克服单纯辨证的盲目性。只有首先明确"少阴病"的诊断，了解贯穿于少阴病整个发展过程中的主要矛盾是"心肾功能低下，水火阴阳俱不足"，才有可能在其"得之两三日"仅仅出现口燥咽干的情况下判断为"邪热亢盛，真阴被灼"，果断地用大承气汤急下存阴。正确的辨证分析，必须以明确的"病"诊断为前提，没有这个前提就难以对证候的表现意义做出应有的估价，势必影响辨证的准确性。

辨"病"诊断的意义在于揭示不同疾病的本质，掌握各病总体矛盾的特殊性；辨"证"诊断的意义在于认识每一疾病在不同阶段、不同条件下矛盾的个性和各病在一定时期内的共性矛盾，做到因时、因地、因人制宜。首先，辨病是准确诊断的基础和前提；结合辨证，则是对疾病认识的深入和补充。二者相辅相成，缺一不可。

"六经辨证"的说法之所以是错误的，就在于把仲景当时已经区分出的六个不同外感病种，看成了一种病的六个阶段，即所谓的太阳病是表证阶段，阳明病是里证阶段，少阳病是半表半里阶段等。这种认识混淆和抹杀了"病"与"证"概念区别，既与原文事实相违背，又与临床实际不相符合。按照这种说法去解释原文，就难免捉襟见肘，矛盾百出。"六经辨证"说认为太阳病即是表证，全不顾太阳病还有蓄血、蓄水的里证；认为阳明病是里证，却无视阳明病还有麻黄汤证和桂枝汤证。既为阳明病下了"里证"定义，却又有"阳明病兼表证"之说。试问阳明病既为里证，何以又能兼表证，则阳明病为里证之说又何以成立？

张正昭先生指出："六经辨证"说无端地给三阴三阳的名称加上一个"经"字，无形中把"三阴三阳"这六个抽象概念所包括的诸多含义变成了单一的经络含义，使人误认为"三阴三阳"病就是六条经络之病，违背了《伤寒论》以"三阴三阳"病名的原义。可见，把"三阴三阳"病说成"六经病"固属不妥，而称其为"六经证"就更是错误的了。

李心机先生鉴于《伤寒论》研究史上"注不破经，疏不破注"的顽固"误读传统"，就鲜明地指出"让伤寒论自己诠释自己"。

四、亚健康不是"未病"是"已病"

近年来，较多的中医学者把亚健康与中医治未病、欲病等同起来，亚健康不是中医的未病，机械的对应、简单的比附，不仅仅犯了逻辑上的错误，于全面继承中医学术精华并发扬光大十分不利。

（一）中医"未病"不能等同于亚健康

《素问·四气调神大论篇》："圣人不治已病，治未病，不治已乱，治未乱，此之谓也。夫病已成而后药之，乱已成而后治之，譬犹渴而穿井，斗而铸锥，不亦晚乎。"体现了治未病是中医对摄生保健的指导思想，强壮身体，防于未病之先。

"未病"是个体尚未患病，应注意未病先防。中医的"未病"和"已病"，是相对概念，健康属于未病，疾病属于已病。

《难经·七十七难》："上工治未病，中工治已病者，何谓也？然所谓治未病者，见肝之病，则知肝当传之与脾，故先实其脾气，无令得受肝之邪，故曰治未病焉。"此时，未病是以已病之脏腑为前提，以已病脏腑之转变趋向为依据，务先安未受邪之地。

《灵枢·官能》中有"正邪之中人也微,先见于色,不知于其身。"指出病邪初袭机体,首先见体表某部位颜色的变化,而身体并未感到任何不适,然机体的气血阴阳已出现失衡,仅表现一些细微病前征象的状态便为未病状态。由健康到出现机体症状,发生疾病,并非是卒然出现的,而是逐渐形成,由量变到质变的过程。

《灵枢·顺逆》也指出,"上工刺其未生者也;其次,刺其未盛者也……上工治未病,不治已病,此之谓也"。

《素问·八正神明论篇》:"上工救其萌芽,必先见三部九候之气,尽调不败而救之,故曰上工。下工救其已成,救其已败。"显示早期诊断,把握时机,早期治疗,既病防变之意。

唐孙思邈的《千金方》中有"古之医者,上医治未病之病,中医治欲病之病,下医治已病之病"的论述,明确地将疾病分为"未病""欲病""已病"三个层次。未病指机体已有或无病理信息,未有任何临床表现的状态或不能明确诊断的一种状态,是病象未充分显露的隐潜阶段。

中医的治未病是一种原则和指导思想,既包涵未病先防的养生防病、预防保健思想,也包涵既病防变、早期治疗、控制病情的临床治疗原则。

亚健康无论如何都是有明显身体不适而又不能符合(西医的)某种疾病诊断标准的状态,把未病和亚健康等同起来,是毫无道理的。

(二)亚健康是中医的已病

作为"中间状态"的亚健康,应包括三条:首先,没有生物学意义上的疾病(尚未发现躯体构造方面的异常)及明确的精神心理障碍(属"疾病");其次,它涉及躯体上的不适(如虚弱、疲劳等非特异性的,尚无可明确躯体异常、却偏离健康的症状或体验,但还够不上西医的"疾病");再次,还可涉及精神心理上的不适(够不上精神医学诊断上的"障碍"），以及社会生存上的适应不良。以亚健康状态常见的头痛、头晕、失眠等为例，均已构成中医"病"的诊断。多数亚健康个体，其体内的病机已启动，已经出现了阴阳偏盛偏衰，或气血亏损，或气血瘀滞，或有某些病理性产物积聚等病机变化。

"亚健康状态"指机体正气不足或邪气侵犯时机体已具备疾病的一些病理条件或过程，已有一些或部分病症（证）存在，但是未具备西医学疾病的诊断标准。我们不能采取把中医的"病"的概念与西医"疾病"的概念等同起来的思考和研究方式。

笔者认为全部中医的"病"只要还不具备西医学疾病诊断的证据，均属亚健康范畴。

中医生存和发展有一最关键的因素，就是临床范围日益窄化，中医文化基础日渐式微，信仰人群的迁移，观念的转变，后继乏人。很多研究都表明，人群中健康状态占10%，疾病状态占15%，75%属于亚健康状态。西医还没有明确的方法和药物治疗亚健康。中医学在亚健康状态方面的潜在优势，不仅可拓展中医学术新的生存空间，而且必将促进整个世界医学的进化与发展，从而为全人类的健康做出新的贡献。

闫希军先生所著《大健康观》中提出了大健康医学模式。在大健康医学模式中，中医被赋予十分重要的地位，而拥有了更加广阔的空间。中医理论与系统生物学及大数据方法契合，并将与系统生物学和生态医学等领域取得的成果相互交通，水乳交融，这是未来西方医学和中医学发展必然的走向。

五、正本清源，重建中医范式

范式是某一科学共同体在某一专业或学科中所具有的共同信念，这种信念规定了它们的共同的基本观点、基本理论和基本方法，为它们提供了共同的理论模式和解决问题的框架,从而成为该学科的一种共同的传统,并为该学科的发展规定了共同的方向。

库恩认为"范式"是成熟科学的标志,由于"范式"的存在,科学家们一方面可以在特定领域里进行更有效率的研究,从而使他们的研究更加深入;而另一方面,"范式"也意味着该领域里"更严格的规定","如果有谁不肯或不能同它协调起来,就会陷于孤立,或者依附到别的集团那里去"。因此,同一范式内部,研究者拥有相同的世界观、研究方法、理论、仪器和交流方法,但在不同"范式"之间却是不可通约的。不同"范式"下的研究者对同一领域的看法就像是两个世界那样完全不同。这也是造成"一条定律对一组科学家甚至不能说明,而对另一组科学家有时好像直观那样显而易见"的原因。

李致重等学者从具体研究对象、研究方法及基础理论等方面论述了中西医范式的不可通约性。而且,中、西医关系的特殊之处还在于,它们不只是同一领域的两个不同"学派",更是基于两种完全不同的文化而发展起来的,这也使得二者之间的不可通约性表现得尤其明显和强烈。正是由于这种不可通约性导致了中西医之争。屈于特定历史条件下"科学主义"的强势地位,中医最终被迫部分接受了西医"范式"。"范式丢失"是近现代中医举步维艰、发展停滞、甚至后退的根本原因。

任何一门科学的重大发展,都表现在基本概念的更新和范式的变革上……变革范式,是现时代中医理论发展的必经之路。

如何正本清源,重建范式?

正本清源是中医范式或重建的基础,这是一项十分艰巨浩大的工程。正本首先是建立传统范式。必须从经典著作入手,梳理还原,删汰芜杂,尽呈精华。

(一)解释学·语言能力与重建

东汉许慎在《说文解字·叙》中说:"盖文字者,经艺之本,王政之始，前人所以垂后，后人所以识古。故曰：本立而道生。"给予中国古典解释学以崇高的地位。

解释学把生命哲学、现象学、存在主义分析哲学、语言哲学、心理学、符号学等理论融合在一起，强调语言的本体论地位，认为我们所能认识的世界只能是语言的世界，人与世界的关系的本质是语言的关系，不仅把解释当作人文科学的方法论基础，而且是哲学的普遍方法。

狭义解释学特指现代西方哲学领域中的解释学理论，它经过狄尔泰、海德格尔、伽达默尔、利科、哈贝马斯等思想巨匠在理论上的构建和推动，形成了哲学释义学；广义解释学则不限于西方哲学领域，一切关于文本的说明、注解、解读、校勘、训诂、修订、引申及阐释的工作都属于解释活动，都要依靠相应的解释方法和解释理论来完成，因而都可以称作解释学。中医书籍中只有少部分是经典原著，而其余大部分都属于关于经典原著的解释性著作。

从当代解释学观点看，任何现代理论或现代文化都发轫于传统，传统文化的生命力则在于不断的解释和再解释之中。传统文化和现代文化并不是对立的，而是统一的，确切地说，是对立统一。人类文化是一条河流，它从传统走来，向未来走去，亦如黑格尔所说，离开其源头愈远，它就膨胀得愈大。

拉法格相信：《老子》在其产生之初，在它的著者与当时的读者之间存在着一种共识，这种共识便是《老子》的初始意义，《老子》著者传达的是它，当时的读者从中读懂的也是它。那么，这种共识又是从何而来的呢？拉法格认为：处于同一时代同一环境中的人可能会在词义的联想、语言结构的使用、社会问题的关注上具有共同之处，所以他们之间能够彼此理解。拉法格采用语言学家乔姆斯基的"语言能力"一词来指代这种基于共有的语言与社会背景的理解能力。在他看来，这种"语言能力"是历史解释学的关键，是发现历史文本原始意义的途径。他建议读者利用多种传统方法增强自己理解《老子》的语言能力，如古汉语字词含义的研究、历史事件与古代社会结构的分析，其他古代思想家思想的讨论等。也就是说，旨在发现《老子》原始意义的现代读者应尽可能地将自己置于《老子》所处的时代，将当时的社会背景、语言现象等历史的事物内化为自己的"语言能力"。

历史的解释者的任务是利用历史的证据重新将《道德经》与它产生的背景联结起来，在该背景下对其进行分析研究。解释者首先必须去掉成见，不可以将我们现代的思想强加于古人，或用现代思想批判古人。

历史解释学方法是中医经典著作、传统理论研究的基本方法。其要旨在于忠实细密地根据经典话语资料和现代方法对原典重新解读。旧有的词语和概念通过词语组合方式和语境组件方式的特殊安排，突显出原典文本固有的基本意义结构。通过意义结构分析，探询其原始涵义、历史作用和现代意义。

（二）解构与重建

理解分析就是"解构"，而"解构"旨在重建，使新的理论概念或理论结构因此建立。自然科学家就是依循这一程序不断地改弦更张，发展其理论系统的……解构和重建与科恩所说的"范式变革"有所类同。何裕民先生认为：对原有理论概念或规则的重新理解和分析，对传统中医理论体系进行解构和重建，是现阶段中医理论发展的切实可行的最佳选择。

事实的确认和概念的重建是重建的途径与环节。

严肃的科学研究应以经验事实为基础，而不仅仅是古书古人的描述，古人的认识充其量只是帮助人们寻找经验事实，并在研究中给予一定的启示。

概念的重建与事实的确认可以说是互为因果的两大环节。梳理每个名词术语的历史演变和沿革情况、分析它们眼下使用情况及混乱原因，这两者有助于旧术语的解构；组织专家集体研讨以期相对清晰、合理地约定每一概念（名词术语）的特征和实质。

阴阳五行学说对传统中医理论之建构，具有决定性的作用。它们作为主导性观念和认识方法渗入中医学，有的又与具体的学术内容融合成一体，衍生出众多层次低得多的理论概念。藏象、经络、气血津液等可视作中医理论体系的第二层次，第三层次的是众多较为具体的概念或术语，其大多与病因病机、治法及"证"相关联。最低层次的是一些带有经验陈述性质的论述。形成这些概念，司外揣内、援物比类等起着主要作用，不少是从表象信息直接跳跃到理论概念的，许多概念与实体并不存在明确的对应关系，其内涵和外延有时也颇难作出清晰的界定。

一些学者主张：与学术内容融合在一起的阴阳五行术语，应通过概念的清晰化、实体化和可经验化而清理出去。亦即使哲学的阴阳五行与具体（中医）的科学理论分离……愚意以为不可，以其广泛渗透而不可剥离，阴阳五行已成为不可或缺的纲领框架，当以中医学理视之，而不仅仅视为居于指导地位的古典哲学思想。

（三）方法

正本清源，重建范式，必须有良好的方法。我们反对科学主义，但我们崇尚科学精神，我们必须学习运用科学方法，尤其是科学思维方法，科学观察方法，科学实证方法（不仅仅是实验室方法）。

"医林改错，越改越错"，《医林改错》中提出的"心无血，脉藏气"之说，显然是错误的。为什么导致错误的结论？主要是他不知道，观察是有其一定条件，一定范围的。离开原来的条件、时间、地点，观察结果会有很大差异。运用观察结论做超出原条件、原范围的外推时，必须十分审慎。他所观察的都是尸体，由于动脉弹力大，把血驱入静脉系统。这是尸体的条件，不可外推到活着的人体。对观察结果进行理解和处理时，必须注意其条件性、相对性和可变性。

在广泛占有资料的基础上，还必须要有正确的思维方法。对于马王堆汉墓出土的缣帛及竹木简医书成书年代的推定和对该批资料的运用，我国的有关专家认为："如果从《黄帝内经》成书于战国时期来推定，那么两部灸经的成书年代至少可以上溯到春秋战国之际甚至更早。"而日本山田庆儿先生认为，这种"推论的方法是错误的。不管我们最后会达到什么样的结论，我都不应该根据所谓《黄帝内经》是战国时期的著作这个还没有确证的假定，去推断帛书医书的成书年代，而必须相反地从关于后者已经确证了的事实出发，来推断前者成书的过程和年代"。山田庆儿先生基于"借助马王堆医书之光，可以逐渐看清中国医学的起源及其形成过程"。

吴坤安认为：喻嘉言、吴又可、张景岳辈，治疫可谓论切治详，发前人所未发。但景岳宜于汗，又可宜于下，嘉言又宜于芳香逐秽，三子皆名家，其治法之所以悬绝若此，以其所治之疫各有不同。景岳所论之疫，即六淫之邪，非时之气，其感同于伤寒，故每以伤寒并提，而以汗为主，欲尽汗法之妙，景岳书精切无遗。又可所论之疫，是热淫之气，从口鼻吸入，伏于募原，募原为半表半里之界，其邪非汗所能达，故有不可强汗、峻汗之戒；附胃最近，入里尤速，故有急下、屡下之法。欲究疫邪传变之情，惟又可之论最为详尽，然又可所论之疫，即四时之常疫，即俗名时气症也。若嘉言所论之疫，乃由于兵荒之后，因病致病，病气、尸气混合天地不正之气，更兼春夏温热暑湿之邪交结互蒸，人在气交中，无隙可避，由是沿门阖境，传染无休，而为两间之大疫，其秽恶之气，都从口鼻吸入，直行中道，流布三焦，非表非里，汗之不解，下之仍留，故以芳香逐秽为主，而以解毒兼之。是三子之治，各合其宜，不得执此而议彼。

学术研究中，所设置的讨论的问题必须同一，必须是一个总体，这是比较研究的基本原则。执此而议彼，古代医家多有此弊，六经辨证与卫气营血辨证、三焦辨证之争论，概源于方法之偏颇。

六、提高疗效是中医学术发展的关键

中医药学历数千年而不衰，并不断发展，主要依靠历代医学家临床经验的积累、整理提高。历代名医辈出，多得自家传师授。《周礼》有"医不三世，不服其药"，可见在很早人们即已重视了老中医经验。

以文献形式保留在中医典籍之中的中医学术精华仅仅是中医学术精华的一部分。为什么这样说？这是因为中医学术精华更为宝贵的部分是以经验的形式保留在老中医手中的。这是必须予以充分肯定、高度重视的问题。临床家，尤其是临床经验丰富、疗效卓著者，每每忙于诊务，无暇著述，其临床宝贵经验，留下来甚少。叶天士是临床大家，《外感温热篇》乃于舟中口述，弟子记录整理而成。《临证指南医案》，亦弟子侍诊笔录而成，真正是叶天士自己写的东西又有什么？

老中医经验，或禀家学，或承师传，通过几代人，或十几代或数百年的长期临床实践，反复验证，不断发展补充，这种经验比一般书本中所记述的知识要宝贵得多。老中医经验是中医学术精华的重要组成部分，舍全面继承，无法提高疗效。

书中的知识要通过自己的实践，不断摸索不断体会，有了一些感受，才能真正为自己所利用。真正达到积累一些经验，不消说对某些疾病能形成一些真知灼见，就是能准确地把握一些疾病的转归，亦属相当困难，没有十年二十年的长期摸索，是不可能的。很显然，通过看书把老中医经验学到手，等于间接地积累了经验，很快增加了几十年的临床功力，这是中青年医生提高临床能力的必由之路。全面提高中医队伍的临床水平，必将对中医学术发展产生极大的推动作用。

老中医经验中不乏个人的真知灼见，尤其是独具特色的理论见解、自成体系的治疗规律都将为中医理论体系的发展提供重要的素材。尤其是传统的临床理论并不能完全满足临床需要时，理论与临床脱节时，老中医的自成规律的独特经验理论价值更大。

在强大的西医学冲击下，中医仍然能在某些领域卓然自立，是因为其临床实效，西医学尚不能取而代之。这是中医学赖以存在的基础，中医学的发展亦系之于此。无论如何，提高临床疗效都是中医学术发展的战略起点和关键所在。

中医以其疗效，被全世界越来越多的人认可，仅在英国就有3000多家中医诊所（这已是多年前的数字）。在美国有超过30%的人群，崇尚包括中医在内的替代医学自然疗法。在医学界也认为有一些疾病，西医学是束手无策的，应从中医学中寻求解决的办法。美国医学会在1997年出版的通用医疗程序编码中特别增加两个针灸专用编码，对没有解剖结构，没有物质基础的中医针灸学予以承认；在2015年实施的"国际疾病分类"ICD-11，辟专章将中医纳入其中。我们应客观地对待百年中医西化历史，襟怀大度地包容对中医的批评，矜平躁释，心态平和，目标清晰，化压力为动力，寓继承于创新，与时俱进。展望未来，我们对中医事业发展充满了信心。

单书健

2016 年 12 月

序

  十年前出版之《当代名医临证精华》丛书，由于素材搜罗之宏富，编辑剪裁之精当，一经问世，即纸贵洛阳，一版再版，被医林同仁赞为当代中医临床学最切实用、最为新颖之百科全书。一卷在手，得益匪浅，如名师之亲炙，若醍醐之灌顶，沁人心脾，开慧迪智，予人以钥，深入堂奥，提高辨治之水平，顿获解难之捷径，乃近世不可多得之巨著，振兴中医之辉煌乐章也，厥功伟矣，令人颂赞！

  名老中医之实践经验，乃中医学术精华之最重要部分，系砺炼卓识，心传秘诀，可谓珍贵至极。今杏林耆宿贤达，破除"传子不传女，传内不传外"之旧规，以仁者之心，和盘托出；又经书健同志广为征集，精心编选，画龙点睛，引人入胜。熟谙某一专辑，即可成为某病专家，此绝非虚夸。愚在各地讲学，曾多次向同道推荐，读者咸谓得益极大。

  由于本丛书问世迄已十载，近年来各地之新经验、新创获，如雨后春笋，需加补充；而各省市名老中医珍贵之实践经验，未能整理入编者，亦复不少，更应广搜博采，而有重订《当代名医临证精华》之议，以期进一步充实提高，为振兴中医学术，继承当代临床大家之实践经验，提高中青年中医辨治之水平，促进新一代名医更多涌现，发展中医学术，作出卓越贡献。

  与书健同志神交多年，常有鱼雁往还，愚对其长期埋首发掘整理老中医学术经验，采撷精华，指点迷津，详析底蕴，精心编辑，一心为振兴中医事业而勤奋笔耕，其淡泊之心志，崇高之精神，实令人钦佩。所写《继承老中医经验是中医学术发展的关键》一文，可谓切中时弊，力挽狂澜，为抢救老中医经验而呼吁，为振兴中医事业而献策，愚完全赞同，愿有识之士，共襄盛举。

顷接书健来函，出版社嘱加古代医家经验，颜曰：古今名医临证金鉴。愚以为熔冶古今，荟为一帙，览一编于某病即无遗蕴，学术发展之脉络了然于胸，如此巨构，实令人兴奋不已。

书健为人谦诚，善读书，且有悟性，编辑工作之余，能选择系之于中医学术如何发展之研究方向，足证其识见与功力，治学已臻成熟，远非浅尝浮躁者可比。欣慰之余，聊弁数语以为序。

八二叟朱良春谨识
时在一九九八年夏月

凡　例

1.明清之季中医临床体系方臻于成熟，故古代文献之选辑，以明清文献为主。

2.文献来源及整理者，均列入文后。未列整理者，多为老先生自撰。或所寄资料未列，或转抄遗漏，间亦有之，于兹恳请见谅。

3.古代文献，间有体例欠明晰者，则略作条理，少数文献乃原著之删节摘录，皆着眼实用，意在避免重复，简而有要。

4.古代文献中计量单位，悉遵古制，当代医家文献则改为法定计量单位。一书两制，实有所因。药名多遵原貌，不予划一。

5.曾请一些老先生对文章进行修改或重新整理素材，使主旨鲜明，识邃意新；或理纷治乱，重新组构，俾叶剪花明，云净月出。

6.各文章之题目多为编纂者所拟，或对仗不工，或平仄欠谐，或失雅训，或难概全貌，实为避免文题重复，勉强而为之，敬请读者鉴谅。

7.凡入药成分涉及国家禁猎和保护动物的（如犀角、虎骨等），为保持方剂原貌，原则上不改。但在临床运用时，应使用相关的替代品。

8.因涉及中医辨证论治，故对于普通读者而言，请务必在医生的指导下使用，切不可盲目选方，自行使用。

目　录

述　要

奇症是指临床少见、表现奇异、起因乖戾、病况隐晦、辨治每令医生无从着手的一些特殊的病症。《四库全书总目提要》则称之为"罕见之怪异"，对这一类病症，中医典籍每以奇症、怪病称之。

奇症在中医典籍中不乏记载，专著亦复不少。其中洋洋大观者，当推清·沈源之《奇症汇》。此外尚有徐锦之《奇病录》、丹溪之《怪疴单》、王远之《奇疾方》等。其他医籍中以奇症、怪病名篇，纂为一门者则为更多。

纵观古籍中之奇症，荒诞不经、矜夸猎奇者颇多，或较多无稽之谈。囿于历史因素，医家学养，历练见闻，我们很难苛责前人。近年来出版的奇症专著，亦有遍览全书，实属奇症者，竟十不一二。之所以如此，主要是奇症尚无明确清晰之概念，亦无从制定奇症之诊断标准。愚意以为：奇症首先是表现奇特、罕见之病症。而常见病之重笃者，不可视之为奇症。还有一种情况，表现不甚奇异，然西医学已明确为罕见病，亦应属于奇症。

是卷古代文献，选录《奇症汇》《奇病录》之部分奇症，以及散见于其他古医籍中之奇症。

当代医家已着手于奇症之治疗规律之探索，此实为中医学术之一进步。

颜德馨教授体验奇症怪病多有瘀血作祟者，宗《素问·缪刺论篇》"今邪客于皮毛，入舍于孙络，留而不去，闭塞不通，不得入于经，流溢于大络，而生奇病"之旨，尝用理气化瘀、散风化瘀、养血化瘀、益气化瘀诸法治疗一些奇症怪病，如青年女性之阵发性摇头不止等。多数医家于奇症之治均重化瘀。

杜雨茂先生治疗奇症主张紧扣病机，治病求本，他认为奇症的外在表现尽管奇特迷离，但仍和一般疾病一样，都是对内在病机（本质）的反映。这种反应是扭曲变形的，故临证时每被其表象所迷惑，要透过表象，抓住本质，立法处方。治疗奇症，要善于抓住主证，以此为线索，每可作出相应的诊断，进而解决主要矛盾。解决了主要矛盾，次要矛盾亦迎刃而解；病在局部，着眼整体。

王少华先生主张治奇症应求其本，溯其病源，每每责之于肝。

杨少山先生于奇症怪病，每每从痰论治，疗效亦佳。

李克绍先生宗冯兆张之论："人身之病四百有四，载之《素问》《灵枢》者，已八九，外不过风寒暑湿燥火六气之淫，内不过喜怒忧思惊悲恐七情之伤，变见于脏腑经络间为病，安有所谓怪也！"认为所谓怪病，多不足怪，只因不识病因，不明病理，对未经见之病，遂迷惘不知，每以为怪。主张辨证应精细，寻找可供诊断之蛛丝马迹，以辨证求因，妥施方药，亦属历练之谈。

熊继柏教授体会奇症之治，不离常法，临证之要，莫守成方。

总之，卷中当代医家于奇症之辨治已较深入，并形成了一些规律性的认识，可资临证借鉴。

傅　山

《傅青主女科》奇症选录

傅山（1607～1685），字青主，清初医家

妊 娠 子 鸣

明末清初医家傅青主说：妊妇怀胎至七八个月，忽然儿啼腹中，腰间隐隐作痛，人以为胎热之过也，谁知是气虚之故者乎！夫儿在胞胎也，全凭母气以化成，母呼儿亦呼，母吸儿亦吸，未尝有一刻之间断。至七八个月则母气必虚矣，儿不能随母之气以为呼吸，必有迫不及待之势。母子相依为命，子失母之气，则拂子之意，而啼。于腹中治法宜大补其气，使母之气与子之气和合，则子之意安，而啼亦息矣。方用扶气止啼汤。人参、黄芪、麦冬、当归、橘红、甘草、花粉。一剂而啼止。

（《傅青主女科》）

张璐

《张氏医通》奇症选录

张璐（1617~1699），字璐玉，号石顽，清初医家

定 时 呕 吐

周慎斋治一人，饮食如常，每遇子时即吐，大便秘。询其人必有苦虑忧思，脾气郁结，故幽门不通。宜扶脾开窍为主，用人参、白术，以苍术拌炒茯苓，各一钱，炙甘草五分，附子煮乌药三分，水煎服。

走 窜 疼 痛

虞恒德治一妇，因多食青梅得痰疾。日间胸膈痛如刀锥，至晚胸痛止而膝髀大痛。此痰饮随气升降故也。服丁、沉、姜、桂、乌、附诸药皆不效，乃以莱菔子研汁与半碗，吐痰半升。至夜痛尤甚而厥，以引动其猖狂之势耳。次日用参芦一两，逆流水煎服不止。又次日苦参煎汤服，亦不吐，又以附子尖、桔梗节皆不吐。后一日清晨用藜芦末一钱，麝香少许，酸浆水调服，始得大吐稠痰升许，其痛如失，调理脾胃而安。

（《张氏医通》）

陈士铎

《石室秘录》奇症选录

陈士铎（1627~1707），号远公，清初医家

腿 痛 欲 悬

张仲景曰：人大腿肿痛，坚硬如石，痛苦异常，欲以绳系足，高悬梁上，其疼乃止。放下痛又如砍，腿中大响声，前肿即移大臀之上，肿如巴斗，不可着席，将布兜之悬挂，其疼乃可，此亦崇气之也。方用生甘草一两，白芍三两，水煎服。盖生甘草专泻毒气，白芍平肝木以止痛也，痛止则肿消，毒出则崇可杜也。

肠 脱 如 蛇

人有粪门内拖出一条，似蛇非蛇，或进或出，便粪之时，又安然无碍，此乃大肠湿热之极，生此怪物，长于直肠之间，非蛇也，乃肉也，但伸缩如意，有似乎蛇。法当内用汤药，外用点药，自然消化矣。内用当归一两，白芍一两，枳壳一钱，槟榔一钱，萝卜子三钱，地榆五钱，大黄一钱，水煎，饭前服之。二剂后，外用冰片点之。先用木耳一两，煎汤洗之，洗后将冰片一分，研末而扫，扫尽即缩进而愈，神验。

嗜 食 木 炭

一患癫痫病人，经年累月不愈，除发作时昏倒抽搐之外，有一个喜吃炭的癖病。其吃炭如吃饴一样甜。分析认为炭为火性，心主火，同气相求，说明其病在心，痰迷心窍。治用豁痰镇心之法。人参二两，南星三钱，鬼箭三钱，半夏二钱，附子一钱，肉桂一钱，柴胡三钱，白芍三钱，菖蒲二钱，丹砂末三钱，水煎分两碗（丹砂各一半）。如病人不肯吃，药内加入炭诱之，或令服药后吃炭，催灌也可，其怒而服药，平肝泻火，无妨。

（《石室秘录·奇治》）

魏玉璜

《续名医类案》奇症选录

魏玉璜（1722~1772），名之琇，号柳洲，清代医家

诸窍气坌

吴桥治吕廷充，年二十五，得奇症，作则众窍气坌出，瞑而垂绝，家人为之闭口鼻，塞两耳，掘小溲，抵大溲，乃稍回，气蒸蒸出毛孔中，良久始定。迎桥治，桥曰：病得之内而受惊，阴阳两脱，桥不能往，第以大温补剂投之，持方药归，三月而愈。

产后交肠

张璐玉治詹石匠妻产后五六日，恶露不行，腹胀喘满，大便从前阴而出，省其故，平日酷嗜烟酒，所产之儿，身软无骨，因而惊骇，遂患此症。以芎归汤加莪术、肉桂、炒黑山楂，一服恶露通，而二便如常。

泻物如油

广陵有田妇患泄泻，下恶如油，邻童以纸捻蘸，捻与油无异，医

不能疗。孙滋九先生闻而往视，令买补中益气汤十剂，天王补心丹四两，以煎剂下丸，服讫而愈。众医问之曰，人惊恐则气下，大肠胀损所致。此妇必受惊后得此疾也。问之果为作于场，见幼子匍匐赴火，惊而急救得免，遂得此疾。此方书所未载。

小 儿 相 思

薛东明治王生子，周岁，忽不乳食，肌肉消尽，医疑为疳，薛曰：此相思证也。众医皆嗤笑之。薛命取平时玩弄之物，悉陈于前，有小木鱼，儿一见遂笑，疾遂已。

（《续名医类案》）

沈　源

《奇症汇》选录

沈源，清代医家

头 皮 蛆 瘤

《小山怪症方》云：有人头皮作痒，时有蛆出。治用丝瓜叶以刀切搽之。候蛆出尽，绝根。

头 血 如 汗

邻人顾姓者，因少年勤内事，头皮血出如汗，此肝肾之火逆上。因血热甚，所以从发窍直出，盖汗乃血之液，从气化白。《内经》有肌衄一条，因气散不能从化，故肌肤汗血，此症并非气不能化，化亦不及故也。治用甘露饮数剂得愈。

发 时 尽 脱

一胡氏子，年十七八，发脱不留一茎，饮食起居如常，脉微弦而涩，轻重皆同。此厚味成熟，湿痰在膈间。复因多食梅酸味，以致湿热之痰，随上升之气至于头，熏蒸发根之血，渐成枯槁，遂一时尽脱。以补血升散之药，用防风通圣散去芒硝，唯大黄三度酒炒，兼四物汤酒制合煎。服两月余，诊其脉，湿热渐解，乃停药，淡味调养，两年发长如初。

发生水珠

一人发生水珠，如汗滴不止，用甘草一斤煎汤三四碗，作三四服，其水即止。此症自幼年间服药过多故也。

眉发脱落

一儒者，因饮食劳役，乃恼怒，眉发脱落。薛以为劳伤精血，阴火上炎所致，用补中益气加麦冬、五味，及六味地黄丸加五味子，眉发顿生如故。

予治山左叶氏子，年二十三，患眉发脱落，视其脉，两尺沉迟，症由肾脏受寒。彼云匝月前，泄后口渴，曾饮冷一盏，自后觉眉发渐脱。予曰：《素问》云：发之华在肾。又《草木子》云：气之荣以眉，血之荣以发；发者，血之余，血者，水之类也。水之中有相火寄焉，若一接内则此火翕然而下，又即以冷饮加之，则火微水凝，十二经脉滞而不行，于是肾不华而气不荣也。《月令》云：仲秋阴气侵盛，阳气日衰，水始涸，是水之涸地之死也，死则草木渐衰。于仲冬水泉动而一阳生，是水之动，地之生也，生则草木渐长。眉发而欲其复萌，必得阳生而阴可长，用桂附纯阳之火加六味纯阴水中，使肾中温暖，如冬月一阳，来复于水土之中，万物皆生，如予言，服之而愈。

面色变黑

孙招治一男子，因登厕被臭气熏触，隐忍良久，明日满面皆黑色，月余不散。相士断云：于出月外必死，至期无恙。孙招治以沉松香各一两，锉碎安炉中烧熏帐内，以被覆定，令病者瞑目端坐，候香尽，方可出帐，明日引鉴照之，面上黑色渐散矣。

全浙夫人忽一日面上生黑斑数点，数日后满面俱黑，遍医治不效。忽过一草泽医云：夫人日食毒，治之一月平复。后校其方，只用生姜汁服之。问其故，云：夫人日食斑鸠，盖此物常食半夏苗耳，是以中毒，故用生姜以解之。

面疮五色

有人面上生疮，疮上出现五色者，即用盐汤浸绵渭疮上，五六度即愈。

辘轳转睛

又云：有人患脑筋如拽，神珠不待人转，而自蓦然擦上，蓦然擦下，下之不能上，上之不能下，或左或右，倏易无时，盖转动搏击不定，筋脉振惕，缓急无常，被其牵拽而为害，名曰辘轳转睛。轻则气定脉偏而珠歪，重则反转而为瞳神反背矣，服钩藤饮子自愈。

白睛变蓝

《眼症论》云：有人患目之白睛忽变青蓝色。此被郁邪蒸逼，走入珠中，膏汁游出，入于气轮，故色变青色。方用还阴救苦汤，频服自愈。

饥则目闭

亮乡之女，左目红肿，如腹中饱，眼乃开，饥则眼不能开，此疳积虚寒症也。以夏枯草二钱，谷精草、甘草各一钱，香附一钱五分，煎服四帖而安。

夜视如昼

又云：有人黑暗之夜，两目倏忽见物，如日中一般。此水火不交，精华关格，乖乱不和之甚，而阳光飞越之害，不能摄养阴精，阳光无制使然，服加减八味丸乃可。

视物如狮

伊川云：有一人患心疾，见物如狮子，川教以手直前捕之，见其无物，久久自愈。此乃痰也，继服牛黄清心丸，以除病根。

视一为二

《本事方》云：荀牧仲顷年尝谓予曰，有人视一物为两，医者作肝气有余，故见一为二，教服泻肝药皆不应，此何疾也？予曰，《灵枢经》云：目之为系，上属脑后于顶中，故邪中于内。因逢其身之虚，其入深，则随眼系以入于脑，则脑转，脑转则引目系急，目系急则目眩以转矣。邪中其精，其精所中，不相比也则精散，精散则视歧，故见两物也。令服祛风入脑药得愈。

视 惑 见 佛

《道山清话》云：张子颜少师，晚年尝患目光闪闪，然中有白衣人如佛相者，子颜信之弥，谨乃不食肉，不饮酒，然体瘦而多病矣。一日从汪寿卿求脉，寿卿一见大惊，不复言，但投以大丸数十粒，小丸千余粒，祝曰，十日中服之当尽却以示报。既如期，视所见白衣人，衣变黄而先无所见矣，乃欲得肉食，又思饮酒，又明日俱无所见，觉气体异他日矣。寿卿以告，寿卿曰，吾固知矣，公脾初受病，为肺所乘，心者脾之母也。公既多疑，致心不固，自然有所睹，吾以大丸实其脾，小丸补其心，肺为脾之子，既不能胜其母，其病自愈也。

视 直 如 曲

予治孙旗丁之内，产后十数日，觉气不舒，自后两目视物，渐至以直为曲，弯弓状，医无所措。已及两月，适予出京至天津，有运粮官马石泉者，患目疾，延予治之，孙亦请求治，切其脉沉涩，症由瘀滞，目视直物而为曲者，必瘀血阻折肝胆之叶。昔吕复治道士伤酒大吐时，上焦反复，致倒其胆腑，视物倒直。今折其肝叶，曲其胆腑，故视物亦曲，即用当归、桃仁各三钱，五灵脂一钱五分，酒炒大黄、肉桂各一钱，以行其瘀，柴胡八分以疏其肝。一剂，下黑血成块者数次，视物渐直，再剂又下数次，即看物如故。

耳 内 长 肉

华佗云：余治一人，耳内忽长肉一条，手不可近，色红带紫。余曰，此肾火腾烧于耳也。用硼砂一分，冰片一分，点之立化为水，后用六味丸，大斛饮之，二斛痊愈。

铁 衣 耳 痒

《奇病方》云：有人耳中作痒，以木刺之，尚不足以安其痒，必以铁刀刺其底，始觉快然，否则痒极欲死。此肾肝之火，结成铁底于耳，非汤药可救。方用龙骨一钱，皂角刺一条烧存性，冰片三分，雄鼠胆一枚，先将前药为末，后以鼠胆水调匀，而后以人乳再调如厚糊一般，将此药尽抹入耳孔内，必然痒不可当，须人执两手，痒定而自愈矣。愈后当常服六味丸，庶不再发。

《类编》云：族人友夔，壮岁时苦两耳作痒，每日一作，遇其甚时，殆不可耐，击刮挑剔，无所不至，而所患自若。

常以坚竹三寸许，截作五六片，细削如洗帚状，极力撞入耳中，皮破血出，或多至一蚬壳而后止，明日复然。失血既多，为之困悴。适有河北医士周敏道到乡里，因往谒之。周曰：此肾脏风虚，致浮毒上攻，未易以常法治也。当服透冰丹，更戒酒面鸡子之类，能一月为佳。夔用其戒，数日痒止。而食忌不能久，既而复作，乃着意痛戒，迨于累旬耳不复痒。

鼻 生 红 线

《奇病方》云：人有鼻中生红线一条，长三尺许，少动则痛，此饮酒过多而然。方用硼砂一分，冰片一分，研为末，以人乳调之，点红线中间自愈。

鼻垂红线

丹溪云：有咽痛诸药不效者，此非咽痛，乃鼻中生一条红线如发，悬一黑泡，大如樱珠，垂挂到咽门而止，口中饮食不入。惟用深取土牛膝根独条肥大者，捣碎入好醋三五滴，同研细，滴入鼻中二三点，即系断珠破，吐出瘀血立安。

饮从鼻出

孙东宿治太学孙中叔以暑月赴南雍，一日转班出索茶饮，饮辄逆流左鼻，茶入腹者十之三。几一月，不惟茶水为然，粥饭亦多从鼻出，渐加恶心、头晕、肌肉削、四肢无力、心益惴惴，亟归。就孙治，孙云：诸医认何证投何药？中曰：医皆谓诸逆上冲，皆属于火，故投剂非黄连解毒，即三黄、石膏、栀子、黄柏、知母、天花粉、葛根之属，孙曰：治病贵辨明经络……《内经》云：咽喉者，水谷之道路也。喉咙者，气之所以上下者也，颃颡者，分气之所泻也。人之鼻渊涕出不收者，颃颡不开也，子之症亦颃颡不开之类尔。颃颡不开，故气上而不下，会厌弱尔不能掩，故饮食逆从鼻窍而……子多服寒凉，此所以恶心、头晕、肌削也。症当温补，盖属金而主气，金气旺则收敛不降，气下降则饮食从气下矣。宜六君子汤加辛夷、桑白皮、苡仁、沉香，一进而暖，三进止大半，七剂全安。

口鼻恶臭

张子和治一人，年二十余岁，病患口中气出如登厕，虽亲戚莫肯对语。戴人曰：肺金本主腥，金为火所乘，火主臭，应便如是，久则成腐，腐者肾也，此亢极反兼水化。病在上，宜涌之，以茶调散（瓜蒂、茶叶为末，每服二钱，韭汁调服取吐）涌去其七，夜以舟车丸、浚川丸，五七行，比旦而臭断。

口疮及脘

《儒门事亲》云：一男子病口疮数年，上至口，中至咽，下至胃脘皆痛，不敢食热物。一涌一泄一汗，十去其九，次服黄连解毒汤，不十余日皆释。

口唇紧小

《纲目》云：有人患口唇紧小，不能开合饮食，不治杀人。以白布作大炷安刀斧上，烧令汗出，拭涂之，日三五度，再以青布烧灰酒调服。

唇上牙出

《奇病方》云：有人患唇上生疮，久则疮口出齿牙于上唇者，乃七情忧郁，火动生齿故也。方用柴胡、白芍、当归、生地各三钱，黄芩一钱，天花粉二钱，白果十枚，水煎服；外用冰片一分，僵蚕一钱，黄柏炒三钱，为末掺之，齿自消也。

牙 长 出 口

张鸡峰《备急良方》云：有人患牙齿日长，出口难食，名髓溢病。用白术煎汤漱服即愈。

失 惊 舌 出

王明清余话云：王贶，字子亨，本士人，为南京宋毅叔婿。毅叔医名擅南北，贶初传其学未精，簿游京师，甚凄然，会盐法有变，有大贾观偈示，失惊咋舌，遂不能复入，经旬遂不食下咽，尪羸日甚。国医不能疗，其家忧惧，榜于市曰：有治之者，当以千万为谢。贶利其所售之厚，始往应其求，既见贾之状，忽发笑不能企，心以未易措手也。其家人怪而诘之，贶诊为大言笑之曰：所笑辇毂之大如此，乃无人治此小疾耳。语主人家曰：试取针经来。贶漫检之，偶有与其疾似是者。贶曰：尔家当勒状与我，万一不治，则勿扰我，我当为针之，可立效。主病者不得已，亦从之。即针舌之底，抽针之际，其人若委顿状，顷刻舌遂伸缩如平时矣。其家大喜，谢之如约，又为之延誉。是时翕然名动京师，家既小康，始得尽心肘后之书，卒有闻于世，事之偶然有如此者。贶后以医得幸，宣和中为朝请大夫，著《全生指迷论》，医者多用之。

甄立言治一妇，正产之时，收生妇以温水进之，误用鹿角脂，女子涂鬓发也，因哇而舌出，产后数日不能收，医药屡不应。甄以朱砂涂其舌，仍命作产子状，以两妇人掖之，乃使人潜于壁外，多奉缶器，向危处掷地作声，声闻而舌收矣。

舌痹或麻

人有患舌痹，或麻，此痰气滞于心胞络也。服顺气豁痰汤自愈。

舌硬如铁

《圣惠方》云：有人忽舌硬如铁，血出不止。用木贼煎水，漱之即愈。

舌胀出口

《医说》云：一人中仙茅毒，舌胀出口，渐大与肩齐，即以小刀劈之，随破随合，劈之百数，始有血一点，曰可救矣。煮大黄、朴硝与服，以药掺之应时消缩。此皆火盛，性淫之人，过服之害也。

舌肿满口

戴人治南邻朱老翁，年六十余岁，身热数日不已，舌根肿起，舌尖亦肿，肿至满口，比原舌大三倍。一外科以燔针刺其舌两旁下廉泉穴，病势转凶。戴人曰：血实者宜决之，以排针磨令锋极尖，轻砭之，日砭八九次，出血约二三盏，如是者三次，渐觉血少，病减肿消。夫舌者，心之外候也，心主血，故血出则愈。又诸痛痒疮，皆属于心火，燔针艾火，皆失此义也。薛新甫云：凡舌肿胀甚，宜先刺舌尖，或舌上或边旁出血，泄毒以救其急，惟舌下廉泉穴，此属肾经，虽当出血，亦当禁针，慎之！

舌 缩 入 喉

《奇病方》云：人有患舌缩入喉咙，乃寒气结于胸腹之故。急用附子、肉桂、干姜各一钱，白术五钱，人参三钱，服之则舌自舒矣。

舌 上 出 血

《良方》云：一人无故舌上出血，仍有小窍。医者不晓傅疾，偶曰：此名舌衄。炒槐花为末，掺之而愈。

舌 断 寸 许

薛己治一小儿，舌断半寸许。敷洪宝丹，服四物汤加柴胡，痛定血止，次服四君子汤加柴胡、山栀，月余而舌自完。

咽 喉 生 肉

夏子益《奇疾方》云：有人患咽喉生肉一块，层层相叠，渐渐肿起不痛，日久有窍出臭气，废饮食。用臭橘叶煎汤，连服而愈。

咽 幻 胁 痞

《纲目》云：有人患饮食食下，若别有咽喉，斜过膈下，经达在胁而作痞闷，以手按之则沥沥有声，以控涎丹十粒服之，少时闷处热作，一声转泻，下痰饮数升，则饮食正下达胃矣。

心 孔 独 汗

一人别处无汗，独心孔一片有汗，思虑多则汗亦多，病在用心，名曰心汗。宜养心血，以艾煎汤，调茯神末治之。

寅 时 发 吐

丹溪治一妇，孕三月吐痰水并饮食，每日寅卯时作，作时觉少腹有气冲上，然后膈痛而吐，面赤微躁，头眩卧不能起，肢痛微渴，盖肝火挟冲脉之火冲上也。一日甚，二日轻，脉和右手寸高，药不效者将两月余。用沉香磨水化抱龙丸，一服，膈宽，气不上冲，二三服吐止，眩减而安。

脐 中 出 血

有人脐中不痛不痒，忽出血不止，此亦奇疾也。方用六味汤加骨碎补一钱，饮之即愈。盖脐是肾经之位，而出血即是肾火之外越也，六味汤滋其水则火自熄焰矣。骨碎补专能止窍，故加入相宜耳。

筋 脉 钓 痛

武林周南溪，年三十余，体壮畏热。因避暑西湖，日坐阴湿之处，又常食瓜果等物。至仲秋两腿筋脉钓痛，数日后牵钓至两臀。又数日手指一动，即周身筋脉钓痛而绝。治用去风利湿之剂，一无取效，病在至危。予视其脉，皆弦急。盖诸弦为饮，急为寒，又痰入筋骨，则牵引钓痛。此证由寒湿生痰，而流入筋脉故也。以半夏、茯苓各三钱，白芥子二钱，陈皮、木瓜各一钱五分，甘草、干姜各一钱，生姜三片。送妙应丸，梧桐子大者七丸。服后半小时许，手指可动。又服之，手足即不牵钓。改用六君子汤，调理半月，而精神乃复。

一 点 剧 痛

《袖珍方》云：有人患背腿一点痛，不可忍者，此痰血也。芫花根为末，米醋调敷之。如不住，以帛束之。妇人产后尤多。

三 痛 更 作

王节斋治一妇，始言头痛，头痛已又心痛作，心痛已又目睛痛，相去无瞬息。每头痛甚，欲大石压之，心痛作则以十指抓壁，血流满掌，痛定目复痛，又以两手自剜取之。如是十日，众医莫措，进黑龙丹半粒，痰少减，中夜再服之，即闭目，寝如平昔，至半旦下一行，约之升许，如蝗虫子。三疾皆减半，已刻又行则顿愈矣。

小 肠 经 痛

朱丹溪治一男子忽患背胛缝有一线痛，上肩跨至胸前侧胁而止。其病昼夜不歇，痛不可忍。脉弦而数，重取豁大，左大于右。夫背胛小肠经也，此必思虑伤心，心脏未病而小肠先病，故从背胛起。又虑不能决又归之于胆，故痛至胸胁而止。乃小肠火乘肝木，子来乘母，是为实邪。询之果因谋事不遂所致。用人参四分，木通二分，煎汤吞龙胆丸数服而愈。

刀 割 痒 止

有人遍身发痒，以锥刺之，少已复痒，以刀割之，快甚。少顷又痒甚，以刀割之觉疼，又流血不已；以石灰止之，则血止而痒作。又以刀割之，又流血，又以石灰止之，止之又痒。势必割至体无完肤而后止。方用人参一两，服三剂必痒止痛平。

痒 如 虫 行

汪石山治一人，形长而瘦，色白而脆，年三十余得奇疾，遍身淫淫循行如虫，或从左脚起，渐次而上至头复下于右脚，自觉虫行有声之状。召医诊视，多不识其为何病。汪诊其脉浮小而濡，按之不足，兼察形视色，知其虚证矣。《伤寒论》云：如身虫行，汗多亡阳也。遂仿此例，而用补中益气汤倍加参芪，以酒炒黄柏五分佐之，服至三十帖遂愈。

肌 衄 气 胀

有人毛窍节次出血不止，忽皮肤如鼓，须臾耳目口鼻被气胀合欲绝，此名脉溢，急用生姜自然汁和水合半盏服即安。

冷 块 数 处

有一妇产后食茶粥二十余碗，一月后身之上下发冰冷数块，人以手指按其冷处即冷从指下上应至心。如是者诸治不效，以八物汤去地黄，加橘红，入姜汁竹沥一酒盅，十服乃痊。

偏肠毒症

江汝洁治一老妇病虚弱气喘，左身半自头面以下至足发热自汗，单衣被不能耐；右身半自头面以下至足厚衣被不能温，如此三年矣，医药不效。江诊其六脉，举之俱微而略弦，按之略洪而无力，二关脉略胜于二寸。《经》曰：微则为虚；又曰：诸弦为饮；又曰：洪为阳为热；又曰：无力为虚。据此则知风邪入脾，表里阴阳气血俱虚之候作也。《经》曰：治病必求其本，令受风邪乃木来侵土，又风自太阳而入脾，先当以太阳疏泄以固表，次当养脾而涵木，俾脾无贼邪之患则血气渐平，而左热右寒之疾可除也。以石膏、款冬花各三钱，官桂、甘草半之，研为细末，以管吹入喉中，浓茶送下三四钱，嗽喘即止。次日用滋补之剂白术二钱半，白芍、香附各一钱半，黄芪、陈皮各一钱，甘草三分，水煎服。后除芍药加人参三钱，数服而愈。

石疽

《外台秘要》云：有人患疽如石，状如痤疖而皮厚，名曰"石疽"。以谷子捣敷即愈。

肉痕缠腰

有一人腰间忽长肉痕一条，如带围至脐间，不痛不痒。久之饮食少进，气血枯槁。此乃肾经与带脉不和，又过于从欲，乃得此疾。久则带脉气衰，血亦渐耗，颜色黑暗，虽无大痛，而病实笃也。法当峻补肾水，而兼补带，自然身壮而痕消。灭痕丹每日早晚各服一两，十日后，觉腰轻，再服十日，其肉糁淡，更腰全消。然必须绝欲三月，否则无效。

初 生 无 皮

一儿初生无皮，俱是赤肉，乃因母自怀胎十月楼居，不得地气故也。取儿安泥地卧一宿皮即长，又用米粉干扑之，候生皮乃止。

皮 如 鱼 泡

《急救方》云：一儿初生如鱼泡，又如水晶，碎则流水，用密佗僧极细糁之而愈。

十指挨次肿痛

东垣云：有人患两手十指疼痛，一指疼了一指疼，疼后即肿。骨中痛膝痛，先左膝痛了，然后右膝痛。发时，多则五日，少则三日，昼轻夜重，痛时觉热，行则痛轻，肿反重。注云：先血后气，乃先痛后肿，形伤气也。和血散痛汤主之。

指（趾）溃脱

有人患手足脱下，而人仍不死者，此乃伤寒之时，口渴过饮凉水以救一时之渴，孰知水停腹内，不能一时分消，遂至四肢受病，气血不行，久而手足先烂，手指与脚趾堕落，或脚趾堕落之后，又烂脚板，久之连脚亦堕矣。若有衡寒口渴过饮冷水者，愈后倘手足指出水，急用此方可救指节脚板之堕落也。方用苡仁三两，茯苓二两，肉桂一钱，白术一两，车前子五钱，水煎服，一连十剂，小便大利，而手脚不出水矣。

一 指 脱 甲

有人患指甲尽行脱下，不痛不痒，此乃肾经火虚，又于行房之后，以凉水洗手，遂成此病。方用六味汤加柴胡、白芍、骨碎补，治之而愈。

指（趾）生"虾眼"

《千金方》云：有人患肉中忽生点，大者如豆，细者如黍粟，甚者如梅李，有根，痛伤应心，久则四面肿泡，逐脉入脏者死，名曰瘭疽，乃热毒也。以温醋米泔洗净，用胡燕巢土和百日男儿尿敷之。又一种善着十指，状如代指，根深至肌，能坏筋骨，毒气入脏杀人，宜烧铁烙之，或灸百壮，日饮犀角汁即瘥。

指 缝 出 虫

《奇病方》云：有人指缝流血不止，有虫如蜉蝣之小钻出，此症乃湿热生虫也。然何故而能生虫耶？盖湿热而更感风邪。实际属蝇蛆症之类，由于皮肤破损感染寄生而来。此症治疗方用黄芪、熟地、苡仁各五钱，当归、白芍、茯苓、白术各三钱，人参、柴胡、荆芥、川芎各一钱，水煎服，四剂而愈。此方全不在杀虫，而但补气血，佐用去湿去风。盖人身气血和，则虫自灭故也。

人 面 疮

《本事方》记载：唐时有一商人，左膊上有疮，生如人面，亦无它苦。商人戏以酒滴口中，其面色赤，以物食之，亦能食，多则膊肉胀起，或不食，则一臂痹焉。有名医教其历试诸药，悉无所苦，进至贝母，其疮乃聚眉闭目。商人喜，因以小苇筒毁其口灌之，数日成痂，遂愈。

忽 生 歧 指

程山孺文见一人忽手生丫枝，痛不可忍。一医用通草为末，以鸡蛋清涂调，即消。

脚 板 红 痛

有人患脚板中色红如火，不可落地，又非痰毒，终岁经年不愈。此病因用热药立而行房，火聚脚心而不散，故经久不肯愈也。法当用内药消之，若作外治，必先烂去脚板，煎服祛火丹，十剂自消，二十剂痊愈。然须忌房事三月，否则必发，发则死矣，慎之哉。

歧 趾 剧 痛

有人脚板下忽生一趾，痛不可忍，乃湿热之气结成。用消指散，以刀轻刺出血，刺在生出趾上，即时出水，敷在血流之处，随出随掺，以血尽为度，至三日可不流水矣，而痛亦少止，再以化水汤煎服，四剂，可痊愈。而指尽化为水矣。外用生肌散敷之，加膏药掩之即愈。

牛　程　蹇

《邓氏笔峰方》云：有人患脚底木硬似牛皮。用生姜汁化开，调南星末涂上，烘物樊上。牛程蹇生脚底板，起硬块，色黄，不能着地。治疗用新砖烧红，韭菜汁泼之，将病足踏其上，烫之。

毛孔标血

有人足上无故忽毛孔标血如一线者，流而不止即死。急以米醋三升，煮滚热，以两足浸之，即止血，后用人参一两、当归三两煎，穿山甲一片火炙为末调饮，即不再发。此症乃酒色不禁，恣意纵欲所致，当速治之。

四肢欲沸烫

一儒者，虽盛暑，喜燃火，四肢常欲沸汤溃之，面赤吐痰，一似实火，吐甚宿食亦出，惟食椒姜等方快。薛曰：食入反出，乃脾胃虚寒，用八味丸、十全大补丸加炮姜渐愈，不月平复。

茎头肿大

一人茎头肿大如升，明亮如水泡，一医作湿痰流下，以二陈加升麻、青黛、牡蛎，二剂而愈。

阴冷入腹

《千金方》云：有人阴冷，渐渐冷气入阴囊，肿满欲死，日夜痛闷不得眠，生椒择之洗净，以布帛着丸囊，令厚半寸许，须臾，热气大通，再与之，取出瘥。又《本事方》许学士云：曾有人阴冷，冷气入阴囊，肿满而痛，昼夜不得眠，煮大蓟汁服之而瘥。

前阴异腥

李东垣治一富者，前阴间常闻臊腥臭，又因连日饮酒，腹中不和，求东垣治之，曰：夫前阴者，足厥阴之脉络，阴气出其挺末。臭者，心之所主，散入于五方为臭，入肝为臊臭，此其一也，当于肝中泻行间，是治其本，后于心经泻少冲，以治其标，如恶针，当用药治之，治法当求其本。连日饮酒，夫酒者，气味俱能生湿热，合于下焦为邪。故《经》云：下焦如渎。又云：在下因而竭之。酒者是湿热之水，亦宜决前阴以去之，是合二焦下法治之，龙胆泻肝汤是也。

阴吹有声

一人膀胱气下堕如蛙声，臭橘核炒十枚，桃仁二十枚，萝卜汁下保和丸七十丸。

张仲景云：有妇人阴吹，阴户中喧搏闻声，为胃气下泄，谷气实使然，用猪膏发煎导之，猪膏半斤，乱发鸡子，次者三枚和煎，发消药成矣，分再服，病从小便出也。

立癃卧淋

唐与正治吴巡检，病不得溲，卧则少通，立则不能点滴，遍用通药不效。唐问其平日自制黑锡丹常服，因悟曰：此必结砂时，硫飞去，铅不死，铅入膀胱，卧则偏重，尤可溲。立则止塞水道，故不通。取金液丹（石硫黄）三百粒，分十服，瞿麦汤下，铅得硫则化，水道自通。

嗜 酒 交 肠

一妇年五十，嗜酒，痛饮不醉，忽糟粕出前窍，脉沉涩。与四物汤加海金沙、木香、槟榔、木通、桃仁，八剂而安。

虫 蚀 肛 烂

《肘后方》云：有人患虫蚀肛烂症，重则五脏溃烂致死。此症用猪脂和马蹄灰、鸡子白，调涂。日数次，其毒即能拔出而愈。

嗜　　酒

镇阳有士人嗜酒，日尝数斗，至午夜饮兴一发，则不可遏，一夕大醉，呕出一物如舌，视无痕窍，至欲饮时，眼偏其上，直然而起，家人沃之以酒立尽，至常日所饮之数而止，士人由是恶酒。

一人自幼好酒，片时无酒，叫呼不绝，全不饮食，日渐羸瘦。或执其手缚柱上，将酒与看而不与饮，即吐一物如猪肝入酒内，其人自此遂恶酒。

嗜　油

有人饮油至五斤方快，不尔则病。此是发入于胃，气血裹之，化为虫也。雄黄半两为末，水调服之，虫自出。

《杨氏经验方》云：益昌伶人刘清甫一娼，名曰花翠，年及逾笄，好食生米，惠民局监赵尹，用苍术米泔水浸一宿，锉焙为末，蒸饼和丸梧子大，每服五十丸，食前米饮汤下，日二服，两旬而愈。此症因食生熟物留滞肠胃，遂至生虫，久则好食生米，否则终日不乐，至憔悴萎黄，不思饮食，以害其生。

嗜肉腹痛

孙东宿治叶润齐年四十，心膈嘈杂，好啖肉，一日不能缺，缺即身浮力倦，神魂无措，必急得肉乃已，见则大及入腹，腹又大痛，痛极则吐酸水稠涎，然后定，稍定又思肉啖也，其痛苦之态叫喊之难状，见之酸鼻。或有谵之曰：古云与其好肉而受痛热，若绝肉，以无楚也，久病虚，肉又难化，故使作痛，此妇人好知，汝丈夫，不镇何哉？润曰：何吾岂不知绝肉之为愈也，盖痛虽苦，尚能嗷，若嘈杂，则遍身淫淫苏苏，左右无可奈何，手足无所把捉，顷刻不能自存，有近于死不能嗷，急需食肉少醒，吾岂纵口求痛哉？不得已也。孙诊其脉，大小不等，观其色，唇红，脸黄。孙曰：据色脉，乃虫证，非祟也，予能殛之。先与雄黄丸一服，不瘳，改用腻粉五分，使君子一钱为末，用鸡子打饼，五更空心饲之，辰刻下长虫十条，内有二大者，长尺有咫，自首贯尾皆红。下午又下小虫百余，自此再不喜肉，而嘈杂良愈。

食 肉 战 栗

当湖汪希生内政，中年时每食猪肉即身体战栗，屡易医不效，后因他病服逍遥散数剂，旧患亦愈。汪时在燕京蒋和国家，予过之，言及此证，并问其故，予曰，《素问》云："诸禁鼓栗，皆属于火。"证由食猪肉战栗，此肝胆素有郁热故也，因食发风动气之味，徒引动其病，而不能力开其郁，故每食即发，逍遥散乃开郁散火之剂，所以偶服得愈。

嗜 蟹 龈 肿

汪丞相微之祁门人，平时好食动风物，性尤食蟹或作蟹包签恣啖之，一日得风热之疾，齿间壅出一肉渐大胀塞，口不能闭，水浆不入，痛楚待尽。偶而有一道人言能治此疾，丞相命医之，不日而愈。其法用生地黄汁一碗，猪牙皂角数挺，火上炙令热，蘸生地汁令尽，末之，敷壅肉上，随即消缩。

嗜 食 茶 果

一妇，年三十余，忽不进食，日饮清茶水果三年余矣。薛为脾气郁结，用归脾汤加吴茱萸四剂，遂饮食如常。若人脾胃虚而不饮食，当以四神丸治之。

嗜 食 灯 花

明宗室富顺王一孙，嗜灯花，但闻其气即哭索不已。时珍诊之曰：此癖也。以杀虫治癖之药丸，服一料而愈。

嗜 食 污 泥

玉田隐者云：一女子忽嗜河中污泥，每日数碗方快，有一医用壁间败土，调水饮之遂愈。丹溪云：吃泥，胃气热也。用黄芩、白术、茯苓、软石膏煎服。

喜 笑 不 休

一妇喜笑不休半年矣，诸医治之术穷。张曰：此易治耳。以食盐三两，成块烧令通红，放冷研细，以河水一大碗煎三五沸，温分三服。须臾探吐，出痰半升，次服大剂黄连解毒汤，不数日而笑止。

闻 雷 昏 厥

杨起《简便方》云：一小儿七岁，闻雷即昏倒，不知人事。此气怯也。以人参、当归、麦冬各二两，五味子五钱，水一斗，煎汁五升，再水一斗，煎滓取汁二升，烧成膏。每服三大匙，白汤化下，服尽一斤，自后闻雷自若矣。

三 年 盗 汗

壬申状元秦涧泉三年盗汗，每寤衣被俱湿，饮食起居如常，经数十医不效。时予在都，因来就视。予诊之，六脉如丝，却悠扬无病，惟肝脉中取弦实，予曰：公之脉，六阴脉也，脉无他异，惟左关弦耳，此肝胆有火。仲景云：盗汗在半表半里，胆有热也，用小柴胡汤加当归、生地、丹皮、经霜桑叶，不数剂而痊。

青春欲火

一小儿年十四岁而近女色，发热吐痰，至有室两目羞明，头觉胀大，仍不断欲，头渐大，囟门忽开。用地黄丸、益气汤之类，断色欲年余而愈。

惊叫犹死

王日新《小儿方》云：有小儿患惊风，大叫一声犹死者，名老鸦惊，以散麻缠住，胁下及手足心以灯火爆之，用老鸦蒜苗晒干，车前子等份为末，水调贴手心，仍以灯芯淬手足心及肩膊、眉心、鼻心即醒也。

（《奇症汇》）

徐　锦

《奇病录》选录

徐锦，字澹安，清嘉庆年间医家

人　生　卵

洪兰坡夫人，年四十余，得砂石淋症，频发频止。其发也，呼号痛苦，昼夜不辍。其止若无病然。然延医数辈，总不越大补阴、补阴益气以及通关丸。药既久，参亦多。忽太痛几殆，下一石块，圆如鹅卵，扪之有棱，坚如石，击之不碎，斯已奇矣。逾两日，复下一块，宛如前状，从此精神委顿，淹淹致脱。予思《纲目》本有淋石，状如小石兼，患淋人溺中所出，磨汁服可治石淋、噎症，然未闻有翻许之圆而大也。癥瘕之积，气血凝结而成，何奇不有？推之牛之有黄，狗之有宝，马之有墨，鹿之有玉，兽之有鲊，答人以为宝，皆物之病也。

血　鳖　崩

邻友击霜沅之室，久患崩漏，百治无效，延及数年。忽狄口中吐出一鳖，大如象棋子，置之水中，游漾如鱼，详细察之，口鼻俱备。

自此，崩漏遂愈。

无 病 斑

斑之为病，鲜血者吉，黑则九死一生，并忌稠密成片，至于蚊迹假斑，全乎阴症，类用温剂，或久病则须补托。乃有就诊轻感，并无寒热，而其人之身肢烂然青紫，俨然玳瑁。询之毫无所苦，其人骇而就医，医亦莫如其所从来，但委之天时疠气。然使疠气所发，症必危笃，亦必传染，岂能如此相安无事？想其营分素虚，风温之毒乘之欤！

羊 毛 瘟

岳公寿渊，山右人也。任吾苏中衡时，曾言其年方壮，当京城提塘病笃，诸医束手，举家环守，无可奈何。忽有挑煤者见之，则云此为羊毛瘟，非药可治，惟针挑可活，因取所带大针当心一刺，挑去羊毛，长有尺余，渐次动作，未经服药，旋即霍然。子好方书，曾见此症否？予曰：《金鉴》载有羊毛疔，其症寒热，状类伤寒，但前后心有红点，又如疹形，其斑点紫色兼黑者为老，淡红为嫩。治法将衣针挑出如羊毛状，前后心共挑数处，用黑豆、荞麦研粉涂之，即时汗出愈。予阅历以来，未能亲见。殆西北多而东南则绝少欤！

珊按：《松岚说疫》载羊毛挣大略同。

浑 身 虱 阵

狄晚翠老人，予诗友也。居近墙东，暇辄过从清谈，娓娓令人忘倦。尝谓予曰乐天与元微之诗云，绿杨分作两寒春，吾与君当各镂一图章何如？曾记其目睹治浑身虱阵怪病，其人酬五百金而必求其方，盖以棉纸作卷浸透桐油，蘸雄黄、银朱末烧烟，遍身熏之，其应如响。予曰：昔李濒湖治阴毛生虱，用银杏擦之，或银朱熏之，皆愈。夏子益治虱出怪病，但将盐醋调和煮汤饮之，十日愈。未审治之果验否也？

三年不寐

松江何淡安，世精医术，轻财任侠，斗鸡搏鞠，丝竹声伎，极一时之盛。如东坡序庞安常，壮年豪性，灵机活泼，刀圭甫进，沉疴立起，是以名藉东南，屦满户外，惜发背以殁，仅得中寿。曾记伊徒述其昔年有吕四刘姓，以三千金聘至，为其母治一不寐症，历治三载，诸医技穷。伊至疏方，不出古人范围，遂于进诊之暇，缕谈他事。侍婢送茶，先生见之问曰：太夫人素服之茶若此欤？曰：数十年于兹矣。先生曰：吾得之矣，病即在是，若能断茶饮，何用药为？盖茗性微寒，味苦甘，多服令人不寐，本草载之。况啜浓茗多年，能不病乎？如其教止饮，后竟得寐。非触境颖悟，其能若是乎？

冷 热 气

凌湖孔氏，浙之望族。一日舟泊胥江，折柬相招，乃清河观察之侄妇也，不能起坐，所示病原，多年旧恙，更医无算，寒热频仍，肌肉消瘦，天癸渐少，气怯升逆，食少无味，夜不得寐，心悸宕，脉息细小，损怯之形如绘。所最异者，气之升降分左右，左升者冷，右升者热。投温剂则右热渐退而左冷更剧，投补纳则胀不能堪，或进逍遥则汗多眩晕，医告技穷，病情如故。予寻思久之而笑曰：是从何处觅此怪症而来，难我辈耶！吾亦不知，更询明者。主人故请曰：如君言远道跋涉，不几虚此一行乎！愿试思之，以剖疑团。病之治否，命也。予应曰：此症寒既非真，热亦是假。《经》曰：左右者，阴阳之道路。今阴阳两偏，营卫失其常度，所得之由，必从郁始。盖郁久痰生，气机窒塞，格碍补剂，只此之由。询之果因丧子致病，宜先治其痰，开其郁，再投养阴疏肝之剂，滋阴而不腻，化痰而不峻者，宜常服之。先令服指迷茯苓丸。三日后，寒热稍缓，嘱其续进一月，佐以煎剂而返。复经三月，病者之母就诊来吴，言前者病情悉退，已强饭矣。噫！《丹溪心法》六郁特详，隐君论痰怪症百出，病机真变幻不测哉！

爱　闻　臭

长邑尊张公，桐城相国裔也。引疾旋里，伏游林下数年。然六旬乏嗣，姬妾虽蓄，艰于一索，嘱其同里马钦堂致书于予，问其怪病焉。病何怪？爱闻屎，近之则身心有主，离之则神魂宕漾，茫无把握，有欲脱之意。予闻而叹曰：海畔有逐臭之夫，此特寓言耳！方书未见，漫以心火上炎，喜秽浊以降之之说裁复。殊愧颡顶，后于阿节相署，晤汤清濂，博学多闻，清谈十昼夜忘倦，述及此病，伊笑曰：是服种子春方太多。予曰：何以知之？伊曰：此方名揭被香，服之令人狂荡，心摇无制，须粪清解之。其喜闻也，固宜。

珊按：《苏府志》载叶香岩治一富室新娶妇，病如呆，命于空室掘地作池，贮不洁其中，复板，令病人移卧其上，俄而呻吟，达旦移还内室，神清气爽。或问故？曰：香闭耳，臭可避香。

寐 能 溺

回忆曩时于恭寿堂中，乐数晨夕，忽忽三十余年矣。一箫吾师酒酣耳热，抵掌而谈曰：昨有浙之富姓，厚币致书，询其子之病原，年逾弱冠，熟寐方溺，醒则不能，余无他苦，百治无效，但求详示病情，不求所以治之之法。予曰：是特遗溺耳！吾师掉首曰：遗溺则醒亦能溺也。予曰：得无寐则卫气行于阳，寐则卫气行于阴之故欤？曰：是卫气之流行，与溺无涉也。乃告之曰：是不难。吾以肺之开阖答之，盖水出高原，寐则肺叶开张，醒则肺叶收敛，是其人之肺气素虚，以致治节不行，开阖失司，失其通调水道、下输膀胱之义耳。乃服膺吾师识见高卓，非凡陋所能测也。

灸 鬼 哭 穴

鲁恒隆染坊，有女患厥病三载，医巫祈祷，杂治罔效。始也时尚浅，继则动辄经日。每至厥时，见皂衣人持帖，无姓氏，延至一处，宫殿巍峨，有夫人者留为侍女，彼坚不肯，仍遣送归。逾数日仍如前状。虽病而形神不改。其家疑祟凭，诉之城隍，亦无影响。所最异者，病者在床，医者在堂，方甫立，病人已言某药苦，某药秽，吾不服也。后竟厥两日，仅存一息。一日薄暮，邀次儿往视，商之于予，乃谓之曰：此症既非药石能为，又非符水可治，方书有鬼哭穴，何不灸之！因此着艾指间，三壮未毕，狂哭曰：吾去矣，自此杳然不来。

胁 痛 猝 死

九圣巷顾姓，年二十余，猝然胁痛，未及半日死，不及治疗，莫明其故。自嘉庆甲子冬温春寒，此症盛行，多则十余日，少者五七日，未有若是之骤者，是必娇脏受伤，肺气绝也。至今指不胜屈，间有不死者，右寸脉大，或咳，或身热，伏邪稍有出路之故欤！

战 汗 盈 石

《伤寒论》桂枝汤云：覆取微似汗，不可如水淋漓。诚以过汗恐伤阴气，而独不可例温热病之战汗。盖邪正交争，即《易》元黄交战之义，然亦不过湿透衣被而已。忆予昔年治一蒋姓，年四十余，温热郁伏，神识昏迷，诸热象俱见，方用石膏成两，连进四剂不解，劝饮凉水，迟疑不决，已三候矣。陡然痉厥，家人哭而移之中堂。予至，诊其脉全伏，目窜厥逆，惟心口尚温。遂告之曰：热毒直入心胞，如火燎原，不可扑灭，非假天一之精，何以济燃眉之急？盍引水以救之？病家强以新汲水灌之，始而不受，既而喉间汩然有声，目窜者垂下，手亦微动，嘱其少少与之，以观动静。抵暮又往，见水溢于地，怪其汲器倾翻。病家曰：非也，适才别后，频频灌之。神识渐清，但不能言耳。约前后饮水盈石，津津汗液，周身皆遍，三万六千毛窍，无处非汗，无处非水，而燎原者扑灭矣。遂调理旬余而痊。

乐 死

凡人忧悉困苦，或暴怒伤肝，每有猝然之变。古云：其乐忘死，未有乐而死者。予诊某姓妇，年五旬余，素喜艺兰，藏之密室，值严寒，意其必萎，春初启视，叶叶青葱，一笑而仆，神识昏迷，三日而逝。非梦兰吉兆，而为当门见锄之讦也。嘻！亦异矣。及门陈星门述伊邻妇掷色全彩，笑而亡。因思《内经》云喜伤心，故中心脏者多以笑死，然未有如是之速者。右军曰：吾当以乐死。释氏云：乐为苦根，可见喜怒哀乐，自有其节，不惟怒哀不可过，即喜乐嫌亦不可过也。

发　　血

春色撩人，十分愁绪，邱云坡家东屏，鼓棹相招，作西山之游。一湖春水，夹岸桃花。予以他事阻，不果往。仙源自在人境，人自无此清福耳。怅惘久之。越数日，东屏书来，以奇症见质。有某姓妇，产后月余，素有鼻衄，今发根溢血，色紫浓厚，群医以为大衄。因思九窍出血谓大衄，又谓血溢；汗孔出血谓之肌衄，又谓脉溢。今血只见发根，非此例也。夫督脉行身之背，上至巅顶，血从发溢，仍属鼻衄之类。仿丹溪大补阴丸加洋参、大生地、人中黄、阿胶、天冬、麦冬、血余、蒲黄、牛膝、丹皮、旱莲、女贞等味为丸，服尽而愈。后检《医说》载一人，于耳后发际瘙痒，有一小窍出血，遇一道人，言此名发泉，但用多年粪桶箍，晒干烧灰敷之，如法用之而愈。今发根溢血，不独发际，且书中亦未载明有小窍，然发泉之名于此颇合。设更用此，取效当更速也。

嗽　吃　醋

邻人血鳖成崩，事已奇矣。讵意奇症萃于一人，鳖去崩止，向愈年余，复患咳嗽，嗽甚则呕，不受汤水，面目浮肿。医以风治、痰治、热治，迄无一效，势危矣！向白莲泾华祖求方，方则酽醋一味，煎服。病者不敢试，医家不敢赞，然舍此亦难为力矣。因思《经》云：肺苦气上逆，急食酸以收之。殆此意软！小试之则小效，尽服之竟止。又张莳塘云：伯父竹中先生患痢月余，日数行，唯能食，腹不痛，诸药罔效。因褥于华祖，用陈醋大蒜一枚，捣服，试之少瘥，转方用醋煮鸡子一枚。查《纲目》本有此方，服之立验。又云：一人病反胃年余，叶香岩教以煮猪脂极烂，蘸醋食之，数日愈。考《说文》醋酨也。《玉篇》酸也。《急就篇》酸咸酢淡辨浊清，仙家日为华池左味。仲圣有苦酒汤，效甚神。世多以食品忽之，惜哉！

耳 中 语

松江郡尊雩谷孔公阙里，圣裔也，因病寓苏。公素善导引，就诊时常聆其绪论曰：吾昔病聋三载，服药罔效，后得丁公枕方，如法枕之，未及两月，与客晤言，忽然声从耳出，若不出诸于口，骇甚！因问客曰：君听吾耳中语耶？客笑曰：如耳能语，七窍俱善谈矣。始悟闭及而通，俨似山鸣谷应，然从此耳病遂瘳。观定命论袁天罡，以李峤息从耳出谓龟息，必得大贵寿。今孔公偶尔如是，事无甚奇，而方则甚效，录之以广其传。

丁公仙枕方丁公名其泰，康熙武进士，官至总公，七十无子，须发皓然，遇异人授此方。两年，须发如漆，连生四子，年至八旬，尚能开十力弓，真奇方也。后人用之多效，方用整槐木作枕，枕上钻孔一百二十个，如梧子大，枕分七行，中间一行钻十八余俱十七孔，枕中作抽屉，将药末装绢袋，放抽屉内，枕至一百日，诸病皆除，体健身轻。药味久则无力，须三日一换。枕长一尺六寸，用中八寸排匀钻孔。

川乌、白芷、菊花、附子、吴萸、苁蓉、生草、牙皂、白芍、荆芥、柏仁、杜仲、藁本、归身、细辛、乌药、姜黄、川椒、蔓荆、藜芦、桔梗、芜荑、辛夷、防风、白术、制半夏各药一两三钱，制末，盛囊，入屉枕之。

（《奇病录》）

陈梦雷

《古今图书集成·医部全录·怪病》选录

陈梦雷，字则霞，又字省斋，清代编辑家

痒入骨髓

一人田间收稻，忽然遍身瘙痒入骨髓，此痰气也。用食盐九钱，泡汤三碗，每进一碗，探而吐之，三碗三探，再不痒矣。

皮底浪声

一人遍身皮底混混如波浪声，痒不可忍，抓之出血，不能解，谓之气奔。以人参、苦杖（即"虎杖"）、青盐、细辛各一两，作一服。水二碗，煎十数沸，去渣饮尽便愈。

遍体肉刺

一人遍身忽然肉出如锥，既痒且痛，不能饮食。此名血拥，若不速治，溃而脓出。以赤皮葱烧灰淋洗，吃豉汤数盏，自安。

指断筋连

一人手十指节断坏，惟有筋连，无节肉，虫出如灯芯，长数尺余，遍身绿毛，名曰血余。以茯苓、胡连煎汤饮之，愈。

指痛脱落

有人手指节间痛不可忍，渐至断落，以蓖麻子去壳二两，碎者不用，黄连四两，贮瓶内，水二升浸之，春夏三日，秋冬五日，每早面东，以此水吞下蓖麻子一粒，渐加至四五粒。微泻无害，忌食动风物，屡验。

三阴交出血

一妇三阴交无故血出如射，将绝，以指按其窍，缚以布条，昏倒不知人。以人参一两煎汤灌之。

肢坚如石

一人寒热不止，月经后四肢坚如石，以物击之，一似钟磬声，日渐瘦恶，用茱萸、木香等份，煎汤饮，即愈。

玉茎肿长

一少年玉茎挺长，肿而痿，皮塌常润，磨股难行，两腿气冲上，手足倦弱。先以小柴胡加黄连，大剂行其湿热，少加黄柏降其逆上之气，肿渐消。茎中硬块未尽，以青皮为君，佐以散风之药为末服。外以丝瓜汁调五倍子敷之，愈。

阴户石瘕

一妇产后，因子死，经断不行半年，一日小腹忽痛，阴户内有物如石硬塞之，而痛不禁。群医不识，青林曰：此石瘕也。用四物加桃仁、大黄、三棱、槟榔、延胡索、附子、泽泻、血竭为汤，二剂而愈。

水道肉线

一妇产后，水道中出肉线一条，长尺余，动之则痛欲绝。先服失笑散数付，次以带皮姜三斤研烂，入清油二斤，煎干为度，用绢兜起肉线，屈曲于水道边，以煎姜熏之，冷则熨之，一日夜缩其大半，二日则尽。又再服失笑散、芎归汤调理，如肉线断，不可治。

恐后胆衡

一产妇因事大恐而病，病虽愈，惟目张不闭。人皆不能晓，问于钱仲阳，曰："病名胆衡，煮郁李仁酒饮之，使醉即愈。所以然者，目系内连肝胆，恐则气结，胆衡不下，郁李仁可去结，随酒入胆，结于胆下，目则能闭矣。"如其言而效。

（《古今图书集成·医部全录·怪病》）

孙震元

《疡科会粹·怪病》选录

孙震元，清代医家

樱 珠 疮

《集成》状如樱桃，赤肉弩出者，绿矾煅为末，香油调疮头弩出长寸许者，硫黄末敷之。治人项上生疮如樱有五色，疮破项皮即断。逐日饮牛乳自消。

目 珠 下 垂

又方：治眼珠垂下至鼻，如黑角色，痛不可忍，或时时大便血出，其名曰肝胀。用羌活煎汁服数盏自愈。

眉 动 目 盲

眉毛动摇，目不能视，交睫唤之不应，但能饮食，有终日不觉者。治用蒜三两，取汁，酒调下。

眼 白 浑 黑

眼内白眦瞳仁浑黑，见物依旧，毛发直如铁条，虽能饮食，不语如醉，名曰血溃。用五灵脂为末，每二钱，温酒调服，自愈。

鼻 中 毛 出

鼻中毛出，昼夜长五寸，渐粗圆，如绳，痛不可忍。虽忍痛摘一茎，即后更生。此因食猪羊血过多。用乳香、硇砂各一两，为末，空心临卧水下十丸，自然退落。

脑 疳 鼻 痒

《圣惠方》云：有小儿患脑疳，鼻痒不止，毛发作穗，身体黄瘦。用鲫鱼胆滴鼻中，数日取效。

口 中 肉 球

《心语》有一人口中生肉球，有根线长五寸余。吐球出方可饮食，以手轻捻，痛彻至心。因用疏风降火药，每服加麝香五分，仍用麝香散吹之，三日根化而愈。

口 开 不 合

治有病呵欠口不合，乃猝然牙关紧，滴水不能入，以至死者。但用盐梅肉二个，擦之牙关，即开口。既口开后，又口不合者，亦用盐梅肉擦两巨牙即合，此是风证。

脐 温 虫 痒

一人腹中如铁石，脐中水出，旋复作虫行之状，绕身喧啄，痒痛难忍，扒扫不尽。浓煎苍术汤浴之，以苍术加麝香，水调敷之。

金 丝 疮

《集验》：形如线绳，巨细不一，上下至心即死。治法：于疮头截住刺之出血后，嚼浮萍涂之即愈。

《保命集》：治金疮，一名红丝瘤。其状如线或如绳，巨细不等。《经》所谓丹毒是也。但此瘵毒不甚广阔。人患此疾，头手有之，下行至心则死，上行亦然。法当于疮头截经而刺之以出血，后嚼浮萍根涂之，立愈。

玉 茎 不 萎

一人玉茎硬不萎，精流无歇，时如针刺，捏之则脆，乃为肾漏。用韭子、破故纸各一两为末，每服三钱，水煎，日三服即止。

（《疡科会粹·怪病》）

《疡医大全·怪病》选录

顾世澄，一名澄，字练江，清代医家

面肿视缩

人忽头面肿如斗大者，看人小如三寸，饮食不思，呻吟如睡，此痰也。用瓜蒂散吐之，而头目之肿消，又吐之而见人如故矣。后用六君子汤水煎服，三剂痊愈。

男子乳癖

岐伯天师曰：男子乳房忽然臃肿如妇人之状，扪之疼痛欲死，经年累月治疗不效，乃阳明之毒气结于乳房之间也。然此毒非疮毒，乃痰毒也。若疮毒何能经久，必然外溃。今经年累月，臃肿如故，非痰毒而何？

节疔如蛇

华真君曰：人有手上现蛇形一条，痛不可忍，怪病。服汤药不效，用刀刺之出血如墨汁。外用白芷为末，掺之稍愈。明日又刺血如前，又用白芷末掺之，二次化去其形，先刺头，后刺尾，不可乱刺也。

脚 生 赘 物

人有脚肚之上忽长一大肉块，如瘤非瘤，如肉非肉，按之痛欲死，此乃脾经湿气结成此块，而中又带火邪，故手不可按，按而欲死也。法当峻补脾气而分消其湿为是。然而外长怪状，若在内一时消之，恐不易得，当用内外夹攻之法，自然手到病除。内服消湿化怪汤：白术、芡实、薏苡各一两，泽泻五钱，人参、茯苓、白芥子、白矾、萆薢各三钱，牛膝、半夏、陈皮各二钱，水煎服。二剂后，用蚯蚓粪炒一两，黄柏炒五钱，儿茶三钱，水银一钱，冰片、麝香各五分，硼砂一分。共研不见水银为度。将米醋调膏敷患处，一日即消矣。

（《疡医大全·奇病》）

蒋 超

《南轩絮语》奇症选录

鼠膈偷食

　　噎膈病有一种曰鼠膈者，酒食置无人处尚可下咽，有似鼠之畏人，旋又吐也。治法以新生狸奴胞衣，焙制入药，或可冀痊。见吴仪珞《医药学述》（吴氏云：猫胞甘酸温，治反胃吐食甚效）今之猫，古谓之狸。

（《南轩絮语》）

孙光宪

《北梦琐言》奇症选录

眼 中 异 见

有一少年，眼中常见一小镜子。医工赵卿诊之，与少年期，来晨以鱼脍奉侯。少年及期赴之，延予阁子内，且令从容，俟客退后，方得攀接。俄而设台子，止施一瓯芥醋，更无他味，卿亦未出。迨寓中久候不至，少年饥甚，且闻醋香，不免轻啜之，逡巡又啜之，觉胸中豁然，眼花不见，因竭瓯啜之。赵卿探之，方出，少年以啜醋惭谢。卿曰："郎君先因吃鱼脍太多，非酱醋不快。适来所备酱醋，只欲郎君因饥以啜之，果愈此疾。烹鲜之会，乃权诳也，请退谋餐。"他妙多斯类，非庸医所及也。凡欲以仓、扁之术求食者，得不勉之哉！

（《北梦琐言》）

范中林

嘴眼畸形（舞蹈症属太阴少阴）

范中林（1895~1989），蜀中名医，经方大家

傅某 男，15岁，重庆市某中学学生。

患儿从小身体较好，在校一直为"三好"学生，喜爱文体活动。1974年春，家长发现患儿时常�’嘴，眼珠略向外鼓，性急躁。同学见之，或说故装怪象，或取"翘嘴""八戒"等绰号。虽经家长、老师一再纠正，患儿反变得日益奇形怪状：双唇外翻，越翘越高，两眼稍突，不愿平视，白日想方设法遮其丑。入睡嘴唇仍高努不收，并逐渐发展到睡眠减少，食欲下降，记忆力显著减退。尤其畏惧他人视其面，出门则紧压帽檐，戴大口罩。如有人指点其状，则纷纷不已，忧心忡忡。对医生之检查、询问，异常反感，稍有触犯，则拒绝就诊。其后，病情益重，神情举止异常，时仁立窗前，盲目向外凝视，甚至以嘴唇触室内墙壁，直至出血染印。低处尽染，再爬上桌椅，登高用嘴唇触之，室内满墙竟染成斑斑血印。家人见此，为之骇然。

开始在重庆某医院，经内科、口腔科、神经内科、脑外科、新医科和精神科等科检查，皆无结果，病因不明。1974年8月，曾转数处中医院求诊，分别按"风毒""邪毒入络""肝火"及"水湿伤肾"论治，服药百余剂，均未瘥效。1975年初，转成都某中医院，诊其病因，一曰风，二曰脾，脾僵则唇翻眼鼓。同年1月底，遂转来求诊。

初诊（1975 年 7 月 25 日）：患儿嘴唇翻翘，高高努起，双眼上胞浮肿，眼珠微突，似睁似闭，神情忧郁，沉默寡言，坐立不安，纳差，便溏，四肢清冷，面色萎黄，舌质淡，边缘有齿痕，少苔。范老沉思良久曰：此病罕见，应属足太阴寒邪凝滞，脾阳受戕，并因失治误治，损及少阴心肾，试投四逆汤以温之。

制附片久煎，30g　干姜 30g　甘草炙，18g

4 剂。

中医学认为：眼胞属脾，脾主肌肉，肌肉之精为"约束"（即眼轮匝肌）。《素问·五脏生成篇》又明确指出："脾之合肉也，其荣唇也。"《素问·六节脏象论篇》云："其华在唇四白"。今患儿眼睑浮肿，嘴唇翻翘高努，参看食欲不振，面色萎黄，少苔，显系脾阳衰败，阴寒凝聚，外现为眼胞与嘴唇之病变，甚则呈僵鼓之异状，不能收缩自如。故证属足太阴。

患儿阳气之伤，阴寒之甚，还表现于四肢清冷，神靡，烦躁，失寐，甚则神态呆滞，举止异常，参之舌象，此为太阴寒极，传及少阴，心肾皆伤。而少阴本有但欲寐，恶寒蜷卧之症，但亦有烦躁，不得卧之变证。后者多因失治误治，失于急温所致，乃肾中真阳不潜，心气亏耗，阳虚而扰乱不宁，病情尤重。故本例兼属少阴病。可见，此病虽奇，而其特点在于"其脏有寒"。治疗之正法，首"当温之"。前人曾说："盖脾为后天，肾为先天，少阴之火所以生太阴之土。脾为五脏之母，少阴更太阴之母。与四逆之为剂，重于理中也。"（《伤寒附翼·太阴方总论》）故首用四逆汤回阳救逆，急追欲失之元阳，峻逐凝聚之群阴。

二诊（1975 年 1 月 29 日）：服药后无不适之感，诸症无明显变化。中州沉寒已久，坎宫生气衰弱亦甚，宜四逆与理中合剂，损益续服。加上肉桂、辽细辛，以增峻逐寒凝之力。

制附片久煎，30g　干姜 30g　甘草炙，18g　白术 18g　茯苓 15g　上肉桂冲服，10g　辽细辛 3g

4剂。

三诊（2月5日）：食欲略增，睡眠稍好。中焦沉寒，必致气血生化乏源，阴阳俱虚。在温里逐寒，峻补命火之同时，亦须调补阴阳，培土益气。拟黄芪建中汤再服。

桂枝 10g　白芍 10g　甘草炙，3g　生姜 30g　大枣 10 枚　黄芪 15g　饴糖兑服，60g

10剂。

四诊（2月19日）：食纳增加，神靡恍惚之象好转，不用嘴触墙壁。但唇翻眼鼓，上胞浮肿，仍无改变。此为脾僵土亏，阳衰阴盛，寒湿凝聚，蕴积已深，改投大剂四逆。加桂枝、麻黄，并重用生姜，通凝聚之寒湿，开气血之痹阻，使之外达。因重用干姜、附片，则无发汗伤阳之虞。再加童便为反佐，引药下行，兼取其消瘀之效。

制附片 120g　干姜 60g　甘草炙，30g　桂枝 18g　麻黄 18g　生姜 240g

童便引。

五诊（2月28日）：皮现红疹，眼胞浮肿略消，神情呆滞好转，余症同前。改用自制不二丹，开窍散瘀。另加砂仁 30g、白豆蔻 30g、草果 30g，共为细末，饭后冲服少许，健脾行气，温中燥湿。

六诊（3月9日）：红疹消，食纳增，病情稳定。再以大剂四逆汤加味，大补命火，峻逐阴寒。

制附片久煎，120g　干姜 60g　甘草炙，60g　桂枝 30g　麻黄 12g　生姜 60g

童便为引，3剂。

七诊（3月13日）：便溏、肢冷好转。入睡后，唇翻嘴翘之象略平。再以黄芪建中汤，调补阴阳，培土益气。

桂枝 10g　白芍 10g　甘草炙，3g　生姜 30g　大枣 10枚　黄芪 30g
饴糖兑服，60g

8剂。

八诊（3月26日）：病情无明显变化，为增强通阳行气之力，重用桂枝，再加葱白。为峻补命门，益火消阴，制附片加至250g，另加上肉桂以助之。汤剂共服 30 余剂，间服砂仁、白豆蔻，以增温中健脾之效。再配合服自制"坎离丹"，调补阴阳，温肾逐寒，养心安神。

处方1　制附片久煎，250g　干姜 120g　甘草 120g　桂枝 30g　上肉桂 10g　葱白 250g

处方2　砂仁 30g　白豆蔻 30g

共研细末，饭后冲服 2g。

处方3　川附片 3.5份　上肉桂 1份　真琥珀 2份　子仁 2份　飞朱砂 1份　麝香 0.5份

共研细末，水打丸。每日 1 次，每次 3~4 粒。

九诊（5月8日）：唇翻嘴翘、眼胞浮肿显著消退，神情举止日渐正常，奇形怪状基本消失。舌质稍现红润，苔薄白，边缘略有齿印。阳气渐升，出现沉疴向愈之佳兆，虑其脾僵肾寒日久，宜四逆、理中加味续服。

制附片久煎，120g　干姜 60g　甘草炙，30g　白术 18g　茯苓 20g　黄芪 20g　红枣 30g　上肉桂冲服，10g

4剂，间隔数日再服。

十诊（10月20日）：上方随症加减，服 40 余剂，诸症愈。遂停药，以自制不二丹养心安神，化瘀通窍，燥湿健脾，缓缓服之，并注意忌食生冷，以巩固疗效。

1979 年 5 月，患者父亲来信说，病愈以后，身体日益健壮，智力恢复良好，学习成绩已跟上高中快班。现身高 1.75m，体重 62kg，已成为校足球运动员。

此例属太阴少阴证嘴眼畸形，临床诚属少见。其脏有寒，温之以四逆辈，间以建中之补而愈者，乃遵仲景之法度也。《伤寒论·太阴篇》云："自利不渴者，属太阴，以其脏有寒故也，当温之，宜服四逆辈。"此条固然原以不渴一症，识太阴，辨寒热自利，实则已括尽太阴里寒之形成与治法。其"脏"，虽主要指太阴本脏，有的注家曾指出，亦可泛指诸阴经有"寒"。故可有双重含义：一为里寒，属阴，素虚，指功能衰退，寒邪凝滞，以致运化失职，诸症丛生；一为失治，脾阳受战，寒气陷入太阴。前医曾正确提出："脾僵则唇翻眼鼓。"这对于明确诊断，具有重要意义。但关键在于，如何进而掌握其传变规律，辨证施治。

以六经传变而论，太阴寒邪是否可循经而传？这一问题，古今注家争论颇多。清·吴谦等认为"自后汉迄今，千载以来，皆谓三阴寒邪不传……是皆未曾熟读仲景之书故有此误耳"（《订正仲景全书伤寒论·太阴全篇》）。证之临床，本例即由太阴湿土寒极，失于急温，以致病传少阴者，虽出现"心中烦，不得卧"等症，但又与少阴热化证异。实为肾阳不潜，心气亏耗，太阴寒邪传入少阴。仲景治疗"其脏有寒"，正法即"当温之"，主方不外四逆辈。故本例首选四逆汤，并理中合剂，或间服建中者，皆温之、补之之意。可见疾病纵然千奇百怪，人之形脏又厚薄虚实不一，但归根到底，仍不离三阴三阳之传经变化规律。诚然，若临床掌握这一根本，"虽未能尽愈诸病，庶可以见病知源"。常见之病如此，罕见之怪证焉能例外！

万友生

舞 蹈 病

万友生（1917~2003），江西中医药大学教授

周某 男，6岁。

初诊（1974年10月4日）：患舞蹈病已经2月。初于7月29日被自行车撞倒，左后脑部受伤出血，昏迷不醒多时。继于8月22日因腹痛服"颠茄酊"止痛后，全身皮肤起红点。不久，突然发生神志不清，腰部肌肉跳动，旋即不规则地手脚乱动，口眼肌肉也随之而跳动，片刻自止。从此每天必阵发四五次，每次发作，都是在疲倦欲睡时，以连打哈欠开始，此时如果不让他睡，使其头脑清醒，即可勉强制止其发作，或虽发作而至睡熟后亦自停止。不发作时，一切正常，只是神情容易冲动，最近减为每日发作二三次，而每晚睡前必发，持续约30分钟，发时手足冷，头身肢体软弱不能支持，发作停止时，语声低细地呼喊喉痛，索茶饮。每餐饭（尤其是晚饭）后常吐清水，有时打呃，大便干结难下，夜间盗汗，舌红，脉弦。投以羚角钩藤汤加味。

羚羊角 5g　钩藤 30g　白芍 30g　生甘草 15g　生地 15g　川贝母 10g
地龙 15g　竹茹 10g　茯神 15g　生龙牡各 30g　蜈蚣 3条　全蝎 5g

二诊（10月11日）：上方因配药未齐，延至10月6日午后才开始服第1剂头煎（每剂两煎，分4次服，每日服2次，分2日服完，

下同），当晚仍发作1次，但持续时间缩短为20分钟左右。7日继续服第2剂二煎，当日全天未见发作，夜能安寐。8日和9日继续服第3剂头、二煎，又连续2天未见发作，神情不似过去那样容易冲动，夜寐甚安。但9日晚7时和10日早上8时左右，都曾发呆1次，持续约20分钟，发作过后，自诉脚不适。饭后已很少吐清水，夜间盗汗停止。守上方去羚羊角（但嘱仍用原药煎汁冲入后煎剂中），加菖蒲、远志各10g。

三诊（10月17日）：11日服药后，大便先黄后黑，次数较多。12日守上方加重蜈蚣为6条，全蝎为10g，再进2剂。并嘱将羚羊角原药焙干研末，分6次冲服。13日早晚虽未曾发呆，但届时说话声音低细，持续时间缩短为10分钟左右。大便稀溏呈泡沫状，日四五次，每晚小便达五六次，口不渴。14日守上方加重菖蒲为15g，再进2剂。15日和16日早晚虽仍发作语声低细，但持续时间缩短为5分钟左右。大便日行二三次，小便已正常。近日饭后不吐清水，也不打呃，但早饭后想睡觉。改方如下。

菖蒲15g　远志10g　法半夏10g　陈皮10g　云苓15g　甘草10g　竹茹10g　枳实5g　蜈蚣6条　全蝎5g

四诊（10月21日）：17日和18日服上方后，早晚虽仍发作语声低细，但持续时间缩短为3分钟左右，早饭后已不再想睡觉。守上方加地龙15g、钩藤10g，再进2剂。19日和20日早晚仍有一阵语声低细，20日晚发作持续时间延长至30分钟左右，发作过后，脚挛急痛。改方如下。

白芍30g　甘草15g　熟地15g　制首乌15g　龟甲15g　鳖甲15g　生龙牡各30g　玉竹15g　钩藤15g　地龙15g　蜈蚣6条　全蝎10g

五诊（10月29日）：21日和22日两天未再发作语声低细。23日晚发生1次顷躁辗转床褥，自做深呼吸，持续约半小时，但说话声音正常。24日至27日4天，白天情况良好，惟晚上8时许自诉脚挛急痛。28日全天安好。但今日就诊时，又发生脚挛急，约半小时恢复正常。守上方出入。

白芍 30g　甘草 30g　龟甲 30g　鳖甲 30g　木瓜 15g　川牛膝 15g　钩藤 30g　地龙 30g　蜈蚣 6 条　全蝎 10g　羚羊角 30g

共研细末，蜜为丸。每服 10g，日 3 次，温开水送吞。

1978年3月底，我因讲学到该地，访知其自服上方后，病即痊愈。并于1975年上小学读书，今已升入三年级。据其父母面告，他的头脑不但不迟钝，而且较聪明，每门功课考试成绩都在80分以上。

本病属肝经阳亢风动走窜上下经络的实证，法当以凉肝息风为主，故采用羚角钩藤汤加减。本例肝经阳亢风动，究竟是实证，还是虚证？如果没有弄清，就漫然处方用药，本属肝风实证而误作肝风虚证处理，投以凝滞的滋肝潜阳息风药，如大定风珠等方药，必难取效。本例初诊时，从盗汗、舌红、大便干结难下来看，似属肝经阴虚风动的虚证。但从手足抽搐口眼腰部肌肉跳动而脉弦来看，则显然属于肝经阳亢风动走窜上下经络的实证。纵有一二阴虚兼症，也处于从属地位。因此，采用羚角钩藤汤加减方，以羚羊角、钩藤凉肝清热息风和地龙、蜈蚣、全蝎通经活络搜风为主。又因肝经阳亢风动而生痰热，故配川贝母、竹茹以清热化痰，且川贝母尚能治疗风痉，竹茹还能入络舒筋。又因肝经阳亢风动必致神魂不宁，故配朱茯神、生龙牡以安定神魂。又因肝经阳亢风动容易耗伤阴液，故用生地、白芍、甘草养阴柔肝。继因出现痰热时蒙心窍的早晚发呆，故在二诊时，守上方去羚羊角，加菖蒲、远志以开心窍。在三、四诊时曾改用温胆汤加菖蒲、远志、蜈蚣、全蝎、钩藤、地龙，以继续清化痰热，开窍息风。当风阳平定，痰热清除后，以滋阴养肝柔筋为主，通经活络祛风为佐，以静其余波，并作丸剂以巩固疗效，终获痊愈。

颜德馨

奇症怪病多有瘀

颜德馨（1920~2017），同济大学教授，国医大师

古人有"奇证怪病多痰"之说，临床发现，奇证怪病亦多有瘀血作祟者。如《素问·缪刺论篇》谓："今邪客于皮毛，入舍于孙络，留而不去，闭塞不通，不得入于经，流溢于大络，而生奇病。"指出络脉不通可致奇病。《素问·奇病论篇》中所列举的息积、伏梁、疹筋、厥逆等奇特之病，均存在着血瘀的病理状态。王清任在《医林改错》中记载了近50种瘀血病症，其中不乏奇证怪病。唐容川在《血证论》中就瘀血致病变幻多端作了精辟论述："瘀血攻心，心痛头晕，神志昏迷，不省人事；瘀血乘肺，咳逆喘促，鼻起烟煤，口目黑色；瘀血在中焦，则腹痛胁痛，腰脐间刺痛着滞；瘀血在下焦，则季胁少腹胀满刺痛，大便黑色；瘀血在经络脏腑之间，或周身作痛，或结为癥瘕，或郁蒸腐化变脓，或为干血，或生痨虫；瘀血在里则口渴；瘀血在腠理，则营卫不和，发热恶寒；瘀血在肌肉，则翕翕发热，自汗盗汗等。"邓铁涛曾报道1例11岁的脑膜炎后遗症患儿，9岁起即发育，出阴毛，嘴唇有须，身形肥胖，举动如大人。经用通窍活血汤，隔日1剂，15天后成人样发育趋势停止，50剂后体重减轻，恢复小孩子征象，也证实奇证怪病确有瘀血。

曾对30例奇证怪病患者进行血液流变学的测定，发现全部病例的

全血黏度、血浆黏度、血沉、还原黏度、K值、红细胞电泳等指标均比正常组明显升高，经统计学处理有显著性差异。经活血化瘀疗法治疗后，以上血液流变学指标均恢复正常，病情好转或痊愈。实验室依据也证明了"奇证怪病多有瘀"的理论具有一定的科学性。

"奇证怪病多有瘀"与"奇证怪病多有痰"互相影响，中医素有"痰瘀相关"之说。临床用药每需兼顾，同时必须脉舌互参，辨证施治。若患者形体肥胖，舌苔浊腻而垢，口甜而黏，脉沉弦细滑，治宜化痰为主；如患者面色黧黑，唇青舌紫，癥瘕积聚，脉沉迟涩或弦紧，当以活血为主。运用活血化瘀法治疗奇证怪病，应针对病证的性质和部位，以活血化瘀药为主，适当配以其他功效的药物，组成方剂进行辨证施治。最常用的方法有以下几种。

1. 理气化瘀

适用于情志所伤，气机郁结日久，导致血流不畅，脉络瘀滞；或久病入络，气血胶结不解的奇证怪病。代表方剂如血府逐瘀汤。所谓"血府"，乃据"脉者血之府"而来，凡血液流通之处均可从血府论治，故此方运用范围极为广泛。

2. 散风化瘀

风性向上，高巅之上，惟风可到，故凡头面部的奇证怪病多责之于风，宜散风化瘀并进，以活血化瘀为主，略加散风之品，即"治风先治血，血行风自灭"之意。代表方剂如通窍活血汤，方中川芎祛血中之风，且上行头目，用量宜大，1日最大用量可达60g。

3. 养血化瘀

适用于血虚兼瘀的奇证怪病。血虚者常兼血瘀，盖血液盈余则流畅，若病久营血耗损，血脉空虚，无余以流，则艰涩成瘀，而瘀血不去，则新血不生，互为因果。治宜剿抚兼施，代表方剂如桃红四物汤。

4. 益气化瘀

脏腑功能减退，阳气失煦，阴寒内甚，瘀血留滞不解所引起的奇证怪病，其病变部位一般在下焦为多，即唐容川所谓"下焦之瘀多属阴凝"。治宜益气化瘀并投，气为血帅，气旺则血液自能畅行无阻，代表方剂如补阳还五汤、少腹逐瘀汤。

阵发性摇头不止

王某 女，28岁，护士。

患者产后阵发性头部摇动及上肢抽动已半年，在外院神经科检查无阳性发现，经针灸及养血息风等药治疗无效。观患者头部摇动不已，两手抽动，摇至倦怠无力方得小休，入夜则乱梦纷纭，呓语喃喃，脉弦滑，舌紫不泽。证属产后血虚，瘀阻筋络，致肝失濡养，虚风内动。治当剿抚并施。

处方1 甘草炙,6g 大枣6枚 人参15g 铁落先煎,30g 淮小麦30g 煅龙骨先煎,30g 煅牡蛎先煎,30g 山羊角先煎,30g 全蝎15g

处方2 红花9g 桃仁9g 赤芍9g 生地12g 当归6g 生甘草3g 枳壳4.5g 柴胡4.5g 桔梗4.5g 川芎4.5g 牛膝4.5g

上2方参差服用，住院29天，症状消失而出院，恢复工作。

产后易虚易瘀，虚在百脉空虚，血不养肝，肝风易动；瘀在恶露不尽，留阻筋脉，肝失其养。本例在外院从养血息风立法医治半年乏效，因患者虽有虚象，但兼有梦多、呓语、舌紫等血瘀之症，故取攻补兼施之法，既用血府逐瘀汤理气活血以攻其瘀，又取甘麦大枣汤加味补气养血，平肝息风，收效倍捷。

（颜乾麟 整理）

钱远铭

奇症奇辨，出奇制胜

钱远铭（1923~　　），湖北中医药研究院研究员

余自弱冠从医，临证 50 余年，所遇诸证，多以常法辨证投治，效多响应。然亦有个别病证，脉舌平常，而证非经典所见，堪称奇症。此种场合，全赖医者抓住发病特点，明辨病机，出奇制胜，往往可收预期之效。兹录数案，以广见闻。

咳 极 则 厥

陈某　男，51 岁。

患者于 1973 年 6 月 20 日因阵发性痉咳，突然晕倒，不省人事，1 日数发不止而入院。自述原有慢性咳嗽，但于冬春出现，入夏则愈，且无晕倒之事。1973 年 5 月上旬感冒咳嗽迁延不愈，至 6 月初病情突变，转为阵发性剧烈咳嗽。每发则连续数十声不能自止，继之上气喘急，面红耳赤，咳至极时则头晕眼黑，随地昏倒，不省人事，四肢拘急，但无惊叫及口吐白沫等象。约 3~5 分钟后，深深吸气数口，自行苏醒。醒后头晕汗出，神疲肢软。如是一日数发不止。起病以来，由于随地昏倒，头及四肢跌伤之处比比皆是，单位及家人整天轮流看护，深恐出现意外。曾先后在当地医院作过止咳、镇静、消炎等有关

治疗，未能见效。在武汉某医院作过检查和治疗，亦无明确诊断和治疗结果，故来我院求治。查其发育正常，营养中等，气管居中，胸廓对称。心率78次／分，律齐，无杂音。两肺呼吸音低，右肺可闻及少许干湿性啰音。胸透所见：降主动脉影增宽，心肺无异常。心电图：窦性心律，心电轴正常，完全性右束支传导阻滞。

据其脉来弦滑，舌质红而苔薄白，每发必见昏厥，每厥必由咳致，可知此乃痰阻肺窍，气逆冲上，痰气厥之候，必治以化痰止咳，始克有济。处方如下。

制南星 10g　姜半夏 15g　苏子 15g　白芥子 15g　葶苈子 10g　皂荚 10g　陈皮 10g　竹茹 10g　海蛤粉 15g　瓜蒌子 10g　藿香 10g　薤白 5g

服上方 3 天后，发作有所减少，1 周后发作稀少，且在昏厥以前自己有所察觉，不致随地昏倒。但每周之内仍有一二次剧咳出现。至 7 月下旬，阵发性咳嗽消失，昏厥亦未再出现。于 8 月 12 日出院，嘱带原方自理。出院后曾先后 2 次来信，云昏厥从未出现，参加工作，一如常人。

本症临床少见，前人虽有痰厥一症之记载，但与此不全吻合。治时紧紧抓住每次昏倒必由剧咳引起，断为痰阻清窍而然，采用止咳化痰为法，投服之后，竟收奇效，殆亦偶合者。病虽罕见，治法却很平常。

发作性睡病

钟某　女，中学生，湖北某县人。

于 1977 年元月 12 日由友人介绍来院就诊。该患者于 1976 年 11 月上旬某日，因在学校受老师批评，致情绪低落，当天回家午睡，竟熟睡不醒。久之，家人催唤亦不觉醒，举家惊惶，以各种方法推弄，均未见效。次日抬送当地医院作有关检查，血压、心跳、呼吸均属正常范围，只好任其自睡。每日除给葡萄糖静脉点滴外，未作其他治疗。如此经过 1 周之后，自行苏醒。醒后问之，一无所知，一无所苦。自此，每隔 3、5、7 天类似发作 1 次，每次熟睡 3~7 天不等。先后服过中西药物无效，故来就诊。诊见一般情况良好，智力正常，脉来和缓，舌上白苔稍厚。本病起自老师批评之后，心情抑郁，气郁生痰，痰阻心窍，神志迷惘而然。法宜豁痰清心开窍。处方如下。

石菖蒲 15g　远志 15g　麦冬 15g　胆南星 10g　橘红 10g　神曲 10g　姜半夏 15g　百合 20g　白术 15g　柏子仁 15g　甘草 6g　大枣 15g

上方服 5 剂，发作减少，昏睡时间缩短，1 天左右可以自行觉醒。继进 5 剂，停止发作。回本县后继服上方，以巩固疗效。3 个月后来函，云数月以来，未再发作，恢复上学，表示感谢。

本病临床实为罕见，医书亦未见类似记载。《史记》虽有扁鹊治虢太子尸厥一案，然彼实因病昏厥而然，且苏醒以后未再复发。此则因郁而致，多次发作，昏睡时间长达 7 日，醒后无所苦，有似有不似者。余以其病起精神受刺激之后，舌苔白厚，断为气郁生痰，痰阻心窍，采用导痰汤加清心平镇之品出奇制胜，竟收预期之效果。

奔　豚

戴某　女，42 岁。

于 1975 年由亲友介绍来武汉就诊。自诉病已 4 年之久，初起每次发作仅觉少腹有如虫行，自下而上。上至心下，则胸满气急，约 1 分钟左右即可消失。数月或半年一发，尚不以为痛苦。但近 1 年来，日益加剧，竟至一日数发，发则先见少腹跳动一阵，继则上抵胸膈，甚至上冲咽喉。于时气急胸满，呼吸几乎停止，面青目竖，两眼流泪，额上汗出，身体强直，两手握固，有如角弓反张者。如此多则三五分钟，少则一二分钟，必待深深吸气一口，长叹一声，上述症状才逐渐得到缓解。如此反复发作，痛苦万分。曾去地区医院及武汉某医院做过多次检查治疗，诊断为"西蒙病"，未予特殊治疗，故来要求中药治疗。就诊期间，不过1小时许，余亲见其发作2次，一轻一重，发后疲乏少力，须卧休片刻方可坐起。然病虽奇特，身体外貌尚属正常，无碍大局。查其脉弦而缓，舌微红而苔薄白。根据上述病情，有类前人所述奔豚气一症，但发作如此典型者，余生平仅见此1例。断为奇经冲脉为病，冲气上逆，痰阻气机而然。予以化痰降逆为法，投以当归、白术、香附、郁金、旋覆花、代赭石、降香、磁石、枳实、竹茹、法半夏、陈皮、茯苓、甘草或出入为方。连服10剂余，发作减少，亦减轻。先后服上方50余剂，3个月后来信，告以病虽时有起伏，但总的趋势已近痊愈。嘱按原方续服，巩固疗效。1982年追访，未再复发。

本病从《金匮要略》所载："奔豚病，从少腹起，上冲咽喉，发作欲死，复还止，皆从惊恐得之。"细询患者，前后无惊恐诱因，但与情绪起伏有一定关系。故以开郁化痰为主要手段，竟获良效。足见个体不同，病有多因，古今治法，不必强求一致。

然亦事出有异者。1977年2月，余在湖北中医药大学附属医院外科参与急腹症工作时，有一李姓女患者，因早起失手将脸盆落地，惊恐之下，即见少腹疼痛，阵发加剧，自觉少腹有一股气体上冲，直抵心下，其痛如绞，冷汗自出，来院急诊。检查腹壁紧张，拒按，剑突下可扪及包块，以急腹症收入住院观察。入院后1小时许，疼痛自行缓解，自觉气往下行，于是腹壁亦软，包块亦消，平复如常，谈笑自若。午餐后，上述诸症复发，约2小时后又自行缓解。如此1日数发不止，西医诊为肠绞痛，建议用中药治疗。余以其气上冲胸，因惊恐得之，病与《金匮要略》奔豚一症甚合。

所与不同者，腹痛剧烈，脉来弦数，舌上黄苔，大便3日未行。竟用大柴胡汤加芒硝，1剂知，2剂已。由此看来，本病虽由惊恐所得，但因兼症不同，病机有别，治法亦当有异。此即中医同病异治之妙用，不可不知。

郭维一

奇症治法宜活，药当丝丝入扣

郭维一（1930~2000），陕西榆林中风神经病医院主任医师

病有急慢之分，难易之别，临床所遇患者绝大多数有证（病）可循，有法可依，当以证辨治或对症治疗。但临床偶遇个别患者，身染罕见之症，难定规范之病，即属奇症。所谓奇症，即病症多端、病机颇杂、方书无病名、临床鲜见者，结合仪器检查无器质性病变，综合临床资料，似此病实非此病是也。然治疗奇症和治疗其他疾病一样，坚持从中医学整体观念出发，细于观察，详于辨证，善于分析，药以胜病为宜，此谓"执活方以活人也"。如此，奇症虽奇，用活法治疗，可取得满意效果。相对而言，奇就不足为奇了。近年临床遇到鲜见之奇症几例，临床疗效堪称满意。现将资料较完整的几则治案介绍于下。

盛夏畏寒大汗

李某 女，51岁，教师。1988年6月28日诊。

患者于1985年行子宫切除术后，一直易感冒。今年春，节前感冒愈后，翌日晨起全身出汗，浸湿内衣被褥，下床活动，汗出更甚，十多分钟后出汗自敛，继之畏寒身凉，头昏心悸，精神萎靡，遂住当

地县医院，拟诊"气血双亏，营卫不和，卫表不固"等，曾用中西药治疗，似有效，实无效。出院后转中医治疗，易医数人，或内服归脾汤、桂枝龙牡汤、甘麦大枣汤加味等温补心脾，调和营卫，敛汗固涩，或易方改服增液汤合补血汤、五苓散加味等调补气阴、通利水道之剂。治疗半年多，服药近 200 剂，终未获效，专程来榆邀余诊治。时值夏季，气候温和。来诊时，内穿毛衣、绒裤，外着呢大衣，围巾裹头，惟恐受凉。自诉近 1 个月以来，始觉发热（体温低于 37℃），继之淅淅汗出，汗珠似米粒，由头面波及肢体，此间动则汗出淋漓，静卧数分钟，其汗自敛，如此日夜出汗少则 3 次，多则 6~7 次，且无规律。汗后畏寒怕风，身凉似冰，四肢欠温，头昏心悸。全身重着困痛，精神欠佳，若遇气候变化，周身紧束样难受，困痛加重，饮食二便尚可。查：抗"O"、血沉均正常，白细胞 9.6×10^9/L，血红蛋白 125/L，中性粒细胞 0.60，淋巴细胞 0.40。舌体微胖，边有齿痕，舌苔薄白，苔心微厚，脉沉细小弱。

证属：少阴虚寒，营卫失和，湿阻气机，奇症由生。其机复杂，涉及表里经腑，治宜融温补少阴，调和营卫，健脾渗湿于一炉，取数方巧组为一方，各司其用。药用如下。

桂枝 10g　杭芍 120g　附子 10g　焦术 10g　茯苓 10g　干姜 10g　细辛 5g　麻黄炙, 5g　甘草 5g　生薏苡仁 30g　防己 12g　大枣 3 枚

药进 3 剂后，汗出明显减少，虽遇阴雨，浑身亦有轻快之感。显见认证准确，立法无误，组方合理，药切病机，遂守方随症选加黄芪、淫羊藿、滑石、土茯苓、菟丝子、鹿角胶、鸡内金等药。连诊 8 次，服药 20 剂，于 7 月 18 日，诸症消失，精神焕发，愉快返家。

此症疗程短、疗效捷，全方未用固涩止汗之品，而达汗止目的，贵在调气化。如张景岳所云："气化而愈，愈出自然，攻伐而愈，愈出勉强。"

突发高热，一日两发，汗水后如常

高某 男，31岁，农民，1989年4月6日诊。

患者于去年3月间不慎感冒，始发冷抖擞，继之高热，体温41.5℃，前额烘痛，面部灼热，旋即遍身出汗，恶心呕吐，经治病愈。12月间旧病又发，经治亦愈。今年4月1日午饭后，突感背寒，全身震颤，前额剧痛，脸部红热，摸之灼手，继发高热，体温41℃，大渴引饮，大汗淋漓，伴恶心呕吐，吐物为宿食夹黏液，尿液色红。1日2发，且无定时，汗水后身凉，一如常人。专程来榆，住院治疗。入院后查：血压100/70mmHg，脑脊液正常，疟原虫未见，心肺（－）。血常规：白细胞$12×10^9$/L，血红蛋白12.5g/L，中性粒细胞70%，淋巴细胞30%。尿常规：诊断未明，原因待查。予以支持对症治疗5天，病情如故，拟转院治疗时，邀予诊治。刻下：主症同上，临床罕见，实属奇症。察其舌体胖，苔白厚，按其脉，虚大沉数。据症凭脉，此证属少阳、阳明、太阴、少阴及膀胱杂合为患。症机较杂，治宜分步，先拟和少阳，清阳明，重在阳明。药用如下。

柴胡10g　黄芩10g　半夏10g　知母10g　粳米10g　沙参15g　茵陈15g　滑石15g　生石膏50g　甘草5g　大枣3枚

二诊（4月8日）：药后除大渴大饮明显减轻外，寒战、高热、头痛、呕吐毫无改善，舌脉同前。斯时当以和少阳、调营卫为要，燥湿和脾，清利膀胱辅之。药用：小柴胡汤、桂枝汤、平胃散等合方加知母、黄柏、茵陈、滑石、川芎、白芷，继进2剂。

三诊（4月11日）：药后寒战、高热、呕吐均消失，体温37.2℃，自觉口鼻干燥，舌尖微红，苔心及根部微厚，脉濡缓。查血常规：白细胞$8.6×10^9$/L，中性粒细胞45%，淋巴细胞55%，血红蛋白115g/L。尿常规：蛋白痕迹，白细胞（＋），红细胞（＋＋＋）。显然药证合拍，主症悉除，守原方去苍术、川厚朴、川芎、白芷，加三七、白茅根、花粉继进。

以后几诊皆在原方基础上随症渐加山药、薏苡仁、土茯苓、石斛、沉香、白蔻仁、鸡内金等强化脾胃功能，清解余毒。当尿检红细胞、脓细胞消失，立即减去三七、土茯苓；腹部舒适减去沉香、白蔻仁；尿液量多色白，减去知母、黄柏、白茅根、茵陈、滑石。直至 4 月 19 日，自觉如常人，血常规、尿常规检查均正常无异，痊愈返家。

按：此例奇症疗效所以昭彰，全在深析病机，按其主次，分步调治，守方或易方随病机而定，增损药品丝丝入扣，非如此焉能效捷乎？

舌直，项强紧束，头闷昏晕，全身困痛，下利脓血

白某 女，23 岁，干部，1989 年 3 月 25 日诊。

患者 2 个月前顺产一女婴未成活，心情不畅。遂发胸膈迫闷，胃呆纳差，舌直项强，脖颈紧束，头闷昏晕。继发忽冷忽热，口苦泛酸，周身疲惫、困痛或抽痛，胃脘痞满，腹痛下坠，时便脓血，晨起登厕，食后即便，大便偏溏，日行二三次，夹有不消化食物，小便色黄量少。曾住当地医院，经多项检查未发现异常，予对症治疗，病情时好时歹，遂出院转中医诊治。几经易医，补之不应，泻之无功，补泻同施，此瘥彼甚，持续治疗月余，病症有增无减，患者痛苦已极，拟去北京诊治，经友人介绍，来我院门诊试治。验其舌，舌质淡嫩，苔心白厚水滑；按其脉，沉弦细濡。论治首当调畅枢机，宣利三焦，治其标症；后宜温补脾胃，助其化源，疗其本虚。标本有序，水到渠成，愈属必然。投小柴胡汤合三仁汤化裁。

柴胡 10g　党参 15g　黄芩 10g　半夏 10g　竹叶　杏仁 10g　生薏苡

仁30g　川厚朴10g　滑石12g　通草10g　白蔻仁10g　葛根12g　鸡内金10g　薤白15g　黄连3g　甘草3g

用法：加水文火煎煮数分钟，待沸后，去掉头煎不用，再加水煎二三煎，每次约20分钟，两煎合一约250ml，分2次饭后服。

复诊（4月1日）：药进6剂后，舌直项强、颈部紧束、全身困痛、脘腹隐痛、脓血粪便等症大为减轻，但仍感胸闷、头昏、疲乏、恶心、纳差，时欲便。步原意党参易西洋参（另炖），加焦术、泽泻、防风、竹茹、炒麦芽，鼓舞胃气，止呕和胃，渗湿助运。

再诊（4月10日）：继服9剂后，诸症基本消失，微觉胃脘不适，口干不饮，偶尔恶心，舌质淡，苔薄略黄，脉沉缓。当以温补后天，调脾养胃治本为要，改用六君子汤加山药、白扁豆、白蔻仁、鸡内金、竹茹、花粉、石斛。连进3剂后，正值月经来潮，量少色红，夹有血块，四肢厥胀，腰腹困痛，以加味逍遥散调治，症除经净。

四诊（4月17日）：因家事不遂，又觉胸腔闷痛，如压物之感，胃脘困烦，饥时明显，大便不畅，舌苔同前，脉沉缓略弦。缘由肝胃不和，以五味异功散改汤，加瓜蒌、山药、鸡内金、白扁豆、花粉、玉竹、柴胡、杭芍。守方增减，连服8剂后，诸症消失。嘱停药，以饮食调养，半月后精神焕发，已上班。

此例病症多端，波及多脏（腑），似斯病又非斯病，当归奇症范畴。好在病因已清，乃酌选方药，临证用之，无过或不及，适可而止为度。尤服药时嘱"漂去头煎，服二三煎"，防止"柔不胜刚"，故收效较着。

少腹冰冷，延及腹部胸腔背部

刘某　男，60岁，干部，1988年5月23日诊。

患者少腹发凉延伸腹部、胸腔及背部，时达2个月，加重1周。2个月前早餐后忽然右大腿发颤，不久自失，同时出现小腹发凉，逐渐向上延伸至腹部、胸腔及背部，状似冰伏于身，难受至极。入睡后凉感消失。定时发作，日日如此，持续2个月之久。伴晨间咳嗽，胸胁窜痛，食纳不馨，夜间难寐，或似睡非睡，精神、二便尚可。曾易地更医治疗月余，先后内服理中汤、吴茱萸汤、暖肝煎加味等药，疗效甚微，恐有特殊病变，专程来榆诊治。诊见：主症同上，胸透、心电图、B超等项检查未发现异常，舌质淡，苔白根厚，脉缓濡。此属怪病奇症，治当舍脉从症，拟法为调畅枢机，燥湿祛痰，试投温胆汤合小柴胡汤增减。

柴胡10g　陈皮10g　半夏10g　黄芩10g　苍术10g　茯苓10g　枳实10g　党参15g　麦芽炒,15g　淫羊藿15g　白芥子5g　甘草3g

复诊（6月2日）：服药9剂后，胸胁窜痛消失，咳嗽大减，余症同前，此时枢机已畅，当祛痰为要，兼调理气化，交通心肾。药用如下。

苍术15g　茯苓15g　淫羊藿15g　麦芽炒,15g　陈皮10g　半夏10g　桂枝10g　杭芍10g　川厚朴10g　远志10g　鸡内金10g　白芥子5g　黄连3g　肉桂3g　甘草3g　干姜3片　大枣3枚

再诊（6月19日）：患者居农村，返家服药15剂后，凉感基本消失，偶发于脐左，惟觉睡眠仍差，纳食不馨。继治以调和脾胃，安神镇静，改投保和汤合枣仁汤化裁，连服6剂后，诸恙悉除。

本例属怪病奇症，舌脉与症不相符合，当舍脉从症，治疗过程始终以祛痰为要，始施调畅枢机之小柴胡汤，中用化气调阴之桂枝汤，相合适度，最后虽和胃安神，亦未离开"化痰"之旨，所以，临床效果比较满意。

万文谟

肝 病 治 奇

万文谟（1923~　），武汉市第九医院主任医师

鼓胀脐破漏食流水

此案为先祖父万筱辅所治奇症之一，笔者幼时曾目睹其经过，成年后又亲聆训诲，至今记忆犹新，再浏览遗著（《各种险危奇症医案》），更觉历历在目。兹援笔记之，以彰中医学之丰富多彩。

朱某　男，43岁。

年春季发现痞积肋左，渐而腹胀如鼓，脐肿突出如卵。至翌年5月10日，因恚怒触发，忽然腹痛呕吐，旋即脐破流出黄水约1提桶之多，当时腹大顿减，但饮食之物，仍由脐中流出，有时夹有黑水。初以托里生肌之品，不见功效。半月后，延请先祖父应诊，望其面色黧黑，舌暗苔黄。问其小便短少，大便旬日未通，口苦微干，腹胀纳差，脐口灼痛。切其脉弦，腹左有块可及。辨证为肝失条达之性，脾失运化之常，气滞血瘀，湿热蕴遏，遂致痞积腹左，水停中州。脐破后水湿渐消，但脾气更伤，湿热未尽，痞块未除。拟法先以扶脾渗湿解毒治之。

土茯苓 15g　金银花 15g　连翘 15g　蒲公英 15g　黑豆 15g　冬瓜

子 24g

浓煎当茶饮。

另以涤浊快利丸（祖传验方，即去筋番泻叶 120g，香山奈 30g，共为极细末，糊丸）3g，吞服。

外用金银花 9g，土茯苓 9g，甘草 9g，白芷 9g，煎水冷洗创口。再用麝香 0.6g，冰片 0.6g，轻粉 0.6g，飞甘石 1.5g，研细外搽。同时，用薄绸轻勒脐口以防尘垢。

服药后，初下结粪少许，以后大便较畅，小便较多，脐中流水减少。越旬日，又进健脾利湿、达肝和胃之品。处方如下。

黄芪 9g　党参 9g　白术 9g　茯苓 9g　香附 9g　香加皮 9g　白芍 9g　当归 9g　藿香 6g　砂仁 6g　厚朴 6g　柴胡 6g　吴茱萸炒，3g　黄连炒，3g　姜荷叶煨，1 块

便结时则吞服涤浊快利丸 3~6g 以通地道；小便不通时则外用全葱 10 根，加食盐少许、麝香 0.3g，捣敷关元以助气化。前用茶饮方则每日照常。至 8 月初，脐口愈合，诸症好转。以后又发生呕吐 2 次，原方去柴胡，加旋覆花 9g、代赭石 9g，以平冲降逆。继而又发生腹泻稀水 3 次，原方去煨姜，加炮姜 6g、肉蔻 6g，以温脾涩肠。后又发生乳胁少腹疼痛多次，原方去党参、黄芪、白术，加荔枝核 12g、橘核 12g、川楝子 12g、乳香 7.5g、没药 7.5g，以疏肝止痛。又发生咳嗽气喘 1 次，改用宣肺理气之品。处方如下。

藿梗 6g　豆蔻 6g　枳壳 6g　苏子 6g　杏仁 6g　桔梗 6g　川贝母 6g　蒲公英 15g　旋覆花 4.5g　莱菔子 4.5g

连服 2 剂，咳止喘平。如此调治半年左右，饮食起居日渐好转，小便通利，大便正常。但觉形寒肢冷，疲乏无力，舌淡脉弱。乃久病伤及脾肾之阳所致。温补脾肾以善后。处方如下。

千层故纸 27g　破故纸 27g　高丽参 27g　附片 27g　鹿茸草 21g　覆盆

子 18g　楮实子 18g　胡芦巴 18g　吴茱萸炒, 18g　五味子 15g　肉桂 15g

共为细末，炼蜜为丸。每次服 12g，每日 2 次，禁虾、蟹、牛、犬、羊等物。

至 1934 年 5 月，患者来信，谓病去元气来，精神气化如常，恢复正常工作。

《诸病源候论》云："鼓胀之症，其腹内有结块。"《医门法律》云："凡有癥瘕积聚痞块者，即是胀病之根，日积月累，腹大如箕，腹大如瓮，是为单腹胀。"本案先有痞块，后见腹胀如鼓，断为鼓胀无疑。从整个病程来看，似属西医学中的肝硬化腹水。本案的脐破漏食流水是罕见的，而以中医中药治愈也是罕见的。患者初是土败木贼，气滞血瘀，湿热相乘为患，后见脾肾阳虚表现。在治法上有补有攻，有常有变，达肝和胃以长期调治，最后则是温补脾肾之阳而收全功。其外用诸法，如薄绸轻勒脐口，金银花等药煎洗伤口，丹药外擦等起到了防止感染和去腐生肌的作用，全葱外敷以助气化也达到了增强排尿功能的目的。

黄疸皮肤奇痒

黄某　女，47 岁，工人。

1967 年因胆石症做过手术，术后 3 年尚安。1970 年初，又见黄疸胁痛小有发作。至 1971 年夏，病情逐渐加重，并有腹水及浮肿等症，尤以皮肤奇痒为苦。在某职工医院住院 3 个月，诊断为胆汁性肝硬化。1972 年 5 月 24 日来我院就诊，症见两目深黄滞绿，皮肤黄褐，面部及下肢轻度浮肿，颈胸部散在少许结节状黄疣，全身瘙痒，日夜不安，口微干苦，纳食中等，小便茶色，大便灰黄，月事已绝 2 年。苔黄腻，舌瘀紫，脉滑。腹部可触及痞块，查体有移动性浊音。检查：

尿胆红素（+++），尿胆原（-）；肝功能黄疸指数为 130U，谷丙转氨酶 230U（金氏法），麝浊 17U，锌浊 20U 以上；血胆固醇 520mg%；蛋白电泳为白蛋白 52%，d 212%，r 31%；B 超为肝上界第 5 肋间，右肋下 3cm，剑突下 5cm，肝厚 11cm，脾厚 4cm，脾大 3cm，肝波为密集微小波，侧卧腹水液 3cm。诊断：黄疸，鼓胀。辨证：湿热蕴遏，痰瘀交结，肝血不畅，脾运失常，致有痞积之变，因胆汁外溢而见黄疸，水停中州而致鼓胀，血热风盛而瘙痒。

拟法：清利湿热，化瘀散结，疏泄肝胆，调理脾运。

黄芪 30g　秦艽 30g　地肤子 30g　赤芍 30g　虎杖 30g　茯苓 30g　益母草 120g　白术 10g　杏仁 10g　旋覆梗 10g　浙贝母 10g　王不留行 10g　桂枝 6g　玄明粉冲服，10g

外以地肤子 100g、荷叶 100g、明矾 10g 煎洗。

服药 3 剂以后，大便稀粪多次，小溲增多，腹水及浮肿明显好转。再服 6 剂，再便稀粪多次，小溲增多，腹水及浮肿明显好转。再服 6 剂，黄疸及瘙痒明显减轻。续服 30 剂，诸症若失。2 个月后复查肝功能及血胆固醇等均在正常范围内。再以虎杖 30g、茯苓 30g、益母草 30g、红枣 30g，煎汁代茶饮。至 11 月份恢复工作。观察 5 年，未见复发。

本案在西医学的诊断上是明确的，黄疸系胆道阻塞之故，瘙痒与胆汁代谢有关。中医学有"瘀热发黄""瘀血发黄"等认识，鼓胀为肝脉瘀阻，脾运失常所致，黄疸属于阳黄范畴，瘙痒也系阳证，故以清利湿热、活血化瘀为主，配以健脾逐水而获效。方中有秦艽、玄明粉等药，系遵循孙思邈治黄配方之义："秦艽 5 两，牛乳 3 升，煮取 1 升，去渣，内芒硝 1 两服。"本案顺利治愈，系根据患者的脉实及胃气未败而采取"大方"与"守方"的策略，俾祛邪务尽，而致痊愈。

癥积暑季衣棉不暖

余某 女，58岁，农民。

患者于1958年发现肺结核，治疗10年始见好转，此后渐有形寒畏冷现象。1968年发现无黄疸型肝炎，肝功能时好时坏。1976年初在某医院住院1个月，诊断为肝硬化。同年7月16日来我院就诊，症见面色㿠白浮肿，形寒畏冷，着厚棉衣仍不觉暖（此时正值暑季、伏天），伴有倦怠无力，饥不欲食，胆怯易惊，肝区偶觉刺痛，小便或清或黄，大便溏薄。舌淡紫，苔薄白，脉细无力。腹部肋下两侧均可触及痞块，质较硬（肝脾肿大）。肝功能：谷丙转氨酶（金氏法），麝浊18U，锌浊20U；总蛋白5.1g%，白蛋白2.4g%；血红蛋白6g，白细胞3.6×10^9/L；肝超声：肝上界在第6肋间，右肋下4cm，剑突下6cm，肝厚9cm，密集微小波，进肝波呈齿状。脾厚3cm，肋下2cm，密集微小波，进肝波呈齿状。诊断：癥积，阳虚。

辨证：久病气血亏虚，肝阳不足，木不疏土，血瘀肝脾而致病。

治法：温补肝阳，调理脾胃，养血活血。方用当归四逆汤加减。

黄芪30g　党参30g　枸杞30g　鸡血藤30g　淫羊藿15g　丹参15g
白术10g　当归10g　片姜黄10g　炮姜10g　附片6g　肉桂6g

连服6剂，感觉精神稍佳。继而原方略有加减，继续服药经年，共约60剂。于1977年暑季脱去棉衣，10月份复查肝功能正常（包括血清蛋白）。肝超声：肋下1.5cm，脾大1cm，肝波为较密微波。已参加农业劳动。3年后复查肝功能仍属正常，自觉精神尚佳，继续参加农业生产劳动。

本案由于久病正虚，肝之阳气不足，肝血不畅，继而因肝血瘀阻，肝阴亏乏，遂致肝阳更虚。"阳虚则生寒"，故以温养助长肝阳为主而收效。

杜雨茂

辨析奇症，必求其本，圆机活法，方不拘一

杜雨茂（1934~　），陕西中医药大学教授

所谓奇症，主要指病例罕见、症状奇特、逾出常例之外，使人在认识上感到迷惑，处理时颇为棘手的一类病证。每一位从事临床工作的中医师都可能遇到奇症，而且随着实践时间的推移，接触奇症的机会也相应增多。因此，如何辨治奇症，以期取得较满意的疗效，就成为医家所重视的问题。这里，我将个人治疗奇症过程中的一些体会，结合如何辨治奇症的问题，谈谈个人浅见。

喜唾，勤学多思，圆机活法

晋·王叔和曾云："夫医药为用，性命所系，和鹊至妙，犹或加思，仲景明审，亦候形证，一毫有疑，则考校以求验。"这说明前贤是极重视在临床工作中采取认真和多思的态度的。有些奇症，在中医典籍中早有明训，但在临床上往往还是得不到恰当的处理，原因就在于医者或涉猎医籍局限，或虽读过有关记载而没有深思理解，难以致用之故。

王某　男，45 岁，教师，1980 年 11 月 2 日初诊。

自诉平素饮食不节，2 个月前忽觉唾液较常增多，后渐加重，每

分钟要唾四五大口之多，说话吃饭时更是涎液不断外涌，以致不能讲课。唾液清冷，夹有白痰，咽喉干燥，四肢乏困，食欲不振，大便稀溏，小便色白不利。曾服过西药维生素 B_1、B_6、谷维素等及清咽开胃中药多剂，均无疗效。舌质淡嫩，苔薄白滑润，脉沉细无力。辨病属"喜唾"，盖脾阳亏虚不能摄涎所致。治宜健脾温中，燥湿化痰，方用理中汤加味。

党参 15g　甘草炙, 6g　干姜 8g　白术 15g　半夏 12g　茯苓 12g
陈皮 9g　桔梗 9g　焦山楂 14g

5 剂后，唾液减少，复诊守原方略施加减，继服 12 剂后痊愈。半年来多次随访未见复发，病者已恢复正常教学工作。

《伤寒论》395 条云："大病瘥后喜唾，久不了了，胸上有寒，当以丸药温之，宜理中丸。"正与本例相合。本例虽不起自大病后，但其主症亦为喜唾久不了了，其脉症亦显属脾阳亏虚，故方以理中汤健脾温中为治，药中病机而收捷效。本例亦曾经多位中医诊治，辨证用药皆与病机相悖，治不合拍，故而不效。所以临证须联系其所学，多加思考，于此可见一斑。

食㑊，紧扣病机，治病求本

奇症的外在表现尽管奇特迷离，但仍和一般疾病一样，都是对内在本质（病机）的反映，但却是一种扭曲变形的反映。因此，在遇到奇症时，不要被其表面现象所迷惑，而应运用自己已有的理论知识，对其所出现的症状，进行认真细致的具体分析，透过表面现象，抓住内在本质。这种建立在深广的中医理论知识和为病人高度认真负责的工作作风基础上的分析思考，是帮助我们正确地治病求本、判定其病机所在的关键一环。接着就是紧扣病机，立法施治，使病证好转和趋向痊愈。

王某 女，50岁，干部，1987年9月2日初诊。

多食易饥2年余，初起突感食难解饥饱，日进食四五顿仍感饥饿，每于夜间醒来还要加餐，一昼夜进主食总量由原来的500g增至1kg，至今已达1.2kg，体重却渐减。曾在西安市几家医院门诊及住院诊治，经多种检验排除了糖尿病及甲状腺功能亢进等，西医未能确诊，辞为不治。转中医治疗亦近1年，多从中消论治，给予滋补之剂，效亦不著。患者遂失去治疗信心，已1年余未再治疗。近因病情有加重趋势，日进食2kg仍时感饥饿，四肢乏力，故来求予作法诊治。察患者体瘦，面色略暗，大便自罹病以来一直干燥，脉细弦，舌淡红，苔灰白，尿黄，大便干结如栗。分析此病多食而不多饮，尿黄而量不多，历2载有余，体虽疲而未致形削，尚可坚持轻工作，别无他苦，然究属何疾？思之有顷，恍然悟之，此病当属"食㑊"。《素问·气厥论篇》云："大肠移热于胃，善食而瘦人，谓之食㑊。"正与此病切合。

此患者胃热则消谷善饥，大肠有热则便结，但因脾气虚弱，虽纳食较多却不能较好地运化吸收其精微，故肌肉失养而形体反瘦。治宜清胃润肠，佐以健脾，方用白虎汤合四君子汤化裁。

知母10g　生石膏先煎，25g　甘草炙，3g　薏苡仁25g　升麻9g　火麻仁25g　党参15g　白术12g　云茯苓12g

服药12剂后，腹中饥饿感减轻，夜间不需加餐，大便转润，但停药则症复如初。遂于原方中加黄芩9g、枳壳9g、地骨皮12g，以加强清泄之力。服12剂后，病情变化仍不明显，且感口渴，考虑前方虽对证而清泄胃肠邪热之力不足。故改用小承气、白虎及四君子汤合方化裁。

酒大黄6g　枳实10g　厚朴12g　知母10g　生石膏先煎，30g　甘草炙，6g　薏苡仁30g　白术12g　沙参15g　麦冬12g

服6剂后即显效，继续服12剂，各症渐消除，饭量正常，日进主食500g左右，二便正常，近20天来体重较前增加5kg，精神转佳，病已告愈。为巩固疗效，宗前法加养阴之品，以防燥热复作。

麦冬10g 天冬8g 丹参18g 女贞子12g 酒大黄6g 枳实10g 厚朴12g 知母10g 生石膏先煎，30g 甘草炙，6g 薏苡仁30g 白术12g

连服6剂后停药，观察月余，前病未再复作，体健如常。

就食㑊病来说，临床鲜见，其与中消证似是而非。本例虽病历2载，中西杂治，皆因未找到其病机之症结，治无寸功。接诊后按《内经》所示，细析其病机，并紧扣病机，立法遣方，药与病合，故使2年多之顽疾得以在短时内根除。医者病者，两相欢愉。

外伤漐然自汗，详辨细析，善抓主症

所谓主症，即是指一组能够反映和代表某证候病情病机的症状及脉舌。在奇症的辨治中，通过对其症状的周密分析，分清主次，紧抓主证，就可得出相应的诊断，并据此立法遣方，随着其主要矛盾的解决，其他次要矛盾也就迎刃而解了。因此，善抓主证，不失为一种辨证施治的快捷方法。

张某 女，42岁，农民。

素体健，1978年秋拉车送肥，途经一坡道，不慎失足跌倒，架子车下滑，一侧车轮从其腹部轧过，当时即感腹痛、腰痛、尿血，遂送我校附属医院外科住院诊治。经检查认为是一侧肾脏受损，但不严重，给予益损化瘀止血之剂治疗，次日血尿止，腰不痛，精神好转。但患者手足及胸部汗出绵绵不断，乃邀我会诊。查患者腹中隐痛，脉缓，手足心及胸部自汗不止，别无所苦，乃断为营卫不和。书方桂枝汤2剂，服后无效。再诊时问患者大便情况，告知自外伤后今已4日未大便。因思《伤寒论》193 条曰："伤寒转系阳明者，其人濈然微汗也。"又 186 条云："不更衣，内实，大便难者，此名阳明病也。"此病人手足及胸部濈然汗水出不断，加之大便困难及腹痛，阳明主证已备，脉缓乃邪实于里，脉道迟滞所致，前辨之营卫不和乃误也。遂改用调胃承气汤加桃仁、红花等化瘀药。

大黄 9g　芒硝冲服, 18g　甘草炙, 6g　桃仁 9g　红花 9g　当归尾 12g
赤芍 9g

服 1 剂后大便即通利，汗出全止。继予养血活血之剂调理 3 日而愈。

本例外伤后自汗，按常情考虑断为营卫不和，投桂枝汤而不中，情知有误。再诊时通过询问病人，分析病情，紧紧抓住手足濈然汗水出及大便困难，断为阳明病。投药 1 剂即便通汗止，随后调理而愈。

目摇睑垂，病在局部，着眼整体

人体各部分以五脏为中心，通过经络有机地联系在一起，它们之间正气相助，病变相关。局部病变可影响整体，整体病变也可影响局部。在辨证治疗奇症时，对待局部病变，尤其应注意着眼于整体，把局部与整体统一起来，不能"只见一木不见林"，防止孤立、片面地处理局部病变。从整体出发，主要从局部与整体各方面的联系上综合分析，反复推敲，从而发现病变的症结所在，制定合理的治疗措施，这样才能取得预期的治疗效果。如果把辨证的思路仅局限于局部病变上，忽视整体考虑，则难以达到理想的治疗目的。

郭某　女，23 岁，工人，1981 年 3 月 30 日初诊。

自觉两目发困，眼珠如有物牵，颤动不适，欲向眶外脱出，随之视物模糊，眼睑亦下垂，欲睁不能，左甚于右。注视某物或阅读书报数分钟后即发作，以致不能坚持工作及学习，西医检查排除"肌无力"，遍经中西医眼科多方诊治，其间或暂有减轻时，但终未能愈，故来求治。查其脉细无力，舌质淡红，苔薄黄，形体略瘦，面有愁容，上眼睑稍松弛，似垂非垂。此为肝脾两虚矣。肝开窍于目，主藏血，目得血而能视，今肝血亏虚，目睛失濡，故不能久视；血虚而生风，风走空窍，故睛珠动摇；睑为肉轮，属脾，脾气亏虚，中气下陷，故眼睑下垂，抬举无力。脉舌亦符合气血不足之诊。治宜补益中气，养血祛风。以补中益气汤加味。

黄芪 24g　潞党参 13g　当归身 12g　柴胡 8g　白术 10g　甘草炙，6g　升麻 8g　陈皮 9g　大枣 5g　杭芍 12g　木瓜 12g　僵蚕 9g　川芎 9g

二诊（4月13日）：服上药11剂，前症发作次数已减，视物较前时间长，亦较清楚，眼珠动摇欲出及睑垂减轻，左目好转尤为明显，脉虽细但较前有力。药已中病，守法再进。宗前方增潞党参2g，另加附片7g，补火暖土而益脾；加生地12g，以助养血之功；去陈皮，水煎服。

三诊（4月30日）：服12剂后，眼睑已不下垂，目珠亦无外脱之感，视物清楚，时间持久，续用二诊方，黄芪增至30g，再加巴戟天10g助附片之力，连服2周后，诸恙愈平，已可正常工作和学习。

本例病虽表现在目，实关肝脾，前医不能细察，故虽多次诊治，奈药不中的，故病情不应。今从整体考虑，辨为肝脾两虚，按法施方，药切病机，故收捷效。

治不拘一，随症取用

中医治病，非只一途，除内治法外，尚有外治、针灸、推拿、按摩、气功等疗法。故作为一名中医，应尽其所能，除内治法外，还应尽可能多学习一些其他疗法，不要偏执一法，这样在临证时，就可以多几种治病手段，了然胸中，随病之所宜，持法施治，运用自如，处理适度。正因为奇症表现奇特，有时非内治所能为，只有掌握多种治疗途径，方能得心应手，予以恰当的治疗。

朱某 女，46 岁，农民，1968 年 4 月 18 日初诊。

5 天前患者为其女儿举办婚礼，进餐时别人开玩笑，强喂一小块红烧肉于其口中，肉块外凉内热，咬后觉烫，心情紧张，欲吐反咽，入咽后觉肉块梗塞难下，自此滴水不能下咽，食物更不能进，随至县医院住院治疗。查血象正常，体温不高，诊断未能定，暂给注射青霉素等药及进行支持疗法。治疗 4 天无效，乃出院转我处求治。查其神情焦虑，语言自如而语声较低，饮食丝毫不能咽下，咽不红肿，不发热，二便尚利。患者平常体健，思想开朗，未发生过类似病情。脉细缓，舌淡红，苔薄白。因行动无力故乘车来诊。辨证属"卒噎"，缘误吞热物入咽，灼烫之后心情紧张，气机逆乱，滞塞不通，致咽下受阻。由于滴水不下，焦虑不安，忧思气结而气机愈为滞塞，故病情有增无已。此宜向患者说明病情，释其疑虑，争取主动配合治疗，治拟针灸疗法。取穴关冲以开窍闭；合谷、人迎（垂直缓缓进针，深 8 分，注意避开动脉血管）以宣通阳明气机。针刺用泻法，留针 20 分钟。同时给以支持疗法。

第 1 次针刺后患者即能徐徐咽下半汤匙水。次日复按前法针 1 次，针后又能咽下半汤匙水，但仍不能咽下食物。

三诊（4 月 20 日）：人迎穴改为普鲁卡因穴位封闭。施术后 1 小时多，病人忽觉咽中畅快欲食，即给稀米汤顺利饮尽，自此即能进食，但觉咽部和胸中有不适感，食量较病前略差。乃予疏调气机、清咽利膈之汤剂调理收功。

柴胡 9g　白芍 12g　橘红 9g　薄荷 6g　桔梗 9g　诃子 9g　全瓜蒌 12g

甘草 4.5g　枳壳 9g

6剂，水煎服。次年秋随访，自上次治愈后未遗有任何不适，体健如初。

本例为食管突受热物刺激引起局部痉挛，由于患者心情紧张，加之异物持续刺激而使痉挛成为持续状态所致。此等滴水难下的卒噎重症，临床尚属少见。当此之时，纵有妙药神汤，亦难施为。非别觅治疗途径不可。故熟虑之后，采用针灸疗法而获愈。倘医者仅谙内治，他法不通，若遇此等病人，奈之何？

王少华

罕见诸证当求本，遵经溯源责之肝

王少华（1929~　），江苏省兴化市中医院主任医师

入房翌晨必头痛

周某　男，45岁，1978年11月16日初诊。

主诉：罹"乙肝"病已近1年半，近8个多月来，每次入房后，翌晨起必头痛，历时1~3日始定。询得痛势隐隐然若空，偶见掣痛。语声啾啾然。平昔眩晕，目涩，口燥咽干，甚则口苦，不多饮，掌心热，夜难入寐。舌偏红，苔薄黄，脉细数。证属下虚上实，风阳上扰。根据《静香楼医案》"欲阳之降，必滋其阴，徒事清凉无益也"之旨。方用加减一阴煎合左归饮出入。

生地15g　熟地15g　石决明15g　杭白芍12g　甘枸杞12g　山萸肉10g　菟丝子10g　夏枯草10g　嫩钩藤10g　地骨皮10g　粉甘草3g

连服10剂，后改用杞菊地黄丸，每日早晚各服10g，连服2个月。另外，每日用龟甲、菟丝子各10g，煎汤过口，作防治用。以后入房，即不再出现头痛。

本患者为"乙肝"病人，平素有眩晕、目干涩等肝阴不足症状。当入房失精后，真水亏耗，无以涵木，肝体愈加失柔，阴不制阳，于

是厥阳独亢。

《素问·五脏生成篇》早有"头痛巅疾,下虚上实,过在足少阴,甚则入肾"的类似论述。论治方面,《景岳全书·头痛》篇指出:"阴虚头痛……治宜壮水为主,当用滋阴八味煎、加减一阴煎、玉女煎之类主之。"为此,选用介宾方填下清上,平肝息风潜阳。然后用杞菊地黄丸重治肝肾,作防患于未然计,以缓图之。复入龟甲、菟丝子以生肾精,此《内经》"精不足者,补之以味"的具体运用。药证相对,症情一直稳定。

每逢仲春必咳嗽

戴某 男,36岁,1988年3月11日初诊。

7载来每逢仲春必咳,今又发作1周,咳痰不爽,牵及两侧胁肋下作痛,今晨痰中夹血,色鲜红,咽干口燥而苦,胸闷气道不畅,易怒,时有太息。脉象弦数,舌红,苔薄白,中部薄黄。此肝咳也,由木火刑金而起,法当清肝凉营,润肺宁嗽,和络,仿费氏方。

黛蛤散包, 12g　大麦冬 12g　铁石斛 12g　南沙参 12g　粉丹皮 10g　桑叶 10g　菊花 10g　黄郁金 10g　京川贝 6g　旋覆花包, 3g　广橘络 3g

上方服3剂后,痰血即止,咳嗽亦有所减,胁痛减轻过半,于上方去粉丹皮、石斛,加光杏仁(打碎)10g、枇杷叶(包)10g,较往年提前半月咳止而瘥。三诊时处方为黛蛤散100g,嘱于翌年发作前半月每晚服10g。

《素问·咳论》指出:"肝咳之状,咳则两胁下痛,甚则不可以转。"此说与本例戴姓患者之症吻合,因而肝咳的诊断可以成立。至于7载来每值仲春必发,谅与春三月肝木当令有关。盖木气旺则易生火而成木火刑金之势，以致一方面既有胁痛、口苦、胸闷、易怒等肝木见证，一方面又有咳嗽痰红的肺金病变。考虑到肝病为本，肺病为标，治宜主以清肝，辅以润肺。因而方用《医醇剩义》治肝咳之丹清饮，合《卫生鸿宝》治肝火犯肺之黛蛤散，重用丹皮、青黛、桑叶、菊花之属以凉肝，麦冬、石斛、南北沙参、川贝之属以润肺，复入郁金、橘络、旋覆花等行气血、通经络为佐，则木火得平，肺燥得润，肺络得宁，于是诸恙相继消失。最后用黛蛤散于发作前半月服，以作杜根之计，后竟未再发作。

触怒急躁必睾丸痛

董某 男，39 岁，1988 年 7 月 28 日初诊。

身修而瘦，木型人也。急躁戕肝，木气怫郁，本经受阻，以致每触怒必两侧睾丸痛，痛甚于胀，按之并不坚硬，一若常人状，询得痛甚则窜及少腹，历时五七日方罢。口干苦，不多饮，二便自调。舌边红，苔薄白。证近 3 载，年必数发。拟寓柔于疏，且为通络，仿仲师四逆散加味。

柴胡醋炒, 5g　枳实片 10g　黄郁金 10g　川楝子 10g　粉丹皮 10g　宣木瓜 10g　橘核 10g　杭白芍 20g　甘枸杞 12g　旋覆花布包, 3g　粉甘草 3g

3 剂。2 个月后复诊，自述上药服 1 剂后，睾丸痛即减七分，2 剂后即止，故未复诊。4 日前又因急躁暴怒而两侧睾丸胀痛又起，嘱服原方 3 剂，并另处一方。

柴胡醋炒, 3g　旋覆花 30g　粉甘草 30g　杭白芍 100g　枳实片 60g　川楝子 60g　宣木瓜 60g　橘核 60g

上药研极细末，水泛为丸，如梧桐子大，每晚服 10g，以后虽曾急躁，但睾丸痛叠次减轻，已无需服汤药。至 4 个月后，即便吵架而卵痛已不发作，共服丸药半年而瘥。

本例证候实属罕见。急躁为起病之因，是肝气为患可知。由于肝脉循少腹，络阴器，卵及少腹胀痛，按肝气郁于本经论治，无疑是可行的。考虑到"肝体阴而用阳"，且"气有余，便是火"，今患者既有多火之质，又有口苦症状及舌边红之体征，因而治法从柔肝体、疏肝用、清肝火、通肝络着手，再参合《素问·脏气法时论》"肝苦急，急食甘以缓之……肝欲散，急食辛以散之"的论述，方先四逆散加味。药用白芍、枸杞柔肝，甘草缓肝之急，且成"酸甘化阴"以养肝体；柴胡、郁金、川楝子、枳实、橘核之辈以疏肝理气；旋覆花原系仲圣治肝着之主药，又入肺下气，俾主一身之气的肺气肃降有序，而肝气亦得以疏泄有常；再用丹皮清肝火，木瓜通肝络。药与证对，因而 1 剂即知，2 剂即已。后此方减味为丸，日 1 服，连续半年，果然收到防病之效。

"七七"经崩后盲聋

唐某 女，49 岁。1981 年 8 月 29 日初诊。

年届"七七"，天癸该竭，地道将不通而经绝。今反经行之初，量多若崩者 7 月矣，色淡不鲜；经行 3 日后，量虽减而淋漓七八日始净，腹不痛而坠，尔后眩晕，神疲懒言，怯冷，面黄无华，心悸。进而目盲视物不清，两耳似聋失聪，动则汗出。脉象虚细，舌淡，苔薄白。证属肝肾亏虚，冲任之气不固，气不摄血使然。询知昨晨汛水适潮，刻在鸱张之际，姑为养肝肾，益气血，兼以摄血。方用景岳三阴煎合四乌贼骨一芦茹丸加味。

台参须另煎，冲入，6g　大黄芪 10g　当归身 10g　茜草炒，10g　熟地黄 20g　　乌贼骨 20g　　杭白芍 15g　　山萸肉 12g　　枣仁炒, 12g　　炮姜 15g　　甘草炙, 3g

3剂。复诊时知此次经量已减少，且4日即净，未出现目盲、耳聋等症状，前方去炮姜，加菟丝子12g，3剂。9~10月间，经前期1周服十全大补丸120g，每日3次，每次6g；经行期仍服；经后期晨服两仪膏一调羹，晚服六味地黄丸10g。此后，症情稳定，遂停药，盲聋症未再发生。

"女子以肝为先天"，今"七七"之年，经行若崩者已7月。据证而论，其为先天肝肾与冲任气血久衰，自不待言。本次患者求医目的，主要在于目盲、耳聋二症。其中目为肝窍，《素问·五脏生成篇》谓："肝受血而能视。"今经量过多，肝失所藏，无以滋濡其外窍，以致目盲不可以视一症，尚可理解。至于耳聋病变，除年已半百、肾气虚衰无以温煦其外窍而致聋外，与肝病变有一定关系。因为肝病则子盗母气，且精血同源，肝血不足，必然仰于肾精之供给，使肾精耗损太过而失聪，此其一；其二，《素问·脏气法时论》云："肝病者……虚则目无所见，耳无所闻。"似此经验之谈，诚属可贵。于此可见，本例耳聋，与肝血、肾精不足以濡之、肾气不足以煦之有关。为此，在制订治疗方案时，一则用景岳三阴煎，从先后二天肝肾脾着手，补养气血，同时参入山萸肉以重养厥阴之力，复入《内经》四乌贼骨一芦茹丸以治奇经。复诊时加菟丝子助熟地黄以填肾精。奏效后又以六味地黄丸合两仪膏作防病之用，疗效较为满意。

薛　盟

滥用慓悍，奇病终成不治
巧使轻灵，难症亦可回春

薛盟（1917~　），浙江省中医药研究院主任医师

凡百病之生，莫不由于阴阳气血失调而致机体功能紊乱，其所表现的证候，则又因缺乏一定的规律可循，或寒热夹杂，虚实互见，甚至形成若干假象，虚者类实，热者似寒，此时如不仔细识证，极易误治和失治。尤其是奇症怪病，大抵属罕见病例，其病因病机，必有正反两方面的矛盾，而且病势急，羔根深，症状复杂，在治疗上无常法可依。因此，应当发扬中医的特色，按照治病求本的原则，重视整体观念，以辨证为基础，结合辨病为依据，抓住主症，兼顾一般，临床即可操胜算。否则，对此类非常见病证，在未作确实诊断以前，心中无数，意存侥幸，当补者不补，当泻者不泻，势必使病情增剧。甚或有人偏嗜标新立异，误认为重症当前，非出奇制胜不为功，弃轻可去实之法于不顾，一味采用慓悍力猛的药物，难免动手便错，鲜能取效于十一。然奇证虽属疑难杂病，只要方药中的，亦并非不治之症。兹撷拾 1 例，以示一斑。

眼、下颌、喉三肌痉挛症

古代中医文献，凡涉及神经系统，包括经络肌肉各部分疾患，通

常多归属于内风范畴。若按症状表现分型，基本上每与痉、厥、痿、热、虚、痰、瘀相联系。《内经》说："诸风掉眩，皆属于肝。"又所言诸厥，实指虚风内动之象。《金匮要略》列痉湿暍篇，痉居其首，不论其为刚为柔，均意味着经脉挛急之意。中医内科理论，对脑系及经络组织，从生理或病理方面的分析讨论，过嫌简略，使人在认识上比较模糊。肝司风木，为少气多血之经，肝主筋，故除主宰血脉运营外，还代表神经活动的功能。当肝亢血虚时，必先伤脾，所以善治经脉肌肉之证者，应求之于肝脾，方为法。古人有"治风先治血，血行风自灭"之说，值得探讨。三肌痉挛症，是以眼肌无力下垂，面肌拘急，下颌肌力异常，妨碍食物咀嚼吞咽，以及喉肌痉挛、上腭肌充血肿痛、失语等为主要指征，三者常同时合并发作，此症西医诊断为"曼求病"，这是一个综合征，既不同于单纯的神经系统疾患，更难排除全身性正虚邪实的病因。临证时，需考虑本病的特殊表现，即似痉非痉，似痿非痿，观察与其他病变有何异同之处，对照重症肌无力、面瘫、三叉神经痛、喉痹等认真加以鉴别。

董某　女，53 岁，某厂职工。

患者于 1966 年 2 月间发病，病初自感目系急，多泪，下颌肌开合困难，口角流涎，咽喉焮赤作痛，有异物感，进食吞咽受阻，全身四肢痿软无力，懒于行动，渐至彻夜不寐，头眩，巅顶如虫行，耳鸣不已，面肌拘急，指节麻木。经多方求医，有认为系中风后遗症、脑肿瘤或更年期综合征，莫衷一是。通过脑电图、CT 以及血常规检查，均未发现异常。于是中西药杂投，针灸并用，不仅毫无起色，病情反日趋发展，出现双侧目睑下垂，终日闭不能睁，面颊拘急，饮食吞咽困难，无法下咽。继则声带功能几乎完全丧失，虽稍能发音，却一语莫辨，仅以手势示意，舌根僵硬，无力转掉，舌边糜烂，口干思饮，体力益呈不支。由于病况增重，不得已赴沪某部队医院转诊。经若干医学专家会诊，一致认定为"曼求病"（即三肌痉挛症）。后因患者本人不愿住院治疗，乃返回来我处中医门诊。察视其脉象迟涩，按之沉弦有力，舌质绛，苔根腻。证属阳明脉虚，肝风内动。胃失津液之濡养，则机关不利，阳气泄越无制，必成痉厥。治宜轻柔息风，甘温养胃，俾肝之体用协调，舍此别无途径。

生黄芪 60g　党参 45g　天麻 10g　钩藤 10g　僵蚕 10g　莪术 10g　麦冬 10g　羚羊角粉分吞，3g　制全蝎 3g　玄参 15g　北沙参 15g　石菖蒲 9g　秦艽 9g　玉蝴蝶 9g

10剂。药后双目已渐睁大，但为时较短，旋即瞑闭，眼球有酸胀感。咀嚼吞咽亦有改善，讲话依然不清，仍从益气柔肝解痉入手，守方不变，并随时以肉桂、川连、芍药、枣仁、天冬、鲜淡竹沥、柿霜、玉竹、山药等品参酌其间。先后共治 2 月余，目睑能启闭如常，为锻炼舌肌与发音，晨起每日坚持唱歌半小时，不久语音即逐渐清朗，以后诸恙平复，饮食睡眠均佳。2 年后随访，体质健康，未见反复。

肖永林

治郁勿尽顺气，疗斑当分实虚

肖永林（1939~　），长春中医药大学教授

沉睡难醒 1 月余

刘某　女，48 岁，吉林省怀德县人。1982 年 4 月 12 日初诊。

该患者因女儿的婚事不遂心而郁怒，送走女儿之后，便一睡不起。至来诊时，已 1 个半月。在此期间，除大小便之外，一直沉睡，吃饭时被他人唤醒，不过片刻，碗筷便脱手落下而睡去。虽经医治，未见好转，举家惊惶，而来长春就医。当唤醒患者为其诊病时，见其睡眼难睁，睡意未消。询其有何不适？回答全身无力，疲倦异常，不饥不渴，胸不闷，胁不胀，脘腹无痞满之感，只是想睡觉。话犹未尽，又已睡着。查其舌质淡润，脉弱无力。从临床来看，一般是失眠不寐者多，而多眠嗜睡者少，如本患者之沉睡长达 1 个半月之久者，更属少见。

多眠与失眠，病情相反。"阳盛阴虚，则昼夜不得卧；阴盛阳虚，则嗜卧不欲起"。可见，多眠之证，为阳气虚弱，不能振奋精神而成。观脾气虚者，多倦怠嗜卧，谷劳病之食后即睡者，乃由胃气虚衰使然，更可证明。况其脉证，皆系一派气虚之象，并无邪实有余之征。

既为阳气虚弱，当以补益为法。用补中益气汤加生麦芽、菖蒲。其方如下。

党参 15g　生黄芪 20g　白术 15g　升麻 10g　柴胡 10g　当归 15g　甘草 10g　陈皮 15g　石菖蒲 15g　生麦芽分 3 次冲服，15g

此方取补中益气汤补中气而升清阳。加生麦芽，一取其"升发之气，能助胃气上行而资运化"（《本草求真》），二取其"为补助脾胃药之辅佐品。若与参、术、芪并用，能运化其补益之力，不作胀满"（《医学衷中参西录》）。此患者长期沉睡，中气运转之力必然虚滞，补中益气汤中虽有陈皮，恐其力弱，故加生麦芽，使脾胃之气运转而不滞，则元气渐昌。气旺则神全，而神机自运。用菖蒲者，因其辛温芳香，补心气而醒神明，以助神机之运转。况其辛香之性，又能调畅脾胃之气而运化补药之药力。用药 3 剂后，至第 4 日复诊时，已能 4 个小时左右不睡了。效不更方，况补益之剂既已奏效，便宜继进。又服药 3 剂，至第 8 日时，已能每日七八个小时不睡了。看来药证相符，已属无异。按原方继投 6 剂，又用补中益气丸、人参健脾丸各 5 盒，嘱其在服完汤剂后继服。病人日见好转，1 个月后，已能料理家务，并做些农活。

此证之始，本来是由于情志不舒，郁怒而成，当属郁证范畴，以理气解郁为法。为何此证之治疗，却以补益升举为主？盖郁怒一证，有实有虚，不可统以实论而尽施以解郁顺气之法。由郁证既久，"木邪克土，损在脾矣"，又加以日夜操劳，耗伤元气，故其临床表现，毫无气逆之实证，而仅存一派气馁神惫之虚象。故在治疗时，采用补中益气之法，是符合"初病而气结为滞者，宜顺宜开；久病而损及中气者，宜修宜补"（《景岳全书·郁证》）的原则的，所以才取得了比较满意的效果。

发斑进食则便血

李某 男，24 岁，农民，吉林省双阳人。

年 7 月初，因腹痛、便血、发斑而入某医院，诊为过敏性紫癜。予犀角地黄汤与激素治疗。1 剂药后，当晚便全身不适，腹部拘急冷痛，便血增加，前额角出现一约鸭蛋大的肿块，疼痛质软，有波动感，呼吸急促，几至不支。胸透示两肋膈角变钝，有少量液体。由于病情急剧变化，患者家属要求出院求他医治疗。经其姐（我校教师）介绍，求为诊治。

患者形体消瘦，面色苍白，口唇淡润，舌淡胖无华，苔白薄而润，脉弦缓无力，四肢内侧有密集的紫斑，腹部拘急冷痛，便血，食不得入，食入则腹痛便血，口干喜热饮食。患者精神尚好，虽值盛夏，仍穿长袖衣裤，稍一暴露着风，斑疹马上增加。询其既往，自幼食少，便溏，形瘦乏力。本次发病，因食冰棍数枚，旋即腹痛、泄泻，便物色黑如柏油。继而发现上、下肢内侧有斑点密布。患者自起病，并无发热、口渴饮冷、心烦、尿赤等症。原无热证而投寒凉，无怪乎病情剧变。本属脾虚之质，重被寒凉所伤，致使中阳虚馁，统摄无权，而腹痛、便血、发斑更甚。其他诸症，亦无非脾气虚衰，或血不归经，或水液泛溢所致。一派虚寒，已属无疑，拟用补益中气、温经止血法。以黄土汤与归脾汤二方加减。

黄芪 15g　党参 15g　白术 15g　当归 15g　白芍 15g　艾炭 10g　炮姜 5g　甘草炙，5g　木香 5g　阿胶分次烊化，15g

服药后，觉腹中温暖舒缓。2 剂后，腹痛、便血、发斑均明显减轻。药已对症，效不更方。前后共服 12 剂而愈。因其素体脾胃虚寒，嘱其常服人参健脾丸，以善后。数年来，病未复发，体质也健于病前。

发斑、失血一症，最不可混者，为实热与虚寒之证。实热者，多责之阳明胃腑毒火燥热，迫于血分而妄行离经；虚寒者，多因于太阴脾脏气虚而寒，失于统摄而泛滥奔逸。实热者，必有热症热脉可据；虚寒者，必有虚象寒征可凭。实热者，多见于外感热病；虚寒者，多发于内伤虚损。实热者，治当清胃泻热而凉血，药宜寒凉；虚寒者，法应补脾益气而温经，药须温暖。

此患者既无发热、烦躁、口渴喜冷饮、尿赤、便结之热症，又无舌绛苔黄、脉洪滑数之热象。况起病因于寒凉，且腹冷拘急而痛，便溏，不欲见风冷，舌淡无华，脉弦缓无力，纯系一派虚寒之征。证属虚寒，又投凉药，何异于雪上覆霜？使几微之阳气，一蹶不振。是以患者服药后，症情剧增，几至不支。《明医指掌》说："内伤发斑……不可妄施凉药，""阴证发斑，若误作热证而妄用清凉，危殆立至。"确为不灭之论。

此患者脾阳素虚，中气不足。时值盛夏，人身之阳气，先因暑热而泄于外，继被寒凉而伤于中，是以脾阳势微，不能统血而见发斑、便血。复被寒药重伤，使重症变危。因而在治疗时，既要补益脾气之虚，又需温煦中焦之寒。方中除用甘温补中之参、芪、术、草外，又用纯阳香燥、守而不走之艾炭、炮姜，既暖中焦之寒，又能温经止血。故患者服药后，先觉腹中温暖舒缓，拘急疼痛（因寒而致）顿减。随之便血、发斑也明显减轻。是为寒邪渐去，中阳渐复，脾气渐充，气能统血之佳象。可见，由于辨证不同，一药之差，而功过立见。

彭履祥

治愈奇病唯辨证，巧用名方施妙法

彭履祥（1909~1982），成都中医药大学教授

医者临证，每于平中见奇，奇中见平。彭老先生临证多年，擅审证求因，掌握病机，故常以平常之方药，治愈疑难重症，亦每用奇方，顿起积年之疴。此载数则验案，冀读者能从中受到裨益。

寒痰头痛 6 年

周某 男，42 岁，农民。1974 年 10 月 28 日因头痛 6 年来诊。

自述于 14 年前右踝关节肿大酸痛，受冷后肿痛更甚。从 1968 年 3 月始，出现阵发性左侧头痛，曾在成都某医院诊为"脑震荡后遗症""高血压"，屡用中西药治疗无效。近几年来，疼痛逐渐由左侧蔓延到整个头部，轻轻敲打或热熨可暂时缓解，稍触风冷，疼痛复作。虽系炎夏，亦需头巾重重包裹，不得须臾揭去。平时常有眩晕、肢倦乏力、形寒怯冷、多梦易醒、鼻塞不闻香臭、口淡无味等症。察其面色晦暗淡黄，右踝关节肿大变形，舌紫暗、苔白而滑，脉象沉弦，右大于左。前医曾断为肾阳亏虚，投以温补之剂而未效。此病系由外感寒湿，留滞经脉，日久不去，聚而为痰，随气升降所致。故从寒痰头痛论治，以散寒祛痰之青州白丸子煎服。

白附子 12g　制南星 12g　制川乌 15g　法半夏 15g

6 剂。

复诊（11 月 12 日）：头痛大减，夜卧揭去头巾，其痛未作，踝痛减轻，鼻可辨香臭。病有好转，嘱前方再服 3 剂。11 月 15 日再诊，头痛消失，睡眠及食欲恢复正常。惟踝关节变形如故，但已不痛。改用星附二陈汤加薏苡仁调服，巩固疗效。1975 年 6 月随访，病未复发，已能胜任重体力劳动。

该病者头部冷痛，踝关节肿痛变形，经年不愈，且有形寒肢冷，类似肾阳亏虚之象。但投以温补之剂不效，病程虽久而形体未显大衰，实非阳虚之证，乃寒痰留滞经隧，清阳不升，浊阴反而上逆，痹阻经脉，形成寒痰头痛。寒痰上下走注，上冒清阳则头痛眩晕，下注足胫则踝骨冷痛。得温熨叩击，阳气暂通，其痛稍缓，痰饮复聚，疼痛再作。痰饮阻隔，阳气不能达于四肢，则手足厥冷。肺脾之气失于升降，则鼻塞不利。中下二焦阳气不足，则见肢倦乏力，卧不得安。病邪久留，根深蒂固，绝非一般散寒祛痰之药所能奏效，故选用《局方》青州白丸子。此方药虽不多，但力量峻猛。其中川乌与半夏同用，取其相反之性，直达病所，因此收到理想的效果。若非寒痰痼疾，不得轻率妄用，以免发生事故。后用星附二陈汤，既除其经隧中未净之痰，又调理脾胃，杜绝生痰之源。

外寒内热 6 年

文某　女，63 岁。因全身畏寒、胸腹灼热 6 年就诊。

自述 1970 年始畏寒怯冷，冬日需重衣厚被，闭户塞牖，向火取暖。夏日戴棉帽再围头巾，脚穿长袜，身着绒衣，避风独处。身虽畏寒，胸腹却灼热如火燎，恣食冷饮冰块，否则口燥咽痛，鼻塞不利，呼吸闷塞。起病以来，即觉纳呆气短，四肢厥逆，口唇发紫，项背强痛。历经省市医院检查，疑为"风心病""高血压""脉管炎"。屡用中西药治疗不效。于 1976 年 7 月 26 日，由亲友介绍，专程来诊治。察其舌质正常，苔厚略腻，脉沉滑。据脉症分析，属寒饮留伏经隧，阻遏阳气外达，成为外寒内热之伏饮，故以阳和汤祛寒痰而通阳。

麻黄 3g　桂枝 10g　白芥子 10g　熟地 12g　鹿角霜 30g　炮姜 5g

将方带回，旁人见是治阴疽之阳和汤，劝其不宜轻用。但家属虑其久治不效，此方特异，不妨小量试服，以观病情变化。初饮一小杯，无任何不适。再服一大杯，便觉口燥咽痛、身寒等症减轻。于是守服 6 剂，各症消失。

此证外寒内热达 6 年之久，屡治不效，又无其他恶候，故以怪病多痰考虑。以寒饮阻滞经脉，留伏经隧，郁遏营卫之气，不得输布外达、营灌全身，迫使气血内郁，故见外寒内热之证。徒用苦寒清里，外寒反甚，愈使营卫郁滞，水津不布，聚而生痰，加重病情。若用辛温散寒，则胸腹灼热，不得下咽。故在通阳清里和互妨碍之际，选用通阳祛痰之法，使痰饮下行，营卫畅通。阳和汤虽是治阴疽专方，其主要功用在于温经散寒，涤饮通阳，与本证相宜。故服药 6 剂，一切寒热症状消失。

舌上痰瘤速生

曾某　女，62 岁，农民。

自述 18 天前，因小孙失足落水溺死，儿媳交谪不快，不食不饥，卧床饮泣 2 日之后，出现右胸痞闷，时有热气上冲，咽干口燥，舌强痛，左侧起一小结。第 4 日即往当地医院诊治。诊为口腔炎症，服"消炎药"病反加重。舌上小结逐日长大，扪之略硬，舌强不灵，有时掣痛，痛引耳中、眼及前额，身倦乏力，心烦易怒。情志苦恼时，诸症加重。经内、外、五官等科检查，诊为"舌癌"。因不宜手术，劝服中药。于1976年5月18日来诊。病者极度悲观，自认去死不远。面色淡黄，语声低微，舌红，苔黄厚腻，脉弦缓。舌左侧肿块约1.5cm×1cm×1cm，质硬而痛，将舌挤压，向右歪斜。据病因及脉症分析，证属气郁湿滞，治当行气开郁，疏肝理脾。选用越鞠丸加减。

香附12g　薏苡仁12g　淡竹叶12g　麦冬12g　藿香12g　川芎6g　黄连6g　山栀子10g　法半夏10g　乌梅10g　建曲15g　麦芽24g

复诊（5月22日）：服药4剂，舌上肿块缩小，余症显著减轻。惟舌苔、脉象仍旧。病虽有好转，但湿郁气结尚未完全解除，嘱守服原方。至11剂，诸症消失，肿块减少一半。考虑年老病久，气血亏虚，治宜补益气血，佐以健脾渗湿。方用如下。

党参12g　枸杞12g　刺蒺藜12g　茯苓12g　黄芪24g　当归6g　白芍10g　小茴香10g　薏苡仁10g　大枣15g

8月19日因手腕"腱鞘囊肿"来诊，云其服上方10剂余，病愈药停，无任何不适。察其舌上肿块消失，未见痕迹。

舌上肿块，发展迅速，当属恶候。究其起病原因，为情志忧郁所致。故以郁证论治，用丹溪越鞠丸加减。郁解之后，即宗《内经》"大积大聚，其可犯也，衰其大半而止"之旨，结合年老气血虚衰的特点，改用补益气血、健脾除湿之法，以扶正祛邪收功。可见治疑难证，必须审证求因，辨证施治。只要辨证准确，用药得当，常可收效。

气　厥

张某　女，30岁，干部。

因晕厥3年余，加重9个月来诊。自述于1974年秋患"钩端螺旋体病"后，血红蛋白降至 8.9%。从 1975 年元月起，经常眩晕，头脑空痛，神志恍惚，胸闷，心烦易怒，情绪苦闷不解，多梦易醒，畏寒怯冷，重被不温，腰酸痛。不思食，偶吃油腻和水果，大便即溏泻。小便余沥不尽，夜尿频繁而量多。月经量少，血色淡白，两天即净。小腹清冷，绞痛，甚则口唇青紫，月经来则腹痛缓解。每遇嘈杂和生气之后，气短不续，心慌悬悸难忍，头目眩晕，天旋地转，瞬息之间昏仆倒地，全身战栗。轻则神志清醒，但不能言，重则不省人事。注射"镇静剂"10 分钟左右便可苏醒。惟项强，腰脊坠胀疼痛，手足麻木厥冷，约 1 个月或 1 周发作 1 次。近 9 个月来，病情加重，几乎每日昏倒，不能坚持工作，甚至生活亦难自理，病休已达 9 个月。先后经省市 9 所医院多方检查，未得出结论，多诊为"神经官能症"或"自主神经功能紊乱"，屡药不效。1978 年 9 月 18 日来诊时前症俱在，察其面色暗黄，情绪悲观，少气懒言。舌质淡，苔薄白，脉沉细缓，两尺尤弱。根据上述病情，认为病久精血亏虚，阴阳之气不相顺接，清气下陷，浊气上逆，成为"气厥"。治当补益脾肾，投以补中益气汤加固肾之药。

党参 12g　白芍 12g　菟丝子 12g　茯苓 12g　白术炒,10g　陈皮 10g　柴胡 10g　黄芪 24g　当归 6g　升麻 6g　甘草 3g　杜仲 15g

复诊（9 月 25 日）：服药 6 剂，睡眠好转，症状减轻，惟食欲较差。原方去升、柴，防其过升；加藿香、砂仁各 10g，宽中和胃；加补骨脂 12g，增强温肾之力。

再诊（9 月 28 日）：服上方 2 剂，腰痛好转，睡眠及食欲俱有增加。上方去藿香、陈皮、甘草再服。

四诊（10 月 5 日）：上方已服 6 剂，近 1 个月来晕厥未发生。仍按前法，药味略为调整。

党参 12g　熟地 12g　枸杞 12g　熟附片 12g　茯苓 12g　补骨

脂 12g　白芍 12g　菟丝子 12g　杜仲 12g　黄芪 24g　山药 18g　大枣 15g　当归 6g

五诊（1974 年元月 24 日）：其乘出差之便再次来诊云：上方守服 40 剂余，头痛胸闷及腰痛消失，月经量增多，已经坚持全天工作，偶觉头昏食少。察其舌质淡红，苔薄白，脉沉缓，尺仍弱。病势虽有好转，气血尚未恢复正常。仿郑钦安当归补血汤予之，以养血调肝，益气和中。服药 3 剂，食欲正常，继用填补精血、温养奇经之法。

党参 18g　当归身 10g　黄芪 30g　熟附片 15g　白芍 15g　枸杞 15g　补骨脂 12g　菟丝子 12g　桑螵蛸 12g

用猪胫骨 1500g 合药炖服，3 天 1 剂，日服鹿茸粉、红参末 1g，以 20 天为 1 疗程。

六诊（2 月 15 日）：来诊云：因经济条件限制，上药仅炖服 2 剂，服鹿茸 10g、红参 5g，自觉睡眠、精神大有好转，白带减少。后以常服方药，带回煎服。

党参 18g　山药 18g　黄芪 30g　补骨脂 12g　菟丝子 12g　桑螵蛸 10g　当归 10g　熟地 10g　熟附片 15g　大枣 24g

11 月 2 日来信告知，服上方 40 剂余，各症消失，坚持全班工作。

张景岳云："《伤寒》之厥，辨在邪气，故寒厥宜温，热厥可攻也。《内经》之厥，重在元气，故热厥当补阴，寒厥当补阳也。二者之治，不可不察。"张氏之论，言简意赅，抓住了治厥之关键。后世医家扩大了厥证范围，有从病因而论者，有根据症状命名者。临床上则以气、血、痰、食、蛔、秽等厥较为常见。此病起于"钩端螺旋体病"，伤损气血之后，中气未复，食少运迟，气血生化不足，营卫空虚，因而内不能营灌五脏六腑，外不得温养四肢百骸，出现一派血气亏虚、阴阳之气不相顺接之症。肝失精血滋养，相火易动，故心烦易怒。怒则气逆，血之与气并走于上，致使心神不宁，心主不明，因此气短不续、心中悬悸、怔忡、头目昏眩、突然倒仆等症随之发作。此证根据所现舌脉及症状，证明气血亏虚是其本，本虚不复，故经年不愈。治疗时总不离乎培补气血，填补肾精。先以补中益气汤加益肾之品，扶中安肾。待中气恢复、食欲增加之后，则重用填精益肾之品。故于方中加入参、茸、猪骨髓，取血肉有情之物，补益精血之力强，收效亦捷。

泻 后 目 暗

彭某　男，28 岁，军人。

因反复腹泻目暗就诊。自述于 1965 年秋，因食生冷，突然泄泻腹痛，里急后重，滞下脓血，经治好转，不愿服药而停治。后饮食稍有不慎，即腹痛大便溏泻，带有白涎。检查大便发现少许脓细胞和红细胞，服盐酸小檗碱、呋喃唑酮等药，痛泻好转。自恃身体强壮，不愿继续治疗。以后腹痛便溏休作无常。1973 年夏，自觉左眼视物出现圆形阴影，昏蒙不清。1 个月之内视力由 1.5 降至 0.1。至某军队医院检查，诊为"中心性复视"出院。1975 年 7 月，腹泻再作，服药 2 个月，病无好转，请假返成都来我院诊治。检查视力 0.6，诊断同前。10 月 5 日即到成都某军队医院住院医治，给服"养阴清热，活血祛瘀"中药半月，食欲更减，腹痛加剧，腹泻每日达 4 次以上，并感身软乏力，行动艰难，视物愈模糊。10 月 20 日，某医嘱来我处会诊。察其左目外无异常，面色淡黄，苔白，脉沉缓。综观脉症，认为系腹泻日久，脾胃气阴两伤，气血生化不足，肝失血养，因而目暗不明。酸甘化阴与辛甘化阳之法合用，仿人参乌梅汤。

党参 15g　莲子 15g　山药 15g　乌梅 12g　木瓜 12g　炮姜 12g　白芍 12g　生地 10g　甘草 6g　黄连 3g　牡蛎 30g

服药 4 剂，腹痛消失，大便恢复正常。虑其病久反复，嘱前方守服 10 剂，视物渐觉清楚。以后每次复诊，均根据病情，在上方中仅加减一二味。如食少脘胀，去山药、甘草，加山楂、建曲、鸡内金，以运脾和中；夜寐多梦加珍珠母、制首乌调肝养血；口渴舌赤去炮姜，加麦冬、石斛，益胃生津；头痛目胀，加石决明、菊花清热平肝；尿黄加茯苓、车前草之类。上方共服 30 余剂，医治月余，视力恢复到 1.5 出院。1980 年 3 月随访，腹泻未作，视力保持 1.5。

目暗一症，即中医所谓之"视瞻昏渺"证。目睛外观正常，惟视力减退，眼前阴影一片，视物昏蒙，日久失治，可至青盲。此类眼病一般常从肝肾精血不足考虑，治疗多侧重补益肝肾，如地黄丸或肾气丸、右归丸等。该患者腹泻反复发作，数年不愈，病情加重后出现目暗，说明腹泻为因，目暗为果。脾胃气虚，水谷失于摄纳，不得化生气血，五脏六腑之精血不能上注于目，因而出现目暗。以人参乌梅汤加减，既可缓中益气，又可调肝养血。故守服此方腹痛泻消失，视力恢复。可见治疗局部病变，必须从整体考虑，方可取效。

（彭介寿　何国坚　整理）

杨少山

怪病从痰论治

杨少山（1923～　），杭州市中医院主任医师

　　怪病，疑难杂症之谓也。怪病多与痰相关，故中医有"顽痰怪症"之说。本文所列三案，虽无外见之痰症，但杨老先生抓住胸闷、肢重、肢麻、苔腻、脉滑等，来确定疾病的辨证，此为临床辨证之关键。

　　祛痰是治疗疑难病症的重要原则之一，合理选用化痰药，又是取得疗效的关键。用痫症镇心丸，乃取其祛痰开窍、清心安神之功。方中胆星、牛黄清化痰热；远志、石菖蒲祛痰开窍，以苏醒神志；犀角、黄连、枣仁、麦冬、茯苓清心安神，以定心神；更配合朱砂清肝息风，以止抽搐。诸药配合，以治痰热蒙蔽心窍引起的癫痫、神志不宁、四肢抽搐等症。通过汤药配伍，不仅扩大其适应范围，而且更能增强化痰宁心的效果。

脑　萎　缩

范某　男，38岁，干部。

　　患者于1977年9月撞伤头部，1年后因走路不稳、精神淡漠、记忆力下降、讲话语无伦次而病休5年。在上海多家医院住院检查：脑

电图中度异常，电子计算机扫描为先天性脑发育不全，并脑室穿通畸形。诊断：脑萎缩。经治3年，症状未见改善。1982年12月27日初诊：头昏胀痛，胸闷，表情呆钝，神思迷惘，腰酸，有时小便不能自制，脉弦滑，舌质红，苔薄腻。证属肝肾不足，痰热上蒙。先拟清热化痰、养阴平肝之法。

陈胆星9g　竹沥半夏9g　石菖蒲9g　广郁金9g　黄芩9g　钩藤15g　枸杞子12g　化橘红6g　远志炒,6g　生甘草6g

另配痫症镇心丹10颗，每日1颗化服。

10剂后，精神渐振，头昏减轻，但出现手抖，前方加僵蚕9g、小麦30g，连服30余剂，小便已能控制，手抖亦除，两目有神，语词清楚正常，上班能胜任文书工作，复查脑电图正常。续以杞菊地黄丸加痫症镇心丹巩固。

停药2年，于1984年12月5日来诊。2日前出现左手抽搐，伴口干，寐差，脉弦滑，苔薄腻，舌质红。此因阴虚阳亢，痰热内蕴。拟平肝潜阳、化痰清热之法。

明天麻6g　远志炒,6g　钩藤15g　石决明30g　牡蛎30g　夜交藤30g　淮小麦30g　僵蚕炒,9g　陈胆星9g

另配痫症镇心丹7颗，每日1颗化服。

上方服完4剂，抽搐停止，口干、不寐好转，脉弦滑，舌质红，苔薄。前方去夜交藤，加杞子12g，7剂善后。

脑萎缩属中医癫证范畴。患者多见头昏胀痛、腰酸、小便失禁等肾虚不足之症。肾藏精，生髓，通脑。肾精不足，则脑力衰退。阴虚火炽，炼液成痰，痰浊上蒙，则出现表情呆滞，神思迷惘。本病阴虚是本，痰浊是标，神志不清不可以固本，先宜治痰入手，俟痰浊渐化，病势渐衰，再增入养阴、滋补肝肾药。治后脑电图恢复正常。

强迫性神经症

李某 男，40岁，工程师。

心悸、失眠、胸闷、腹胀、焦虑多疑、坐立不安已4年。北京精神病研究所诊为"强迫性神经症"。多方治疗不见效果，专程从北京来杭求诊。1984年9月22日初诊：心悸，胸闷不舒，多思善感，坐卧不宁，记忆力衰退，脉弦滑，舌质红，苔薄腻黄。证属痰火扰心。拟清热化痰，安神宁心之法。

川连3g　枣仁12g　麦冬12g　广郁金9g　石菖蒲9g　竹茹炒，9g　远志炒，6g　橘络6g　生甘草6g

另配痫症镇心丹7颗，每日1颗化服。

7剂后，心悸减轻，睡眠好转，记忆力恢复，胸闷如前。上方加瓜蒌皮9g，再7剂，胸闷已舒，心烦不宁已除，头昏乏力，脉弦细，舌红苔薄。前方加太子参12g、龙骨12g。

又14剂后，心烦、心悸消失。宗上方巩固治疗2个月，回京工作。

强迫性神经症属中医惊悸、怔忡范畴。多思善感，心悸，乃痰热上扰、心神不宁之故。治用清热化痰，痰热清而病去神安。

手足搐搦症

钱某 女，57岁，退休工人。

手足搐搦反复发作半月，每天发作半小时至1小时。发作时，肘、腕及掌关节屈曲，手指关节伸直，大拇指内收，两足趾屈曲，手足发麻，疼痛。发作后神经科检查：神清，颅神经（−），眼底视盘模糊，肌力Ⅱ级，无病理反射。12年前曾有类似发作，手足抽搐持续3个月，西医拟诊为手足搐搦症，因患者惧怕抽血，没有深入检查，经用化痰法治愈。本次发病，手足抽搐，头昏头胀，口苦，大便干结。脉弦滑，舌质红，苔薄腻。证属痰热痹阻筋脉。拟清热化痰，佐以平肝息风。

陈胆星 6g　石菖蒲 6g　枸杞子 12g　杭白芍 12g　僵蚕炒, 9g　郁金 9g　丝瓜络 9g　小麦 30g　石决明 20g　钩藤 15g

另配痫症镇心丸 7 颗，每日 1 颗化服。

7 剂后，抽搐减轻，每天发作 5~10 分钟，头昏心慌好转。宗前方 7 剂，5 天未抽搐，大便干结，脉弦滑，舌质红，苔薄腻黄。前方加全瓜蒌 12g、火麻仁 9g，7 剂而愈。

更年期女性，肝肾不足，脾胃虚弱，水谷之湿聚而为痰。肝失条达，阳升风动，积痰乘势上逆，壅闭筋脉，故出现抽搐。风痰聚散无常，聚时病发，散时如常。治疗用温胆汤加平肝舒络之品，配痫症镇心丸，清火化痰，息风宁络，疗效尚佳。

（周希广　整理）

傅宗翰

干燥综合征探析

傅宗翰（1917~1994），南京市中医院主任医师

干燥综合征，是一种侵犯结缔组织的自身免疫性疾病。目前，对它的病因病理尚无确切和系统的认识，临床上也缺乏有效的治疗方法。近几年来，余在实践中探索，稍有弋获，爰作约略介绍。

关于病因病机的探索

从辨证求因看，本病的临床表现不出燥证范围，其病因似可设想为如下几点。

其一，内在禀赋。患者多为阴虚燥热体质，其临床特征多有形弱消瘦，口燥咽干，内热便秘，目涩而干，视昏，五心烦热，脉细弦数，舌红少苔或无苔，舌体薄瘦等表现。临床实践表明，本征患者属阴虚体质较多见，既病则又多从燥化热。

其二，燥证的产生，可能与"毒邪"的蕴袭密切相关。盖此征之燥，既不似外燥（如秋燥）有严格的季节性，亦不具备一般内燥通常的形成因素，似另有蹊径。毒者，邪之盛也，燥盛不已，蕴酿成毒，煎灼津液更益其燥，二者互为因果。然此征燥毒之成，又不似热毒、血毒之剧烈而至速，多为积渐所致。以临床病史观察，一是阴虚燥盛

之质,加之反复招罹外来温热感染,干扰了人体津液的生成转化和敷布,但往往又为燥证的形成创造了条件;一是金石药毒所伤,或因职业影响,久触有害物质,或因久服某种药物,均可积热酿毒,灼津炼液,化燥阻络,此种邪毒亦系缓慢积累而来,故其症状常常无外感病或急性药物中毒之象,非单纯清泄解毒、峻剂补阴可以取效。

本征的病机,《内经》曾曰:"燥胜则干。"刘完素曰:"诸涩枯涸,干劲皴揭,皆属于燥。"燥何以致"干",这就必然要涉及到津液的作用及其转输敷布(代谢)了。津液主要起滋润濡养作用。干燥症状的出现,总在于津液的失敷失润,或由津液的亏损耗夺,或由津液敷布受阻,即津液代谢失调所致。五脏都参与津液的生化代谢,而肝肾两脏却是燥证产生的根蒂所在,其临床所现诸症,亦莫不与此病相关,兹分别简述之。

本征的第一大证候表现在眼部。目为肝窍,五脏精明皆上注于此,其不时眨动者,全赖津液以润之养之,而使目视清明。盖肝者,体阴用阳,内寄相火,其性易动易升,在病理上易于热化燥化而熏灼上炎,是以本征目症丛生。

本征的第二组证候表现在口。口为脾之外窍,内纳齿、舌。舌为心苗,其下又系金津、玉液,犹井泉滋灌之通道也。齿为骨余,因肾所生,赖肾阴以充养。是以诸凡精血阴津耗乏,津少液涸不克奉潮,燥火上炎则口唇燥揭,咽干,舌体光瘦,齿脆松落如石膏粉者并不鲜见。

本征的第三组证候常表现为结缔组织症候群,尤以类风湿关节炎多见。按此种关节肌肉疼痛症状,传统看法多纳入痹证范畴。但本征所现之痹证,少见寒象、湿象,且有一派干燥之征,其病程多长,体质赢瘦,似属尪痹。盖其所成者多缘三气郁而化热,或素禀阳盛,或内蕴积热,或过服辛热香窜之剂,致使阴伤燥成。而津液乃人体营血的有机组成部分，它能保持血液一定的浓度，有助于血液的流畅。营血浓浊，流行瘀滞，是以筋脉失荣失通，痹乃作矣。其病机不出津亏血少、筋骨不荣，阴伤血滞、络脉失通或血燥生风，淫于肢节数端。

由此可见，本征所现诸种病症，当咎之于"虚、痹、瘀"。虚者或责之于气，或责之于阴。盖气旺则动载津行，气虚则血液受阻，出现"供津不全"的类阴虚内燥之征。阴虚则津液枯涸，脏腑组织不荣，燥亦所由生也。因虚（气虚抑或阴虚）可致瘀，由瘀而成痹，均可致燥。总之，本征为燥盛成毒，或为因毒而燥，或因燥久延续不已，发展演绎而成。

关于治疗原则及用药

《内经》云："燥者濡之。"前人治燥，立法设方多本此旨，或养肾，或治肝，或益肺，总不出"滋润"而已。然本征之燥乃类属中之异者也，故常法每难合拍，基于"燥胜则干"之共性，本征之治总以流津增液为经纬。盖津乃人身之要质，流则生利不已，滞则为害无穷。津液之凝滞，其因或为血虚，或为瘀阻，或为气病，或为络痹，是以立养血、化瘀、助气、宣痹诸法。津之不流成燥，或缘阴液虚亏，或缘热炽蒸耗，故又另设养阴、清热之法，前者防治阴津之亏耗，后者鼓促阴津之流畅。本此派生诸法，兹分而简述之。

1. 滋阴润燥

适用于阴液亏损、燥象丛生者，是治疗本征的基本治则。其他治燥诸法多从此化裁而出，代表方剂如增液汤等，药用生熟地、天麦冬、玄参、石斛、龟甲、女贞子、花粉、玉竹等。

2. 养血活血润燥

适用于燥结血少津道不行，营血为之瘀涩，气液为之凝滞者。李

谓："润则血旺。"即润燥寓于养血活血之中，代表方如《医学正传》之生血润肤饮，药用生地、阿胶、赤白芍、当归、丹参、桃仁、小胡麻等。

3. 清营解毒润燥

适用于营分热炽并致津燥者。代表方如三紫汤（紫草、紫竹根、紫丹参）、犀角地黄汤加减，犀角地黄汤药用犀牛角（或以广角、水牛角代）、丹皮、生地、芍药、大黑豆、玄参、土茯苓、升麻、贯众、生槐米、山慈菇、绿豆衣、生甘草等。

4. 益气润燥

适用于气虚无力推动津液敷布致燥者。代表方有七味白术散，药用太子参、黄芪、山药、白术、葛根、炙甘草等。

5. 通络润燥

适用于络滞血瘀燥象丛生者。代表方有大黄䗪虫丸，药用丹皮、赤芍、红花、土鳖虫、鼠妇、水蛭、虻虫、茺蔚子等。

6. 蠲痹润燥

适用于痹证而见津燥者。代表方如大秦艽汤，药用秦艽、防风、金刚刺、威灵仙、玉竹、木瓜、鹿衔草、土茯苓等。

7. 养目润燥

适用于以目声为主而见燥象者。方如杞菊地黄丸，药用甘菊、枸杞子、地黄、首乌、沙苑子、木贼草、谷精珠、石斛等。

8. 化痰软坚润燥

适用于津凝不行、燥结为痰而成瘿、成核、成癥者。药用玄参、牡蛎、贝母、瓜蒌、蒲公英、黄药子、煅蛤壳等。

结合个人的临床心得，对本征病程中常现的几个症候处理略作介绍。

口、咽、唇、舌溃疡干痛突出者，可选甜柿霜、青盐、玄参、青黛、挂金灯、淡秋石、乌梅、胖大海、生石膏、人中黄、枫斗、洋参、银耳、白残花、白蜜、猪肤汤（或皮肚代之）。

腿足痿弱者，可选知母、黄柏、龟甲、牛膝、菟丝子、二至丸、玉竹。低热，可选银柴胡、鳖甲、青蒿、白薇、功劳叶。便秘，可选火麻仁、瓜蒌仁、生地、无花果、生紫菀。痰核瘿瘤，可选玄参、牡蛎、鳖甲、山慈菇、黄药子、青木香、蒲公英。小关节肿痛，可选威灵仙、土茯苓、鹿衔草、木瓜、虎杖。肢端苍白紫暗，可选当归尾、紫草、赤芍、桃仁、红花、生山楂肉、桑枝尖、水蛭、䗪虫等。对于某些局部干燥灼痛的浅表溃疡症状，还可配合珍珠杏仁霜、玉红膏、蛋黄油、胡桃仁油等外用，以达内滋外润之效。

几 点 体 会

本征虽属燥证，但却不同于一般内燥，又非实火亢炽，治疗不易速效。且本征在其病程中虽多现阴虚之象，亦非滋阴补液所易复，又与一般阴虚证不同。

燥毒害人，肝肾首当其冲。阴虚液燥又是本征的主要病理基础。肾恶燥而肝苦急，肾得液养而源充，肝得水涵则潜静，故滋养肝肾，亦治此等征之要旨也。

本征之因，既然因燥成毒（或因毒致燥），因此解毒一法，实是本征治疗中不容忽视的治则。余在临床实践中，试用了土茯苓、蚤休、生甘草、绿豆、大黑豆、磁石、紫草、紫竹根等，掺于辨证治法的方药之中，尚有小效。

燥之所成，系于津液之变动。而津液之变动，既赖于气，又及于血。在血者，津质伤也，滋之、清之是属常法；在气者，津不流也，推之、散之可也。助气载血、通经运津，乃辟治燥之又一途径耳。

本征患者多为女性，推究原因，从禀赋素质而论，阴虚液燥者女性常多于男性，且女子有经乳产育之特殊生理，尤易耗血损阴。而女子以肝为先天，阴血既耗，肝木失涵，其用愈难自稳，其抑者不疏津道，其亢者下汲肾阴。故本征之治除养肝药石外，还宜怡情养性，病者医工均当共识。

潘澄濂

震颤麻痹的证治探讨

潘澄濂（1910~1993），浙江省中医研究院研究员

震颤麻痹，西医原译为"帕金森病"，它与中医学的颤证，似同出一辙。张子和所著的《儒门事亲》载有："新寨马叟年五十九，因称欠税，官杖六十，得惊气成风搐，已三年，大发则手足颤掉，不能持物，食则令人代哺，口目张呿，唇口嚼烂，抖擞之状，如线引傀儡……戴人作木火兼痰治而得效。"这是描述颤证较早之文献。继而，在孙一奎的《赤水玄珠》、王肯堂的《证治准绳》，对颤证的发病年龄、病因病机、症状和治疗，有了较为详细地叙述。

水不涵木，肝风自动证

主要表现为常有面部烘热感，面容表情淡漠，一侧上肢颤动，持物或写字更觉明显，然后延及两侧，步履缓慢，大便常秘结。舌苔中黄，边尖质红，脉象弦数。本证临床上较为多见，一般可有血管硬化史。

《内经》曰："诸风掉眩，皆属于肝。"又曰："肝，一阳也；心，二阳也；肾，孤脏也。"古人认为一水（指肾阴）不能胜二火，于是木挟火势而寡于畏，反侮所不胜，直犯无惮。意思是说肝风的内动，是

由于肾水之不足，气血平衡失调所致。对本证的治疗，以养阴息风、活血清火为法，选大补阴丸合独活汤加减。取龟甲、地黄以滋阴；独活、防风以息风（独活含东莨菪碱，能抗乙酰胆碱，与西药盐酸苯海索有类似作用）；知母、黄柏以清火；当归、川芎以活血；全蝎、僵蚕以镇颤。旨在滋水制木，调和气血。

朱某 男，69岁。

患震颤麻痹将近2年，向服西药。近来发现步履不稳，时有跌跤，且伴有大小便失禁。因此，乃来要求中药治疗。舌苔薄净，质红，脉象弦数。证属营阴不足，肝风扇动，中气虚弱，收摄无权，治宜滋阴息风，益中固肾。方用生地黄、龟甲、知母、黄柏、独活、当归、川芎、仙灵脾、益智仁、怀山药、山萸肉、全蝎、僵蚕、陈皮、炙甘草等随症加减。服药3个月后，步履稍稳，跌跤减少，大小便能控制。

芩某 男，92岁。

发现肢指震颤，写字困难。经西医诊治，诊为震颤麻痹，伴有室性期前收缩，以西药治疗。因近又发现夜半自觉憎寒发热，约分钟后，即复正常。早晨起床时，觉两足踝部如带束紧感，经活动后自行消失。舌质光红，脉象弦缓，间有歇止。加用中医治疗。证属心气不足，气血失调，水不涵木，肝风冲动，治以益气活血，滋阴息风。药用西洋参、麦冬、五味子、生地黄、丹参、独活、木瓜、怀牛膝、僵蚕、钩藤、远志、菖蒲、炙甘草等加减之剂。经服60余剂，夜半寒热、晨起足踝挛急及期前收缩均消失，继服黄芪生脉饮以维持疗效。

风痰阻络，肢节颤痹证

主要呈面具脸，表情淡漠，说话不流利，肢节强直疼痛，颤震较剧，持物困难，行走缓慢，足跗浮肿。舌苔白腻，脉象弦细。本证应与风湿性关节炎作鉴别诊断。

对本证的治疗，是依据陈良甫"治风先治血，血行风自灭"的理论，以活血通络、息风祛痰为法，选用秘方定振丸（《证治准绳》方）加减，取芎、归、芍、地之养血活血；独活、威灵仙之祛风宣痹；竹沥、胆南星之涤痰；僵蚕、钩藤之通络，组成为基础方，使能养血和营不碍胃，祛风涤痰不伤津。

赵某 男，62 岁。

于 1987 年秋起发现两上肢震颤，逐渐加重，经西医诊治，服西药盐酸苯海索、多巴等，已将 2 年。近又发现两肩胛和肘关节疼痛，屈伸不利，乃来就诊。表现呈面具脸，手颤动如搓丸样，步履缓慢，纳差，便秘，足跗轻度浮肿。舌苔白腻，脉象弦缓。证属风痰阻络，肢节不利，治宜活血宣痹，息风涤痰。药用地黄、川芎、当归、赤芍、独活、秦艽、胆南星、威灵仙、茯苓、黄芪、焦白术、枳壳、全蝎、僵蚕、秦艽等，随症加减。服药达 5 个月余，痹痛减轻，屈伸正常，并减轻了西药服量，能恢复自理生活。

心神虚弱，意识迟钝证

本证见精神抑郁，表情淡漠，时悲伤欲哭，词不达意，或答非所问，肢体颤震强直，动作缓慢，甚或大小便不能控制。舌苔中后黄浊，边尖质红，脉象弦数。本证多见于病史较长、年龄较高的患者。

《内经》曰："心主神。心，神之舍也。神不足则悲。"故心神虚弱之证，多表现出意识迟钝，或悲恐无常。对其治疗，以养心宁神为前提，补益气血为基础。选《证治准绳》补心丸加减，取人参、地黄、当归、川芎之益气补血；茯神、柏子仁、酸枣仁、琥珀之养心宁神；菖蒲、远志、麝香（或以苏合香、灵猫香代）之益智开窍。也是体现局部与整体相结合的方剂。

唐某 男，68岁，医务人员。

患震颤麻痹已4年余，向以西药治疗。近半年多来，精神抑郁，意识迟钝，语謇，答非所问，有时悲伤欲哭，然眠食尚正常。舌苔中部黄腻，边尖质红，脉象弦细。证属心营虚损，内风扇动。治宜益气补血，安神宁心。药用人参、地黄、百合、当归、川芎、淮小麦、龙骨、生牡蛎、龟甲、菖蒲、远志、陈皮、炙甘草等，随症增减，达5个多月，悲伤情绪见有好转，震颤仍未减轻。

此外，尚有严某、王某等，均年逾八旬，患震颤麻痹多年，嗣后发现意识迟钝，生活难以自理。故笔者认为震颤麻痹和老年痴呆有一定内在的联系，且均与神经中枢的营养缺陷以致变性有关。

综观上述的辨证治疗和一些医案举例的提示，以中医中药治疗震颤麻痹不是完全无效，在减轻症状方面，显露一些可喜苗头，但未达到理想目的。

马　骥

硬皮病治疗体会

马骥（1913~1991），黑龙江中医药大学教授

硬皮病的病因病机，目前有脾胃阳虚论、寒邪凝结论、瘀阻络脉论、脾气虚弱论。并认为本病是多种因素共同作用的结果，既有中气不足本虚的一面，又有寒邪凝结、瘀血内阻的一面，临床以脾肾阳虚、寒邪凝结为多见。而马老认为，本病由营血为火邪所扰，凝聚而成硬皮者亦有之。马老曾治 1 例。

李某　女，45 岁，工人。

该患者于 1969 年 1 月经哈尔滨市某医院诊为"局限性硬皮病"，曾以蜡疗、红外线、激素类药物治疗。嗣后到上海某医院住院治疗，该院对患者病史记载如下：初左大腿出现皮下硬坑，伴灼热及痛感逐步扩大，表皮变硬，左膝关节屈曲受阻，皮损分布于上肢、腰、臀、髋及下肢，以左侧为重，左下肢为大片褐色硬化皮损，表面呈蜡样光泽，不能提起，其他部位均为皮下见坚硬斑块，表面略有色素沉着，左膝屈曲受局限，左下肢肌肉萎缩。该院曾用中药汤剂治疗，因住院时间较短，未收效而返回哈尔滨。

1978 年夏，该患者经介绍，求治于马老。诊见患者形体消瘦，肌肤皱缩，步行艰难，胸、腹、腰、臀及四肢多处大片角化，部分呈暗褐色，触之硬而痛，撮之不能成皱襞，弹之如硬塑料膜，或如胖胝之

硬度。以手扪其肌肤，则感其热灼手，数倍于常人，且干光而无汗。视其面色红，舌深赤，苔薄白燥，脉象数而滑利，诉口干甚而不欲多饮。马老诊视后，认为本病应属中医学"肌痹"之范畴。如《素问·长刺结论》所谓"病在肌肤，肌肤尽痛，名曰肌痹，伤于寒湿"。或《素问·痿论》所称"大经空虚发为肌痹，传为脉痿"之类。马老认为，肌肤之硬化及干光灼热，乃因营血之运行阻塞，肌表之孙络瘀滞，致积久渐成胼胝，遍及周身。再考以形体、舌、脉与口干不欲饮等，亦可见其火邪深伏于血分，为本病之主因，营血之凝涩于肌肤孙络则为其标，硬皮之形成则又为标中之标。盖营血为火邪所扰则凝聚而毒热生，其理与《灵枢·痈疽》论所谓"血涩不行，卫气不通，故大热不止，热胜则肉腐为脓"之论颇近同，马老立滋阴凉血、通络破瘀、清火解毒之大法。药用如下。

生地 30g 玄参 20g 牡丹皮 20g 地骨皮 15g 青蒿 20g 丹参 20g
赤芍药 15g 桃仁 10g 鸡血藤 20g 苏木 20g 白鲜皮 15g 当归尾 15g
忍冬藤后下, 40g 蒲公英 30g 连翘 20g

水煎服。上方服至 20 剂，再加苦桔梗 15g，服至 50 剂，体力大增，面唇红活，皮硬诸处渐显柔软，肌肤之燥热已解。依前方稍减其量，左膝活动自如，按方续服 2 个月之久，周身肌肤竟柔软若常人。为防止余邪未尽，再服 20 剂。时经 2 个月，患者痊愈，已赴工厂上班。

马老在处方中用生地，功专补真阴，逐血痹，通血脉，生血凉血，除皮肤干燥及掌心足心阴虚热痛，为滋阴破瘀之主药。佐以玄参，滋阴降火，除暴热，解斑毒，其气清肃，可息三焦之邪火，软坚而消血瘕。地骨皮泻肾火而凉血，青蒿除劳热骨蒸，清血分热邪之功尤著，故可通络化瘀，破壅止痛。马老集中选用八品，其中牡丹皮凉血以泻血中伏火，破癥坚，通血脉，除烦热。丹参破宿血，生新血，除癥瘕积聚、寒热疝痛，通心脉及包络。赤芍药除血痹，散恶血，行血中之滞。苏木为三阴经血分药，主经络壅滞，血瘀作痛。白鲜皮通关节，行九窍，治风湿痹，除死肌，治不可屈伸举止行步。鸡血藤舒筋通络，补血治血。桃仁主血结、血燥、瘀血蓄血，为通利除癥之品。当归尾破恶血，养新血，润肌肤，去旧生新，更加清火解毒之忍冬藤、蒲公英、连翘。另加桔梗，苦辛性平，清肃肺气，以肺主皮毛，使之引诸药以达病所，得收通络化瘀之功。马老治疗本病所用之药物，虽近杂糅，但病有新久，方有大小，若能统之以法，配伍得当，对棘手之病，亦可获满意疗效。

潘毓仁

嗜油症，无名寒热症，血乳症

潘毓仁（1933~　），浙江省中医药研究院主任医师

嗜　油　症

黄某　女，42岁。1983年7月18日就诊。

自诉10多年来，不喜饮水，每日口渴，饮菜油250g，日最少饮1kg，多者1500g。饮油后自觉精神爽朗，饮水则呕，且面部、四肢及腹部有胀满感。经多次医治均无效。查其病历，血检正常，大便未发现寄生虫，尿常规正常。症见：面似青油，肥胖，胃纳不馨，大便如常，小溲色黄，尿量正常，脉涩，苔黄浊腻，质淡。此属食癖，药用如下。

槟榔 9g　草果仁 15g　茯苓 15g　生薏苡仁 15g　山药 20g　香榧 12g
使君子 6枚

煎服 7 剂。

再诊前，余自知未诊治过此症，故翻阅诸医书，惟见《怪疴单》载"嗜油症"，并云："宜用上等飞雄黄吞服能治。"复诊时，患者自述服方毫无改善，乃易参苓白术散拌飞雄黄9g每次吞服，用米酒一小杯送下，1日2次。连服2周，自述饮油量减至200g，但其癖未除，从而未再来诊。来年后追访，获悉在就诊次年因患阑尾炎而手术，术后

其癖竟除，成为常人。

无名寒热症

朱某 男，13 岁。1982 年 8 月就诊。

患孩 3 个月来，每当下午 4 时许至次晨 6 时，出现先热后寒，两齿交颤，面色发紫，寒抖发声惊人。经省、市各大医院检查，均无法确诊。血、大便、尿常规均无异常，骨穿病理检查（－），血疟原虫（－），虽自觉身热而体温却不高。屡治罔效。8 月 23 日转余门诊，症见：面色无华，形体消瘦，先热后寒，寒战时，发出猫头鹰夜啼般叫声，脉细，苔白腻，舌质红。自诉寒热过后，尚能上学读书，如同常人。余再三揣摩，此病不明，而证似"疟"，可用和解法治之。方拟达原饮合小柴胡汤。药用如下。

槟榔 6g　草果仁 1g　柴胡 6g　黄芩 6g　法半夏 6g　红枣 10g　生姜后下，3 片　生甘草 3g　川厚朴 4.5g

先后易方 5 周，寒热时间缩短，但病情未缓解，劝其至沪医院住院治疗。隔 1 周后，其母来访，称已办妥抵沪手续，当时又书一方，嘱其赴沪住院时煎服。

柴胡 6g　党参 9g　黄芩 5g　槟榔 6g　鸭跖草 15g　生姜 3 片　法半夏 5g　厚朴 4.5g　草果 1g　桂枝 4.5g　红枣 9g　白芍 9g　生甘草 3g

时隔 1 个月，其母送来贺信，并将在沪住院病历给余，云住院 21 天，经各方检查均未确诊，亦未服他药，仅服余后拟之方，21 剂而愈。

血 乳 症

姚某 女，38 岁，江苏省扬州人。1983 年 7 月就诊。

患妇于 25 岁初产，继于 28 岁产第 2 胎，哺乳期均无血乳症。36 岁起于两乳头溢出血乳，不挤亦溢。经诸医诊治罔效，遂邀余诊治。症见：面色苍黄，乳头挤出血样乳液。询其经潮正常，余均无恙。脉细数，苔薄白，舌质红。此属肝火亢盛，迫血妄行，渗血于乳。治宜平肝凉血，方拟丹栀逍遥散加减。药用如下。

丹皮 15g　黑山栀子 12g　当归 9g　杭白芍 15g　焦白术 10g　茯苓 15g 旱莲草 15g　甘草炙，4g

上方服 14 剂，均无效。复诊时，改用犀角地黄汤加减。药用如下。

水牛角片 50g　生地 30g　杭白芍 15g　丹皮 15g　茜草 15g　紫珠草 15g　谷芽炒，15g　麦芽炒，15g　怀牛膝 15g　甘草炙，4g

继服 10 剂，血乳渐消。

血乳在哺乳期出现曾有报道，对非哺乳期妇女的血乳，并长达 3 年以上者，确属罕见。本例用水牛角、丹皮凉血；生地、白芍泻肝经之热；茜草、紫珠草等具有止血之功；谷芽、麦芽以收敛回乳；怀牛膝引血下引；炙甘草调和营卫。诸药合用，共奏全功。

（潘跃飞　整理）

董漱六

感寒变生无汗症，审证还需别病机

董漱六（1916~？），上海市第六医院主任医师

内科杂病中所见"无汗症"达数月至2年不愈者较为罕见。

马某 男，27岁，工人。1987年7月21日初诊。

患者1985年夏某天，因疾走赶路时，突然遇倾盆暴雨，全身淋湿。归家后沐浴换衣，当时自觉形寒畏风，汗出不彻，煎服姜糖茶入睡，次日照常上班无特殊情况。近2年来自觉皮肤干燥有灼热感，但无汗出。每逢暑令，口干不多饮，心烦心热，常以冷水沐浴为快。右侧头痛，口淡，纳谷无味，大便干结，舌淡红，苔厚垢腻，脉濡细滑。盖由暑湿内蕴，寒邪外束，肺气失宣，腠理调节失常所致。首拟疏表散寒、清暑化湿为法，方用如下。

香薷 9g 麻黄后下, 9g 藿香 9g 苏叶 9g 荆芥 9g 防风 9g
厚朴 9g 苍术 9g 陈皮 4.5g 桂枝 4.5g 砂仁 4.5g 蔻仁 4.5g 枳实 5g
白芷 9g 腹皮 10g 生姜衣 3g

二诊（1987年7月28日）：服药7剂后身获微汗不彻，皮肤灼热已减，头痛得止，口干口黏不欲饮，纳差溲短，大便正常，近来稍有咳痰，舌苔垢腻，脉仍濡细而滑。乃寒邪初散、暑湿犹重、肺胃不和之象。前方既合病机，仍守旧章化裁。

香薷 9g 麻黄后下, 9g 藿香 9g 佩兰 9g 厚朴 5g 杏仁 12g

半夏9g　桂枝4.5g　前胡9g　枳壳5g　焦曲12g　砂蔻仁各4.5g　桔梗4.5g
生姜衣2.4g

三诊（1987年8月4日）：服药7剂后汗出较畅，咳痰亦少，纳谷渐增，大便自调，舌苔薄腻，脉形濡滑。证系暑湿渐化、寒邪已散、肺胃初和之候。再拟前方制小剂。

香薷5g　麻黄后下，5g　藿香9g　佩兰9g　厚朴4.5g　杏薏仁各，12g
砂蔻仁各，3g　枳壳5g　焦曲12g　桂枝3g　白芍12g　生姜2片　红枣7枚

连服5剂，诊治3次，病告痊愈。

该病人年轻力壮，早年因夏日冒暑疾走赶路，汗流彻背，适逢暴雨淋身，暑热内伏，导致腠理失调，从而患"无汗症"达2年之久，每逢盛暑季节，常以疏泄冷浴解热，使阳气受郁不能外达肌表，汗腺关闭而得病。初诊时得知原因所在，并结合临床症状和舌脉，根据辨证论治原则，拟方以香薷饮、藿香正气丸、麻黄汤、平胃散、三仁汤等加减以疏表散寒、清暑化湿为治。麻黄剂量宜重，生姜衣作引经药。复诊时随症加减，使寒邪得散，暑湿得化，阳气振发，腠理功能调节正常，获汗而愈。

陈某　男，60岁，干部。1987年10月5日初诊。

患者原有心脏房室传导阻滞病史，平时自觉胸闷气窒，心前区隐痛，引及肩背，左枕骨部痛，肢麻，唇绀，口干不多饮，血压140/85mmHg。今年5月来，汗孔闭塞，皮肤干燥，无汗出。据诉病由冷水沐浴后引起。今诊面㿠少华，头晕，心悸，肢末不温，大便溏薄，舌淡、质瘀，苔白腻，脉沉细涩。恙由肺气虚弱、寒凝瘀滞、心血不足、脾肾阳虚所致。暂拟温阳散寒，活血化瘀，佐以理气通闭为治：

黑附块9g　麻黄后下，9g　细辛4.5g　焦白术15g　川桂枝5g
瓜蒌皮24g　薤白9g　半夏9g　紫丹参15g　大麦冬9g　广郁金10g　大川芎9g　沉香后下，2.4g　连皮生姜2片　连须葱白3只

另用 50% 酒精擦身。

二诊（1987 年 10 月 12 日）：服药 7 剂后身获小汗，胸闷得舒，心前区痛未作，左肩背仍感酸痛，舌苔白腻初化，脉仍沉细。再拟上方加减。

黑附块 9g　麻黄后下，9g　细辛 4.5g　苏叶 9g　羌活 9g　制香附 9g　川芎 9g　瓜蒌皮 24g　薤白 9g　紫丹参 15g　制半夏 9g　川桂枝 4.5g　生姜 2 片　葱白 3 只

50% 酒精擦身。

服第 2 方后，汗出较畅，肢末亦温，胸闷心悸改善，肩背酸痛减轻。惟觉心烦口干不多饮，口黏纳谷无味。大便正常，舌淡红，苔薄白，脉沉细滑。再拟温清合法，佐以理气和胃。

黑附块 4.5g　麻黄 4.5g　细辛 3g　丹参 15g　麦冬 9g　川连 2.4g　半夏 5g　羌活 6g　川芎 5g　枳壳 5g　焦六曲 12g　知母 9g　浮萍 9g

继服 7 剂而愈。

患者原有心脏病史，本症乃由冷水沐浴而起，根据临床证候分析，盖属心肾阳虚，寒湿内阻，气滞血瘀，营卫失于调和。方用麻黄附子细辛汤温肾助阳，宣表散寒；瓜蒌薤白半夏汤理气宽胸，温中化湿；苏叶、羌活疏表散寒，通利血脉；丹参、桂枝、川芎活血祛瘀，助阳通痹；香附、厚朴、沉香温中化湿，行气止痛。再加生姜、葱白，发汗解表，祛寒通阳。外用酒精擦身，通畅血脉，并可加强发汗作用。诸药合用，既可发汗散寒，又可温阳养心，助阳通闭，颇切病机。

上述 2 例，均起因于感受寒凉，而致无汗症，为时达数月至 2 年之久。临床症状及舌脉同中有异，年龄上有差别，兼证亦不尽同。病例 1 马某得病于暑天身淋暴雨，病系暑湿内蕴，风寒外加，纯属实证，重在肺脾，主治以宣肺散寒，佐以清暑化湿。病例 2 陈某有心脏病史，

气滞瘀阻复感外寒，乃属心肾阳虚、寒瘀互滞、虚中夹实之候，重在心肾，治以温肾散寒，佐以理气通闭。原因不同，诊治各异。临床上必须辨析确切，对症下药，才能获得预期疗效。

邱友文

阴吹正喧中气陷，见水思尿肾虚衰

邱友文（1922~1991），湖北孝感地区中医院主任医师

阴 吹 症

张某 女，24 岁，农民。1976 年 4 月 18 日初诊。

自诉阴户气出有声 11 个月。从第 2 胎妊娠 8 个月开始，有气从阴道排出作响声，与肛门矢气相似，并觉阴道中有冷风吹样感，每天皆然。兼有头晕，胸闷腹胀，纳食欠佳，四肢欠温，时有自汗。查其形体消瘦，营养欠佳，呼吸微促，舌质淡，苔薄白，脉大而虚。据析该患者因劳累过度，致中气虚损，脾气下陷，发为阴吹之症。清浊之气相干，清气不升，故见头晕；浊气不降，故生腹胀、纳呆；脾气不能充于四末，故肢冷自汗。治用益气升清，健脾补中。方药如下。

党参 25g 黄芪 16g 白术 16g 当归 16g 升麻炙，6g 柴胡炙，6g 陈皮 6g 枳壳 6g 生二芽各 16g 大枣 7 枚

服上方 1 周后，病愈大半。依上方续服 3 剂，阴吹消失，诸症好转。

李某 女，30 岁，教师。1977 年 5 月 10 日初诊。

自觉有气体从阴道排出已 3 年，劳累后排气次数增多。白带多，

脐下小腹作胀，食欲一般。查其舌质嫩，脉细而弱。病属肾元亏虚，中气下陷，脾气不举。治宜补中益气，益肾固本。方药如下。

党参 20g　黄芪 20g　当归 15g　白术 15g　升麻炙，6g　柴胡 3g　甘草炙，10g　陈皮 10g　熟地 15g　菟丝子 20g　续断 15g　枳壳 15g

服 3 剂后阴吹停止，腰痛、腹胀亦有减轻。继进 4 剂，巩固疗效。

阴吹一症，亦即现代妇科学中的阴道排气。此症早载于汉代张仲景《金匮要略》一书："胃气下陷，阴吹而正喧。"正喧，指"前阴出气有响声也"（《医宗金鉴》）。胃气下陷，实即脾胃虚弱、中气下陷之意。例 1 乃脾胃虚弱，健运失司，故于方中加二芽以助运化。例 2 系中气虚弱兼见肾虚，故于益气升清方中加熟地、菟丝子、续断等益肾固精之品，所以收效较捷。两例均加枳壳，取补中有行、补而不腻、勿使气结壅闭之意。

见水思尿症

刘某　女，56 岁，家庭妇女。1975 年元月初诊。

自诉见水欲溺 3 年。素有高血压病史，平时经常头痛，性急易怒，少寐多梦。1972 年春节前某日，在看到水管放水时即发生小便不能自行控制，以后每当见水则欲尿。平素并无尿频、尿急、尿痛等症。尿常规检查多次，未见异常。查其形体肥胖，面色㿠白，舌嫩，苔薄白，脉弦缓，两尺细弱。综辨该患者证候，素体肥胖，有高血压病史，常头晕头痛，且性急易怒，以致多梦少寐，其肝肾阴虚可知。加上年届"八七"，肾气已衰，气虚失其封藏之职、开阖之权，膀胱该阖不阖，故发为见水思尿症。治当填精秘气以助封藏之本，益肾固本以复膀胱之阖，滋肾涵木以制心火之炽。方用二仙汤合缩泉丸（汤）加减。

淫羊藿 30g　仙茅 12g　肉苁蓉 15g　巴戟天 12g　枸杞 12g　山药 30g

益智仁 12g　菟丝子 30g　乌药 6g　珍珠母 20g　黄柏 10g

服上方 3 剂后，症情明显减轻，连服 15 剂基本痊愈。

见水思尿一症，是成人中不多见之病症。究其病机，与肾气盛衰至关重要。因肾司二便，与膀胱为表里，守开阖之权。《内经》云："诸厥固泄，皆属于下。"排尿失控，实即泄下之一端，故药用二仙汤温肾扶阳，配缩泉丸以固脱摄津，取"虚者补之""散者收之"之意，以平为期。更用黄柏制相火而助肾阴，珍珠母平肝潜阳而安神。二仙汤亦为治妇女更年期诸病而血压偏高之良方，用于此例患者，又恰有偶合之妙，故收显效。除本例外，后遇一中年妇女，因输卵管结扎术后发生见水思尿，经用本方治疗，亦收到同样疗效。

黄保光

化裁仙方活命饮，治愈尿道排蛔虫

黄保光（1930~　　），天津市河西医院主任医师

仙方活命饮首载于《外科发挥》，主治一切痈疽初起，赤肿热痛，属阳证者。本方所治证候，系初发痈疽属热证者。痈发之始，首先为气血不和，进而营卫郁滞，血瘀不通，化为热毒，故红肿热痛。余用之治疗内痈，久病正虚邪实者，疗效显著。用本方要在投予大量黄芪，补益元气，以生化气血之源，既疗未尽之余邪，又医正气之虚损。曾治一例尿蛔虫患者，证属奇异，守仙方活命饮之法治之，竟获痊愈，兹录如次。

周某　男性，47岁，河北沧县农民。

自诉从1966年12月始，突然排尿疼痛，高热，四肢浮肿。继则尿道疼痛难忍，大汗淋漓，遂尿出蛔虫1条。1个月后，复见尿道剧烈疼痛，继由尿道排出蛔虫2条。1968年4月又如是尿出1条蛔虫。小便经常往外排气，时排出粪便。于1968年4月来津，经市某医院肛外科诊查，确诊为"直肠膀胱瘘"，需手术治疗。因患者经济上有困难，故来我院中医科治疗。查脉沉缓，舌尖红，苔薄白。因思先前治法，一为一派清热解毒法，方如仙方活命饮；二为纯系托里益气养血法，方如托里补散等。为何均未奏效？悟及此证系邪未去，正已伤，扶正则易恋邪，祛邪则易伤正，故而未愈。权衡利弊，决定用清热解

毒和益气养血两法并施，以期相得益彰，方用如下。

防风3g　白芷10g　银花12g　连翘12g　乳香10g　没药10g　陈皮6g　大贝10g　黄芪25g　当归10g

服药4剂后，痛止汗收，尿道排气、排便均消失，无自觉症状。复做直肠造影，瘘管不明显，已基本愈合。从1968年4月观察至今已20年，一直未复发。

方中防风、白芷宣发营卫，疏散表邪以消肿；银花、连翘清热解毒为要药；乳香、没药、陈皮、大贝理气活血，化瘀散结；黄芪、当归益气养血。

李克绍

怪病不怪，应寻蛛丝马迹
难病不难，更要辨证求因

李克绍（1910~1996），山东中医药大学教授，著名中医学家

"治病难，治怪病更难"，此乃不少临床工作者所常识。果真有所谓怪病吗？冯兆张氏曾说："人身之病，四百有四，载之《素问》《灵枢》者，已详八九，外不过风寒暑湿燥火六气之淫，内不过喜怒忧思惊恐悲七情之伤，变见于脏腑经络之间而为病，安有所谓怪也！"可见所谓怪病，本不足怪，只因不识病因，不明病理，对于未经见之病，遂迷惘不知所措，才称之为"怪"罢了。

周期性顽固性呕吐

张某 男，50岁，某制革厂职工。1986年9月初诊。

自诉每月下旬必发生剧烈性呕吐，呕吐发作前一二日，先有疲倦、食欲不振、睡眠不好等前期自觉症状，接着就出现呕吐。呕吐极为剧烈，先将食物吐尽，接着就是涎沫，最后直到呕出苦水，弯腰屈背，声振四邻。呕吐能持续将近半日，苦不堪言。但呕止之后，饮食睡眠反而非常舒适。精神也随之好转，体力增加，象未病一样。从第1次呕吐起，至今已发作6次，仅第1次因呕吐进住某医院，到出院后再次呕吐，间隔期长达 2 个月零 4 天，此后都是每月下旬的 25、26 日左右，日差从未超过 3 天。

患者素体肥胖，自述未病前体重曾达 96kg。原有"三多症"，未加注意，1984 年春节期间，在某医院查体，查出糖尿病，治疗一段时间后，转就省中医院门诊。诊视 4 次，每次给予草药 3 剂（药物不详），服至第 10 剂，服后即吐，呕吐不止，以至水药不进。不得已，3 月 13 日住进某医院。经用止吐注射剂将呕止住，此时已是呕吐第 9 天。呕吐虽止，但仍不舒适。呕止后便专治糖尿病，输过 2 次盐水，并用过维生素 B$_{12}$ 及盐酸苯乙双胍等药，糖尿亦基本控制，并于 5 月份出院。出院后呕吐复作。此后每月呕吐 1 次，共服中药 40 剂余，始终未能防止复发。

查其体态一般，舌苔薄腻，脉象濡缓。自觉腹部有发胀感，按之不鼓。根据呕吐涎沫，考虑寒浊上逆，给予吴茱萸汤原方。

吴茱萸 12g　红人参 3g　生姜 15g　红枣 2 枚

二诊（9 月 17 日）：服上方 3 剂后，患者诉说胀满等自觉症状似有好转，但不明显。前方加入苏叶 9g、黄连 3g、陈皮 6g。

三诊（10 月 3 日）：前方 5 剂，9 月 26 日仍按期呕吐，比以前未见减轻，因知此方无效。细查舌苔白薄似粉状，是湿浊已结，因考虑将吴茱萸汤加入《苏沈良方》之遇仙丹，去槟榔、木香，用三棱、莪术宽胀除积，黑丑以搜剔顽固之湿浊，少用大黄，以利降逆泄浊。

黑丑 6g　大黄 6g　三棱 6g　莪术 6g　党参 9g　吴茱萸 9g　生姜 3 片

1987 年 1 月 11 日，患者前来道谢，自称服上方 5 剂后，呕吐一直未发，"三多症"已无，也未再查尿糖，身体各方面一直很好。

此案可称奇案，其可奇之处有三点：一是呕吐之剧烈与痛苦的程度，临床极为少见；二是呕吐之后，反全身轻松，睡眠良好，与一般呕吐症不同；三是周期性发作，时间比较准确，几使患者可以预知将于某日发作。这三点都是本证的奇特之处。也正是这些奇特之处，恰是辨证的关键。

脉象濡缓，是有湿的象征；按之不鼓，这可能是屡经呕吐之后，脾胃元气耗损所致；舌上粉状苔，说明消化道有湿浊结聚。正是这些湿浊结于上消化道，起到像探吐一样的异物刺激作用，才使呕吐发生。由于湿浊已结，其性黏着，排出不易，故呕吐弯腰屈背，声振四邻。至于呕吐发作的间隔时间，为什么恰是1个月左右，这确是一个较难解释的问题。当时的设想是：湿浊之邪，由呕吐而将尽，则呕止。但病灶未除，湿浊又会积渐而生，积渐而生之湿浊，要达到再次引起呕吐的程度，就需要一段时间。临床有不少属于痰饮的胃病，常会反复间隔发作，就是这个道理。但为什么间隔期恰是匝月？是否可以从月廓盈亏方面作探讨？因患者是以阳历作记录的，因此可以肯定与月廓盈亏无关。就只能这样认为：有不少疾病，其反复发作的时间间歇，并无一定规律，而是因其病情的轻重、病理的不同和病人素质的强弱等不同情况，而有所差异的。

生理性的体液，在病理条件下转变成病理性的湿邪浊痰，由于病情有寒热，病程有久暂，湿或痰就会有清稀、浓稠、坚结、黏着等不同，痰位也有在黏膜、肌肉、管腔、经络之异，以致有容易或不容易排出等差别。用药也有淡渗、消融、温化、攻逐、搜剔之不同。本患者之痰浊，呕吐时弯腰屈背尚不能排出，其黏着之性可想而知。正因其顽固黏着，故淡渗、消融、温化……等法不起作用，这就是曾经多方治呕吐而仍不止的原因。由于已知一般止呕药无效，才想到黑丑。因为牵牛有辛烈走窜之性，能消能磨，能于隐僻处搜剔湿浊。又由牵牛想到《苏沈良方》之遇仙丹就有黑丑，善消痰滞。方中棱、莪、大黄芩与黑丑、吴茱萸亦并行不悖，才敲定此方，果获速效。

此可称奇案。但若仔细分析，任何疑难怪病，总必有些蛛丝马迹可资寻按，犹如猜谜一样，往往是一点即破。因此，奇病无奇，疑难不难。临床遇到疑难病症，不应草草应付，这是对医生业务水平和服务态度的考验。

晏鹏程

母血怪病，䴘黑证

晏鹏程（1928~　），四川川北医学院教授

怪病多从瘀血论治

1976 年 11 月，余曾治疗一女患者，为流产后恶露未净，突遭坏人强犯房事，败精与瘀血凝滞为患的"母血"病例。该患者于触犯交合后 7 天，开始头昏胀痛，手足发烧、发凉，阵阵交替而作，继之小腹膜胀，坚如磐石，渐至肿大似蛙腹，疼痛拒按，外阴亦肿，两下肢肿胀不能着地。小溲黄，尿量少，解尿疼痛难忍，似有一股热气上冲至心窝部，顿时昏厥不省人事，约两三小时后，始缓缓苏醒。此状已发作过 2 次。当时我在拉萨西藏自治区人民医院工作，患者由那曲地区远道送来我院内科住院治疗，诊断为"急性肾盂肾炎"，经用西药治疗半月罔效，病势逐渐加重，内科邀我会诊。

当时病势重笃，除上述症状外，还有精神曾遭受严重刺激的病史，并伴有咳嗽，吐红色痰沫，胸腹胀满，气促声微，面色㿠白等。诊得脉沉细而弦，舌苔白腻，舌质绛红，舌尖有瘀点，舌下静脉粗胀。拟用化气逐瘀法治疗，药用如下。

当归 15g　川芎 9g　赤芍药 15g　丹皮 9g　益母草 12g　泽兰 12g

干漆醋煅，15g　香附醋炒，12g　黄柏盐炒，12g　两头尖童便炒，9g　麝香冲服，1.5g

经服第 1 剂后，病人自觉小腹疼痛稍有减轻，气息略为平和。第 2 剂服完后，半夜突然少腹疼痛剧烈，似有分娩阵痛之状。诊视脉息无异常，腹壁肌震颤，扪及小腹似有块状物。我曰此为药中病所，病家不必惧怕，令再加服药量以奏其功。在场的西医大夫要给以抢救措施，我坚持待瘀血下出，再行不迟。须臾，病人阵痛欲绝，随即从阴道排出乌泥样黑血条条块块甚多。观其面无光泽，气息声微，诊其脉沉细弱。乃急处方独参汤，同时，西医予以输液措施救治。次日，病人自觉腹已不痛，肿满胀感均消失。此后，给予十全大补汤等方药调治月余而出院。

此病当属癥瘕范畴。该患者流产后恶露未尽，加之精神刺激而气逆，又触犯强行交合，瘀浊与败精两相交搏，凝积于内，致气血逆乱，阻滞不通。症现少腹疼痛有定处，病块有形，推揉不散，脉沉细而弦，舌有瘀点，诊为癥瘕（母血）当属无疑。尚可议者，浮肿，解尿时热气上冲致昏厥之病机有待探讨。胎病流产，多因气血亏耗或肾气虚弱，使冲任损伤；或因房帏无度，郁热攻冲，气失宣化，瘀血阻滞，络脉不通。气郁血阻于胸腹，则胀满而硬，继则四肢浮肿；热郁于膀胱，则气化不行，故排尿疼痛；心无血滋肝，肾无水涵木，肝阳亢逆，浊气上冲，故尿痛而昏厥。所用药中，贵在麝香辛温避秽化气，黄柏入膀胱清热降火，二者伍用，有活血通窍、清降化气的功能。再加上逐瘀凉血之峻剂长驱直入，故化险为夷而奏效。

我体会"怪"病成因多兼瘀血。有精神、情志异常的"怪"病，常与心肝二脏关系密切，临床又往往表现出症状复杂的怪病，也往往具有瘀血指征。这类病变，由情志异常，气机逆乱，引起气血乖戾，常是主要原因外，还可因失治、误治、病久影响生化之源而导致血瘀，或因胎孕产后、外伤等原因导致瘀血停滞，气机失宣，郁滞脉络，着而不去等，最后都可发展成难治之证。唐容川说"一切不治之症，总由不善去瘀之故"，此语确有见地。

潮热过后黧黑貌，温肾通络气血调

黧黑证临床尚属少见病候，历代医籍中也少有记载。《外科正宗》有云："黧黑又名黑奸黯，由肾亏火旺，血虚不荣，火燥结滞或肝郁气滞所致。发于面部，女性多见。"

强某 女，22岁，工人。1987年8月27日就诊。

去年秋金之季，病发高热，其后，病缠绵不愈。9、10月份遂开始四肢及脸部、颈项部，每天潮热、发红二三次，色似殷红。潮热发红隐隐退后，则呈现煤烟熏染状灰黑色，继之四肢、脸部发凉，畏风怕冷，浮肿，关节酸楚，手指屈伸不灵。今年3月又曾发高热1次，体温达40℃，中西医药百治无效。病程经过十一二天，发热征象骤然冰释。经某医院检查报告：血沉100mm/小时，抗"O"阳性，其他化验检查均呈阴性，诊断为红斑狼疮、贫血。

诊见形体消瘦，神色憔悴，少气懒言，倦怠乏力，经常发热低烧，心悸，气短，阵阵头晕痛，但都不治而症状缓解。每天脸部、颈项及四肢发红、潮热后，仍转为烟熏灰色，肌肤甲错不润。夜间出冷汗多，常于夜半鸡鸣前，身发潮热，关节疼痛难忍，身上、颜面肌肤瘙痒，忐忑不安，睡卧难眠。手指缝间及背部有小丘疹似白痦可见，掉头发甚多。解小便泡沫多，酸臭，大便正常，月经史正常，父母否认传染病史。

日晡潮热，一般多发于午后阳中之阴时。该患者体质素虚，来家就诊，正好是午后3时左右。看病尚在询问病史，患者即发潮热泛红、头昏、心悸。当即诊得脉搏沉细而数。听诊：心律齐，心率 100 次 / 分，血压 110/70mmHg，舌质淡嫩，唇绀不润，舌苔滞黄无津。询之口亦不渴。随即躺卧半小时许，病情缓解。观其潮红发热证情与患者主述一致。

细揣病情，患者体质素虚，秋令感伤，恰值夏月发泄之后，病发高热，卫气不得泄越而郁久不解，邪热传里，阳明燥热过盛，太阴营阴不足，造成阳实而阴虚之势。又热极似水，穷必及肾，每多肝肾耗伤，精气被夺。胃气逢夏常呈虚性兴奋而潮红面热，四肢体表亦呈现潮红征兆。久病而真阴亏损，火无水制；又因秋令风、湿、燥邪感之，伏气久恋，下迫伤及肝肾，故阴虚而发热，多表现为午后或夜间潮热。本病例常在五更鸡鸣阴尽阳升之时，阳越升腾，风湿与之相搏而欲得汗解夺路，但欲解而不解，故有皮肤瘙痒、肌肤白㾏。小溲泡沫多，系风湿不为阳气所化之征。

本病以烟熏黧黑之状呈现于体表为特征，又怎么认识呢？盖因风湿伤及阴血，络脉不利而瘀；风湿久恋肝肾，邪毒伤及真阴而阴不济阳，阳为湿恋而虚损，肾脏阴阳平衡失调（肾脏功能失调，机体处于负氮平衡状态），就可出现肾阴虚、肾阳虚的症状。黧黑为湿邪与瘀血聚合、火燥结滞的临床表象，黧黑晦暗实为肾阳虚衰之确征。

综合上述症状及病因、病理思考的分析，本病例属新感秋令燥、热、湿为患。或因病久衍失治，营卫气虚，本病例属新感虚损，酿成的黧黑奇症坏证。法当通络扶阴温肾为主，兼治其科。选方八味、当归四逆汤化裁而观察疗效。

生地 15g　熟地 15g　当归 12g　茯苓 10g　白芍　桂枝 5g　细辛 3g 丹皮 10g　枣仁 12g　山药 5g　泽泻 12g　附片 12g　鹿角霜 20g　蚕沙 15g

药煎成后，加入蜂蜜、童便混合冲服，每日 3 次。嘱服剂后，复诊以观察效果。

　　谁知去后 20 日余不见前来，思及这种少见之症，虽疏方图治，但未敢自信，欲前往病家探访。忽一日，患者随其母来家致谢，称道：服第 1 剂后，症状大减，服完第 2 剂，约 5 天后，日晡潮红发热之症全消。原方继续服用 8 剂，诸症竟然得痊。

王少华

暗 经 治 验

王少华（1929~　），江苏省兴化市中医院主任医师

陈某　女，26 岁。1973 年 8 月 21 日初诊。

有生以来，汛水未曾一潮，当属暗经之列。然而男有精而女无血，二五之精，不得妙合而凝，是以结婚五载有余而犹未孕。平昔腰膝酸软，绕脐腹痛，连及曲骨。脉细，舌淡红，苔薄。因"冲为血海"，隶属于肝肾，数载来叠进滋肾养肝之品，取填补乙癸，即所以调冲脉、充血海，以冀满则溢而经行，岂奈药屡投而效鲜。窃思汛水之潮，除"太冲脉盛"外，尚需"任脉通"，二者不宜缺一。乃遵此意立方。药用如下。

巴戟肉 15g　地黄砂仁 1.5g 拌，15g　杭白芍 15g　菟丝子 12g　甘枸杞 12g　补骨脂 12g　杭白芍 15g　龟甲炙，30g　紫河车 30g　制香附 9g　紫丹参 10g　白果 10 枚

上药服 10 剂后，自觉腰酸有明显减轻，脐腹疼痛亦去其半，惟仍未见月经。原方加全当归 9g，续服 10 剂，临床症状消失，精神健旺，食量增加，嘱仍服第 2 次处方。此方服至第 27 剂时（10 月 4 日），月经首次来潮，色淡，量较少，两日即净。后仍以本方略事出入，于经期前 1 周服药，至经净时停服。先后共汛潮 3 次，色仍淡，量不多，至 1974 年 1 月停经，2 月有恶阻现象，经妇科检查为早孕，后育一男，

现已 16 周岁。

患者年近"四七",乃肾气正盛、阴血充盈之际,竟地道闭塞,月水不潮,服滋肾养肝调冲之品多剂,依然如故,说明病之隐曲处尚未发现。平昔时觉绕脐腹痛,连及曲骨,这与王叔和指出的"少腹绕脐下引横骨,阴中切痛"的任脉为病的见证有吻合之处。且数年来所服药物,基本上未涉及任脉。尽管"冲为血海,任主胞胎",冲任两脉,互依互存,但毕竟各有其主证主药。有鉴于此,我们从 1973 年 8 月接手治疗后,所订方案着眼于三方面:其一,从通补任脉出发,采取《傅青主女科》温脐化湿汤方解中关于"用巴戟、白果以通任脉"的意见。其二,以"形不足者,温之以气;精不足者,补之以味"的经旨作为指导思想,首选龟甲、紫河车等血肉有情之品,且前者善补任脉之阴血,而后者善补任脉之阳气。其他药物,基本上都属于阴阳相配,以冀生化。其三,在使用上述填补药物的同时,又掺入了丹参活血,香附理气。这样,一则改方药中的腻补为通补,避免壅塞腻膈之患,且通补结合,务使补药得尽其用,而成互制互济、相反相成之势。再则在"任脉通,太冲脉盛"的前提下,通过丹参、香附的调理气血,疏通沟渠,为促使月事得下,进而妊子提供了必不可少的条件。

(王卫中 王淑善 整理)

傅再希

梦与鬼交，痰中蛆虫

傅再希（1899~1984），江西中医药大学教授

梦与鬼交二十载，珠兰取根一夕除

年余随江西医科大学迁往吉安青原山。彼地有一石匠之妻，年近四旬，患怪症已多年。自述18岁时，一夕梦一美少年，自言比她大两千多岁，因有夙缘，向她求婚。她此时似梦非梦，不敢推辞，遂行婚礼。宾朋满座，皆不相识，锣鼓喧天，觥筹交错，满房家具，红漆灿灿，而他人皆无所见。自后每夕必来，相与缱绻，带来佳果珍肴，更不必言。翌晨后，则一切如常。其父母忧之，为其择婿，欲借此以断其往来。殊不知自嫁之夕起，其夫即不得近其身，若欲强行其事，则撕打怒骂，令人不得安生，白天尚可料理家务，至夜则入魅境，其夫虽在同床，亦听其狎渫声，不能出一言制止，甚为苦恼，因此精神备受挫伤，竟成阳痿。凡此已近20年，从未生育。闻知江西医科大学迁来吉安，乃来求医。初在门诊妇科治疗，后被收入精神科住院。住院期间，亦是如此，服药打针，不见效果。

彼时余住在精神科楼上，该科护士龚某告知此事，问有无办法？

余曰："文献中曾有记载，可试治之。"遂邀余往视。观其容色，面黄肌瘦，候其寸口，三五不调。余乃私告护士，入夜以前，以治他病为名，取珠兰根塞入患者阴道，不告知病者以实情，可望治愈。适逢本院花圃种有珠兰，护士遂按余所嘱，取新鲜珠兰根洗净，略为捣碎，用纱布托住而不包紧，以妇科检查为名，塞置患者阴道中。次日患者曰，是夜梦中男子来时，用鼻子前后嗅了几遍，怒斥她曰："你听了坏人的话，想用药毒死我，我与你缘分已尽。"遂忿然径出，自后即未再来。近20年难以驱除的怪病，一旦遂绝。其夫阳痿，服药亦见好转，夫妻感情渐复，远近莫不称奇。

此症即世俗所谓"狐魅"，民间都认为是狐鬼作怪，不求医药。其实是一种病症上的幻觉，可以用药治疗。《本草纲目拾遗·珠兰》条下云：张篁壬云：中条山有老道士，教人治狐魅。有一女子为雄狐所祟，教以用珠兰根捣烂，置床头，俟狐来交时，涂其茎物上，狐大嗥窜去，次日野外得一死狐。道士云：此根狐肉沾之即死，性能毒狐，尤捷效也。"此段文字，初看好像荒诞可笑，未必可信，不知其中实有科学的内容可取。今天我们用辩证唯物主义思想来指导分析，所谓"狐魅"是一种迷信的说法。但是，如此等幻听、幻视、妄想的现象，临床中却是客观存在的，治疗方药也确有效果。不过限于历史科学条件，中医还解释不了这种临床现象，更不能从药理的角度，阐明其效验机制，因而被道士所利用，蒙上迷信色彩，以显示道术之灵。后学者不加深究，概认为糟粕，故虽有治法，未曾留意，甚或嗤之以鼻，摒去不用。不知剥去其迷信的外衣，则为朴素的临床经验总结，上述石匠之妻，即是明证。药中肯綮，如鼓应桴，医中之妙，有如此者。

余后阅《敬信录》亦见载有治狐魅方，云："用梧桐油搽阴处自去，或用珠兰根搽之。"可见用珠兰根治疗此病，前医亦已用过，至于桐油是否有效，未经试用，不敢断言，并记于此，以示后学。珠兰与茉莉不同，不可误用。珠兰在植物学中属被子植物门，双子叶植物纲，原始花被亚纲，金粟兰科植物，学名金粟兰，其花极香，茶厂取之，与茶同焙，名珠兰茶。

痰中蛆虫非痨瘵，乌梅丸汤效验彰

吾乡杨有元之妻，患洒淅寒热，咳嗽痰沫，不久痰中出现蛆虫，蠕蠕活动，百治无效，骨瘦如柴。人多谓是痨，亲人亦不敢与之接触。后求治于老师李圃孙先生。先生诊之，笑曰：非痨虫也。乃处以乌梅丸方，不数剂而愈，远近俱以为神。迟十余年，先师已去世，此病又发，乃求余为之诊治，出示先师昔日原方，即乌梅丸作汤剂服，不曾加减一味。余遂照抄一遍，亦未加减，嘱其遵服，亦数剂而愈。可见乌梅丸之疗效，不仅限于吐蛔一端，其他虫证，推广用之，亦能有效。

痨瘵之病，见于古代方书，谓为痨虫所致，有尸疰、骨蒸、淹殗、伏连诸名目，死后传染骨肉亲属，常至灭门，可能古时有这种慢性传染病，不可尽谓无稽。惟《道藏》中所传《上清紫庭追痨仙方》画出六代痨虫变化形状，颇涉怪诞，似为方士妄造，不足信也。其图说转载于王肯堂《六科准绳》中，因之世俗相传。对于肺结核患者，仍谓是痨虫所致，死后多用油煎鸡蛋掩其口，云可诱使痨虫入鸡蛋内，免至飞出害人，殊可嗤笑。但现代教材中亦有瘵虫之说，不见有虫，而于肺痨方剂之中加入杀虫之药，似不符合临床实际。须知肺中生虫，虽事所恒有，如杨有元之妻，即其显例。但其虫不是古代所说的尸虫、瘵虫，与《紫庭仙方》所绘形状显然不同，其症状亦与痨瘵显有区别，不可附会古书而谓其同于传尸瘵也。

（傅幼荣　整理）

张珍玉

阴茎勃起痛，温肾暖肝平

张珍玉（1920~2005），山东中医药大学教授

刘某 52岁，男，干部。1957年5月来诊。

自诉阴茎勃起后，向上弯曲，疼痛难忍，不勃起则不痛，夫妻不能同房。平日清晨阴茎勃起亦如此，已2年余，经多方医治都不见效。询之，则云腰部有冷坠感，且阴囊周围亦有凉感。饮食正常，大便无异常变化，惟小便夜尿较多，余无所苦。诊其脉沉细而弦，舌被白薄苔，舌质正常。

外生殖器为肾之外候，又是肝经经脉所过之处。细考此证乃为肾阳衰，寒湿内生，波及脾肝所致，故兼有肾阳虚证。《素问·至真要大论》中之病机十九条肾脏病机指出："诸寒收引，皆属于肾。"故本证以阴茎收引疼痛为主症。

《金匮要略·五脏风寒积聚》篇中所指出的肾着病与此症颇相符合，本方原为温中散寒、健脾燥湿之剂，所以能治肾着病，尤在泾在《金匮心典》中说："甘、姜、苓、术辛温甘淡，本非肾药，名肾着者，原其病也。"所谓原其病，即病源在肾，虽病在肾而其症在阴茎，故尤氏又说："然其病不在肾之中脏，而在肾之外府，故其治法，不在温肾以散寒，而在燠土以胜水。"遂处方肾着汤加胡芦巴，3剂而愈。处方如下。

甘草 6g　　干姜 6g　　茯苓 9g　　白术炒，90g　　胡芦巴 9g

水煎 2 次，令作 2 次温服，每日 1 剂。

盖寒性收引，乃为肾病，由于脾阳根于肾阳，温中散寒、健脾燥湿正所以救肾阳。肾寒肝亦寒，波及经脉，故阴茎收引而疼痛。胡芦巴温肾暖肝，温而不燥，守而不走，能温肾阳以暖肝，寒湿祛，收引回，其病因之而愈。收引与拘急略同，收引因寒而颤动，拘急因内风而颤动，前者宜温中散寒，后者当息内风，以此为别耳。

秦进修

房后苦痛难启齿，识破病机症非奇

秦进修（1918~　），河南中医药大学教授

1971 年余曾治一女性患者王某，36 岁。当时病人偕其夫一同前往求诊，自认为得了"稀罕病"，难以启齿，便由其夫代述。患者 3 年来，每于房事之后，小腹疼痛如绞，腰痛如折，要卧床休息二三天，平时无明显症状，惟夜尿甚多。由于疾病的折磨，夫妻不能房事，带来了感情的不悦，异常痛苦。曾多方求医，服中药达数百剂，病仍不减，且渐觉心慌，少气无力，不敢吃陈皮、山楂、大麦之类药物，服这些药物后就感到心慌、少气更甚。观其舌淡胖嫩无苔，诊脉沉细无力，两尺尤甚。证属命火不足，中气虚弱。故拟处方如下。

熟地 24g　山药 12g　山萸肉 12g　泽泻 9g　丹皮 9g　茯苓 9g　附子 10g　肉桂 10g　黄芪 30g　党参 30g　菟丝子 30g

5 剂后患者来述病情大减，已能房事。遂令继服 15 剂，病告痊愈。因念此病颇为痛苦，嘱其再服原方 50 剂，以防复发。后访 14 年未发作矣。

治疗奇症，关键是如何正确掌握和运用中医的辨证方法，去分析和判断发生疾病的主要矛盾，即主要病机。然后以主病机为线索，步步深入认识疾病的本质，如此则奇症不奇矣！有些医者治病善于把疾病往书本上套，借以判断是何病、何证、用何药，遇到了奇症便不知

如何开口动手。上述王案，自觉平时无恙，房事之后则发病，系房劳伤肾。再参以舌脉，不难看出病机，关键是肾亏，命火不足。肾气素虚，复因房事耗气损精，则肾中阴阳俱亏；腰为肾之府，府中空虚，无以温煦濡养脉络则腰痛如折；元阳不足，不能温煦腹中筋脉，络脉拘急，故腹疼如绞；气化失守，固摄无权则夜尿频作。先天病久累及后天中气，复以杂药乱投，徒伤胃气，使患者中气渐虚。如此纲举目张，竖子无遁，奇症可愈矣。

在辨证准确的基础上，如何精当有效地使用药物也是治疗奇症的又一关键问题。由于奇症常易出现一些错综复杂或彼此似乎没有联系的症状，所以医者应当在辨证的基础上，针对疾病的主证进行治疗，用药宜精宜专，所谓捣其中坚，使邪气离散无所统，而众悉溃。不可广络原野，杂药乱投。对于患者王某的治疗，用肾气丸补肾气益命火，用菟丝子"治男女虚冷，填精益髓，去腰疼膝冷"(《药性论》)。原方加黄芪、党参培补中气，诸药合用，功专而力峻，不止疼而腹疼腰痛皆愈，奇症消矣！

（张世民　整理）

刘选清

暴喑症，缩阳症

刘选清（1921～　），汉中市中医院主任医师

　　奇症者，奇特罕见也。凡为医者，在其医疗实践中，总是难免会碰到一些奇难杂症的。这类证候，或来势凶猛，致使医者束手无策；或千奇百怪，症状奇特，规律难寻，治疗颇感棘手。加之文献无载，先贤未及，临证时全凭医者扎实的基本功，独立思考，辨证施治，遣方用药，以求一战而胜，解除病痛。50年来，余在实践中接触到部分奇难杂症，有治愈的，有未效的，成功或失败都有经验可汲取。现就曾经治疗的几例奇症，谈点体会，以供参考。

暴　　喑

　　医者临诊，无论其症状如何奇特，但只要有症状可辨，追根求源，寻求病因，以明其本，从本治之，则多可获效。曾治一暴喑患者，举述于兹。

　　庞某　男，44岁，职工。1962年元月16日初诊。

　　病史：失语4月余。4个月前，因情志大伤，突病暴喑，不能言语。然听力正常，言谈交往，需借助于书面文字。病后虽多方求医，中西并进而罔效。患者焦虑不安，苦恼非常，以致胸胁不舒，眠差梦

多，纳食无味，大便微干，小便略黄，面色无华，精神萎顿，忧郁烦躁，舌偏红，苔薄黄欠润，脉弦数。据舌脉见症，处方如下。

柴胡 3g　白术 3g　薄荷 3g　细辛 3g　菖蒲 3g　青皮 6g　蝉蜕 6g　郁金 6g　山栀子 9g　连翘 9g　茯苓 9g

水煎，日分 3 服。连诊 3 次，除仍不能言语外，其余见症均已解除。遂改用针刺治疗，取哑门穴，捻转进针，平补平泻，启针时有意强刺激，患者急呼"痛"！顿时语言恢复而痊愈。

暴哑失语，不同于先天聋哑人。其区别在于暴哑既无声，又无语，但听力正常。而先天聋哑人则虽有声而无语，且合并耳聋，故有"十哑九聋"之说。本案起病于情志所伤，久治未愈，且有胸胁不舒，眠差多梦，便干溲黄，忧郁烦躁，舌红苔黄，脉弦数等一派气郁化热的症状。《灵枢·杂病》篇有厥气走喉而不能言之论。厥气者，肝也。情志不舒，厥气上逆，结于喉窍，而致无语，实属致病之本，失语确系其标。标本既明，从本图治，乃治病必求其本之要旨所在，故获奇效。

缩　　阳

表证者，恶寒发热也。然临床中，有表证未解，里证又起者，亦有表里同病者。如何辨析清楚，是治疗疾病成败的关键。

曹某　男，农民。1963 年 5 月 30 日初诊。

病前，尚在田间劳动，并无恙疾在身，午后觉天气闷热而去水库洗澡，回到家中仅数小时，即暴病在身。寒战发热，覆盖两床棉被，仍全身颤抖，并可闻及牙齿撞击声。继则小腹急痛，四肢逆冷，阴茎抽动而痛，并有向腹内收缩感，且面色青，口唇紫，小腹痛而拒按，舌淡紫，苔薄白，脉沉而紧。如此暴病，极似房事感邪的阴寒证。为取佐证，遣使其母询问其妻，妻认允曰："洗澡前午休时又交媾过。"至此病因已明，诬属精气暂夺，骤寒所乘，邪阻少阴。投以麻黄附子细辛汤加味，温散寒邪，破阴回阳。

麻黄 9g　附子 30g　细辛 9g　干姜 15g　桂枝 9g　吴茱萸 9g

连用 4 剂，诸症悉平而病瘥。

此症虽奇特少见，但只要详审病因，熟知医理，则并非难治。《伤寒论》第 301 条曾以"脉沉""反发热"立论，被历代伤寒论研究家公认为是"太少两感证"。其病多因素体阳虚，寒邪外中，直驱长入，必有肾精外泄，精气暂虚，骤寒乘袭少阴之患，乃属其变。医其应知常达变，方可百无一失。本例因于房事精泄，骤寒冷浴患病，若拘泥两感无"阴茎抽痛"之症，则必然误入歧途。况且少阴之肾，开窍二阴，精气外夺，寒邪内阻，亦当有之。今外现寒热之表证，内有脉沉、小腹拘、阴茎内抽之里证，实属表里同病之两感证，投以麻黄附子细辛汤激发，重用附子，增入姜、桂，以破阴回阳；麻黄、细辛、桂枝，则外解表寒功著；加吴茱萸引姜、桂、附、辛直达少里证病邪所在，表解里和，病当自愈。然此证辨证的关键，在问出隐情，否则不可贸然行事。此等大辛大热之品，若非阻少阴之证，则下咽必成燎原之势，切记慎之。

（刘宗明　整理）

乔仰先

幼女早熟治从肝肾，男童手淫降火当先

乔仰先（1914~？），上海华东医院主任医师

所谓奇症，谓奇不奇，任何疾病的发生、发展都有其相应的一定规律，正如《内经》所谓"有诸内者，必形诸外"，此有助于开启少见病、疑难病的治疗思路。善治者，虽无成法可循，但若抓住其主要环节，举一反三，以自己熟悉的治疗，去解决并不很熟悉的问题，多可迎刃而解。

小儿早熟、手淫，作为一种异常的身心发育，中医古代文献未见此类记载，近代文献亦鲜有报道。乔老师凭其50余年的丰富临床经验，细察症情，辨证施治，治疗该类患儿2例，取得满意效果。

幼女性早熟

郑某，女，4岁。1986年11月21日初诊。

昨日发现阴道出血，色红，量不多。两乳房增大，扪之有块。已在上海市某医院检查。视患儿身高、体重均与一般儿童无殊，乳晕无着色，亦无阴毛及腋毛生长，外阴幼女式。二便调，食欲可，舌质红，苔花剥，脉数。证属肝郁痰凝，肾阴不足，先拟疏肝化痰、益肾止血为法。

春柴胡 5g　夏枯草 15g　半枝莲 12g　赤芍 9g　生熟地各, 10g　山药炒, 15g　甘草炙, 5g　红枣 15g

服用 7 剂。

二诊（11 月 28 日）：本月 20 日阴道出血，5 天后即停止，余症同上。经某医院检查，诊断为"假性性早熟"。上方加山慈菇 3g、冰球子 4g、海蛤壳 20g，续服 14 剂。

三诊（12 月 15 日）：乳房大小已正常，块物显著消散，尚剩极小乳核，舌苔薄，脉细数。上方去山慈菇（因药源紧张），加用益母草 9g、牡蛎 20g，海蛤壳改为 20g，益以蔻仁 1.5g 和胃。

后用三诊方随症加减，调理至 1986 年 12 月 26 日停药，计服中药 42 剂，诸症悉平。1986 年 6 月 1 日、1989 年 10 月 10 日及 1990 年 3 月 1 日随访，患儿无特殊不适，阴道出血未见，乳房正常大小，乳核消失。

本例病人，中医辨证当从肝肾着眼。成人乳癖，治多疏肝化痰，活血消坚，该患儿尽管年幼，但症情相似，在无先例可循的情况下，即沿用此法。又阴道出血，初诊时以生熟地益肾凉血以止血，药后 5 天即止，后也未发，故治疗之着重点在于乳房增大和扪及块物。柴胡配夏枯草以疏肝；活血用赤芍、益母草；软坚消坚以半枝莲、海蛤壳、冰球子、山慈菇、牡蛎等品。海蛤壳、牡蛎软坚为常规用药，而半枝莲、冰球子、山慈菇，本为抗癌常用之药，取上药以化痰消肿，散结软坚，仅 21 剂，乳房即见缩小，乳核亦消散。继续守方调治，竟获全功。

4 岁幼女，阴道出血，乳房增大，并扪及块物，实属少见。究其病因，西医谓之"性早熟"，而未明原因。所谓"性早熟"，西医学认为有真性假性之分。真性早熟，是谓"木已成舟"，过早进入青春期，貌似发育迅速，其结果往往是发育成熟早，体格显著落后于同龄正常儿童，其治疗也颇为不易。先生近来又治一9岁女孩，乳房发育如成人，伴有不规则之月经。女孩正常发育年龄大约为12~13周岁，该女孩提早进入发育期，尽管其本人和父母颇不愿意，但欲推迟其发育，缓止其月经已不可能，只能调理其月经，使其规则而已。而假性早熟，虽病因复杂，其中部分应该有治疗余地，且愈早愈好，如使用激素类药物治疗多有副作用。而中医药辨证施治可收同样功效且无副作用。

男童滥服花粉致手淫

马某 男，5岁。1988年2月25日初诊。

患儿母亲代诉：1年来患儿阴茎时有勃起，常以手抚弄并俯卧床上摇动臀部，性情烦急不安。面色不华，食欲不佳，腹中时痛。舌质红，苔薄，脉弦细。1年前曾常用花粉冲剂，量不详。查患儿，未见阴毛及腋毛生长，身高、体重、智力与阴茎、睾丸大小和同龄发育正常小儿相仿。此为饮食不当，盲目进补，伤及小儿稚阴。又兼有腹痛、纳呆，考虑可能兼有虫积，证属肝旺肾亏，相火亢动，兼虫积为患。先以疏肝滋肾、清降相火及驱虫法治之。同时，嘱咐患儿父母切勿责骂小孩。拟方如下。

春柴胡 5g　山栀炒, 6g　大生地 12g　山药炒, 15g　山萸肉 6g　云茯苓 12g　肥知母 6g　杭白芍 15g　甘草炙, 9g　使君子 12g　焦楂曲各 12g

服用 7 剂。

二诊（1989年3月4日）：药后腹痛减，食欲转佳，大便曾有一次排出蛔虫。但阴茎勃起、以手抚弄等现象仍如前，舌质红，苔薄，脉细数。守前法加重清泄相火之品，以缓缓图之。

春柴胡 5g　杭白芍 15g　甘草炙, 9g　山栀炒, 6g　肥知母 12g　川黄柏 12g　山药炒, 15g　生熟地各 15g　山萸肉 9g　云茯苓 12g　焦楂曲各 12g　砂仁打, 2g　车前子包, 15g　使君子 12g　雷丸 4g

服用 14 剂。

三诊（1989 年 3 月 18 日）：近 2 周来，未见阴茎勃起及用手抚弄等现象，胃纳佳，腹痛未作，大便调。舌苔薄，脉濡。原方既效，效不更方，嘱坚持服药。以二诊方药加减调治，至 1989 年 6 月 17 日停药，共服中药 70 剂余，诸症俱消失。

1990 年 2 月 2 日随访，患儿面色红润，精神振作，食欲大增，腹痛不发。阴茎勃起及用手抚弄等现象自 6 月 17 日以来已 8 个多月未现，患儿父母感激异常。

本例患儿，据其症状，似应属西学所谓的"小儿手淫"一症。西医学将此作为小儿的一种不良习惯来处理，认为本病引起的原因大致有湿疹、包茎、包皮过长、蛲虫病等局部疾病引起局部瘙痒感，幼儿多因这些而酿成"手淫"习惯。结合本例患儿，既未有会阴或肛门瘙痒（主诉大便排出的是蛔虫），也未见包茎、包皮过长和湿疹等，故如果将其病因归结于寄生虫等局部疾患，似较勉强。本例患儿"手淫"的原因是由于长期服用花粉制剂所致。目前市面所售蜂王浆、花粉等滋补药品，含有激素类物质，小儿稚阴稚阳、易虚易实之体，过早服用这类补品，是"拔苗助长"，破坏了小儿的阴阳平衡，导致"相火亢旺"，出现某些性欲亢进之征象，西医学称之为"手淫"，如统属中医学广泛意义上的"过早发育"比较合适。不论是"性早熟"之疾，还是"手淫"之不良习惯，作为异常的身心发育，在临床上见到这些征象都应予以治疗。

根据患儿父母所提供的症状，进行辨证论治，乃"肝旺肾亏，相火亢动，兼有虫积"。所谓肝旺，指肝经有热，肝火内盛；肾亏指肾阴亏虚，阴阳失衡。肝火亢旺，子病及母，必劫伤肾阴。肾阴不足，水不涵木，又致肝旺无制，两者相互为患。遵丹溪先生"相火寄于肝肾二部"之意，欲降相火先治肝肾，故立滋肾疏肝以降相火之法。方取知柏地黄丸出入。方中泽泻代以车前子，此乃先生独运之匠心。车前子，甘、寒，入肝肾诸经，有清肝之用，故与清相火之品为伍时，车前子较泽泻更胜一筹。《灵枢》云："肝足厥阴之脉……循股阴入毛中，过阴器……"肝经有热，则阴茎易起，且性情烦急，常喜用手抚弄阴器。今以车前子配山栀，可清肝经之热，有助于阴器恢复常态。益以柴胡、白芍疏肝柔肝，合知母、黄柏、地黄、山萸肉等清相火、养肾阴之品，可使肝旺得平，肾阴得充，性欲亢进及性情烦急之征得除。鉴于苦寒之品颇多，服用既久，易伤小儿脾胃，更应从先贤"小儿脾常不足"之训，故方中用楂曲、砂仁配炒山药以健脾和胃。先生于脾胃病证也颇有心得，平素喜用砂仁、蔻仁配焦楂曲、炙鸡内金或炒麦芽以开胃和胃。认为脾胃不败，方能健运助食，使患者坚持服药。尤其小儿，脏腑娇嫩，岂可因治此疾而引他疾？顾此失彼，医之大忌。正如李中梓所云"胃气一败，百药难施"，此不可不知也。

中医学虽无"性早熟"及"小儿手淫"这类名词和相应记载，但对人体正常的生长、发育及衰老过程有着精辟的论述。《素问·上古天真论》云女子"二七而天癸至，任脉通，太冲脉盛，月事以时下……"，男子"二八，肾气盛，天癸至，精气溢泻，阴阳和，故能有子"。这里的"肾气盛""天癸至""月事以时下""精气溢泻""故能有子"俱为正常的生理发育现象，并且这些现象的出现是以"二七"或"二八"作为年龄界限的。西医学所论及的男女发育年龄，虽与此不尽一致，但应该有一个共同点，即发育年龄与这样一个正常界限不相符者，皆视为病态，超过者为发育迟缓，提前者为过早发育。

本文所介绍的 2 例病案，患儿都远距发育年龄，却提前出现了某些发育及性欲亢进的征象。其中第 1 例患儿，经西医学检查，确诊为"性早熟"。另1例虽未经确诊，但就其征象而言，属中医"相火亢动"范围。况且使用清泄相火的知柏地黄丸加减治疗，取得满意疗效，以方测证，足见该例患儿"相火亢旺"一证成立。虽同时也有虫证，但排出的是蛔虫而非蛲虫，该小儿为男性，且无肛门或阴部瘙痒不适之诉，可知本患儿引起"手淫"的原因不是寄生虫，而是由于服用花粉导致了机体阴阳的不平衡（体内性激素水平相对升高），出现了"肾阴不足，相火亢动"的征象。该患儿的症状，可作为广泛意义上的"早熟"来认识。

治疗时，首先容易考虑到的是"肾"这一环节。肾作为机体的生长、发育、生殖、衰老整个过程的主要生理环节，当机体的生长发育出现畸形时，便首当其冲地成为发病的主要病理环节。又乳房、外阴与肝相关，且相火为肝肾所藏，所以把肝、肾作为两个主要的病理环节，可谓"切中肯綮"。结合辨证，病机为"肝旺（肝经有热、肝郁痰凝）、肾亏（肾阴不足）→相火亢动"。具体施治时，又根据症情，各有侧重点之不同。如前例，其阴道出血（尚不能确定为正式月经）5天即止，后主要着重点在于疏肝消块，活血软坚。值得提出的是，王肯堂曾云："妇女童幼，天癸未行之间，皆属少阴；天癸既行，皆属厥阴；天癸既绝，乃属太阴经也。"后人遵此逐渐形成了"妇人童幼从肾治，成人从肝治，绝经后从脾治"的观点。先生却一反常规，四岁幼女，治重疏肝化痰，活血消坚，而略顾肾元，也取得满意效果。这说明，妇人童幼时不仅可以从肾治，也可以从肝治或从肝肾论治。对此，先生解释道，小儿脏腑"肝常有余"，且小儿情志致病（肝郁）亦非少见。治肝与治肾孰轻孰重，只能视病情而定，岂可一概而论。

（赵卫　整理）

张羹梅

怪病未必皆治痰，难症更须求其本

张羹梅（1905~？），上海中医药大学附属医院主任医师

益肾泻火治愈啮舌

王某 男，60岁。

睡眠中，不自觉咬舌，下颌关节时有活动不利。病已半年，经中西医多方治疗无显效。舌边尖红，苔薄腻，查其脉弦数，拟清心火为治。

川连 3g　黄芩 9g　黄柏 9g　生地 12g　山栀 9g　木通 4.5g　连翘 9g　莲子心 2g　生薏苡仁 12g　六一散包，18g

二诊：上药服 3 剂后不效，思怪病莫忘治痰，于前方加礞石滚痰丸（分吞）9g、制南星 4.5g。3 剂。

三诊：下颌关节活动好转，啮舌同前。脉弦，苔薄腻，改用益肾法为治。

生地 12g　龟甲 12g　川柏 9g　知母 9g　仙灵脾 20g　菟丝子 12g　怀牛膝 12g　赤芍 9g　丹皮 9g　茯苓 12g　甘草炙，3g

四诊：服 4 剂后，啮舌已好转。舌干，舌中裂，脉弦。前方加川石斛 18g、鲜茅根 30g，再服 4 剂。

五诊：啮舌止，偶有头痛。前方加石决明 30g，续服 7 剂，诸症

均除。

喵舌一症，西医各科书籍未见记载，近代中医文献也罕有报道。此例先以"心火上炎"论治不效，续以怪病多痰论治，又少效。据《证治准绳》载："……少阴气至，则喵舌；少阳气至，则喵颊；阳明气至，则喵唇矣。视主病者，则补之。"本例喵舌属肝肾不足，血不养筋，则关节活动不利；水火不济，则阴火上冲。遂以补肾泻阴火之法治之，4 剂见效，8 剂该症已除，终获痊愈。

疏肝宽胸法治愈食管裂孔疝（恶心呕吐腹泻）

沈某 女，60 岁。

症见：脘腹不舒，伴恶心呕吐，腹泻，每月发作一二次。舌苔薄腻，脉弦细。病已 8 个月余，外院 X 线摄片检查诊断为"食管裂孔疝"，用中西药物不能制止发作。中医认为此病为肝郁气结而致。盖肝为刚脏，喜舒畅调达，肝气失疏，郁而气结，疝气乃成。方拟疏肝理气、宽胸解郁为治。

全瓜蒌 15g　薤白头 9g　全当归 10g　赤白芍各 10g　旋覆花 9g　代赭石 30g　川楝子 9g　延胡索 9g　橘核 9g　荔枝核 9g　吴茱萸 3g　生甘草 3g

服药 4 剂后，矢气多，脘腹舒畅。共服 30 余剂。随访 5 个月余，食管裂孔疝未再复发。

食管裂孔疝是指部分胃囊经正常横膈上的食管裂凸入胸腔。发作时多伴嗳气、恶心及胸脘区疼痛感，可伴发上消化道出血。西医内科无特效治疗方法，外科手术复发率较高。本例以白芍、川楝子、延胡索、橘核、荔枝核疏肝理气；旋覆花、代赭石和胃降逆；赤芍、当归活血养血；全瓜蒌、薤白头理气宽胸止痛。使肝气得疏，气机舒畅，则疝气自解。

补中益气法治愈食管憩室合并胃下垂（呕血腹痛）

张某 女，24 岁。

6 年来，腹痛反复发作，经常有呕血，据钡剂造影示：食管中段憩室，胃下垂，胃小弯在盆腔内。经药物及组织疗法等治疗无效。苔薄腻，脉无力。证属中气不足，脾失健运。中气下陷，腹乃胀痛；脾不统血，则呕血频作。法拟补中益气为主，气壮则腹胀消，脾健则血自摄。

党参 12g　黄芪炙，18g　全当归 9g　白芍炒，12g　焦白术 9g　茯苓 12g　甘草炙，3g　升麻炙，4.5g　三七粉分吞，3g

二诊：前方服后半月，自觉较安。腹仍有胀感，饿时稍安，曾呕血 1 次，苔薄脉细。予原方 4 剂。

三、四、五诊：治疗 2 个月后，呕血止，食后略有脘腹胀感。前方加香橼皮 6g。3 个月后食管钡剂复查：憩室消失，胃仅下垂 3cm。改用下方，以善其后。

党参 9g　黄芪 12g　当归 9g　白芍 9g　柴胡 3g　升麻 4.5g　白术 9g　茯苓 12g　甘草炙，3g　瓦楞子 30g

一般食管憩室证候不多，在增大时可产生梗阻及吞咽困难、不适、疼痛，局部并发症有炎症、溃疡、出血、穿孔等。西医除了在有严重证候或并发症时予手术切除外，无其他治疗方法。依临证经验，以解除各种兼症治其标，投以补托之品治其本，从而恢复其食管正常功能。若为牵引性者，宜加软坚化痰之品。本例诊断明确，且伴有炎症及反复呕血等并发症。张老以党参、黄芪、白芍、当归等补益气血；以白术、茯苓、甘草协助健脾；三七止血；升麻为胃之引经药，又有清热解毒之功，促使药物达病之所在。

本例于 3 个月后复查，不仅食管憩室有改善，且重度胃下垂亦缓解。

蒋日兴

多 骨 症

蒋日兴（1912~？），桂林市中医院主任医师

某 65岁，1946年秋初诊。

数月前患大热病，经治愈后10余日，于左下腭臼齿部突然长出横牙一颗，其利如锋，直插舌底，致口舌俱肿，饮食张口均感困难，先后数次前往请牙医拔除，或以砂轮磨平，或自行折断，但不越旬日复出如故。后在某医院牙科拟手术治疗，临手术时方知患者出身显赫，且年事已高，惟恐手术失败而遭横祸，不敢手术，嘱患者另请高明。患者知我家传六代中医，延余诊之。

诊见其左下腭臼齿部有一骨片，直抵左舌根部，致腭部及舌根肿硬疼痛，张口困难，吐字含糊不清，同时患者出示其本人用手折断之骨片与余观之，为长约15mm、厚约3~4mm之骨质物。询其病情，知其眠差易惊，心悸不宁，夜间咽干但不欲饮，大便尚可，每溺时必发晕厥，若平卧片刻，将其溺分数次排出方可避免。其脉虚大，重按无力，两尺尤甚，舌质稍淡黄。此罕见之证也。余细度之，《内经》云："肾主骨""肾为先天之本，司二便。"又云："齿为骨之余。"今肾元不固，虚火上炎而牙齿松动，或生多骨，在下则小便失禁或溺时晕厥。法当温固肾阳，引火归原，针灸与汤药并用。拟方金匮肾气丸加牛膝。

附子15g　肉桂6g　熟地黄20g　牡丹皮6g　山药12g　茯苓10g

山茱萸 10g　牛膝 12g　泽泻 6g

针合谷、肾俞。直接灸气海、关元、三阴交、女膝（经外奇穴，位于足后跟部正中白肉际）。

患者久病知医，往昔群医皆投大剂石膏清热之品，而今见余以附桂投之，惊诧而色变，不欲服之。吾反复解释，此证以溺时晕厥、至夜咽干而不欲饮、其脉虚大、重按无力、两尺尤甚为辨证要点。患者仍甚狐疑，吾则退而告之："汝如恐生变，可以此剂含于口中，倘无不适则咽之，如有变则吐之亦未晚也。"患者将信将疑，果将汤药含于口中，徐徐呷服。次日自觉横牙不复锋利如前，且能少许进食。继服上方 10 余剂，并施以针灸如前法，以竟全功。此后横牙自消，不复长出矣。

上证极为罕见，患者病愈后，曾乞名手书"世代名医"四字并详书其病证及治疗过程，勒之于匾，悬于吾门楼之上。且患者妻至今健在，尚屡向乡间提及此事。折断之横牙纯系骨质，何故经治疗后自行消退？吾业医 50 年余，至今犹未尽解。中医学认为，肾气虚弱，或因生疮日久，或失治复遭寒邪侵入，与脓毒凝结，借人之气血化成多骨，多见于腮、腭、牙床、眼胞、颏下等部位。患者溺时晕厥，其脉虚大，重按无力，两尺尤甚，且年逾花甲，说明肾气已虚。虽症见患处肿硬疼痛，张口困难，亦非实证，乃肾元不固，虚火上炎故也。群医不辨，投以石膏清热之剂，实为假热之象所蒙蔽。吾独以温固肾阳、引火归原法治之而奏全功。

（蒋建成　整理）

丁济南

血栓性血小板减少性紫癜案

丁济南（1913~2000），上海交通大学医学院附属医院主任医师

血栓性血小板减少性紫癜，亦称血栓性出血性紫癜，是一种以微血管病性溶血性贫血、血小板减少性紫癜、神经系统症状、肾脏损害以及发热为主要特征的一种罕见的病症。其病因与发病机制至今未明，可能是一种多因性疾患，与机体对药物的反应、药物和毒物对红细胞与血小板的直接损害、病毒感染、免疫因素以及某种血浆因子缺乏等有关。至今国内对本病治疗效果不显，病死率极高。余在1982年曾治验一例，现介绍如下。

张某 男，43岁。8月30日会诊。

自诉口腔渗血6天，伴尿血、便血、皮肤出血2天。在1982年8月18日拔牙后，伤口渗血不止，翌日畏寒发热。经治体温转常，但渗血未止。22日全身皮肤出现散在性出血点，伴血尿、便血。查尿：蛋白（++++），红细胞（+++），白细胞（+），管型2~4/高倍视野。大便潜血（+++）。血常规：红细胞2.92×10^{12}/L，血红蛋白80g/L，白细胞5.3×10^9/L，血小板28×10^9/L，血浆副凝固试验阳性。凝血酶原时间测定，16.8秒/13秒。白陶土部分凝血活酶时间测定，49秒/39秒。凝血酶时间测定，54秒/17秒，加甲苯胺蓝纠正14秒。优球蛋白溶解时间测定，＞120分，未完全溶解。拟诊弥漫性血管内凝血，原因待

查，于 24 日住院。26 日患者出现精神神经症状，烦躁不安，神萎不语，意识蒙眬。28 日神志深度昏迷，抽搐，两眼向右上侧凝视，曾有颈项强直，四肢肌张力时高时低，双侧病理反射阳性。血涂片，成熟红细胞的形态：成熟红细胞淡染区扩大约（+），大小不一（+），易见异常红细胞及红细胞碎片，异常红细胞占 20.6%，血小板 24×10^9/L。确诊为血栓性血小板减少性紫癜。

8 月 30 日邀余会诊时，患者神志昏糊，兼有抽搐，身热（37.7℃），喉中痰鸣，苔薄腻，脉大滑。急则治标，先以益气摄血、清热开窍祛风为治。

党参 15g　升麻炙，3g　生地炭 15g　藕节 15g　龙骨煅，12g　远志水炙，3g　牡丹皮 9g　防风炒，12g　石菖蒲 9g　地丁草 15g　紫雪散 6 支，日服 2 支

3 剂后随症加减，去紫雪散，加安宫牛黄丸、羚羊角粉、水牛角、炒荆芥、蜣螂虫。呃逆频作加公丁香；痰湿重加苍白术、制川朴、陈皮、姜半夏等。10 剂后抽搐改善。17 剂后，深度昏迷已 19 天的患者神志清醒。连服 50 剂，热退，便血、尿血、皮肤出血止，仍神疲乏力，下肢酸软，苔薄，脉细弱，以调理气血善其后。

党参 9g　生地 9g　丹参 9g　京赤芍 9g　远志水炙，3g　石菖蒲 9g　枸杞子 9g　夜交藤 9g　枣仁炒，9g　生甘草 3g

12 月 2 日查尿常规：蛋白少量，尿糖（-），红细胞（-），白细胞少。血常规：红细胞 3.40×10^{12}/L，血红蛋白 98g/L，白细胞 7.315×10^9/L，血小板 176×10^9/L。患者于 12 月 10 日治愈出院。随访 6 年余，未复发。

本病属"血证""发斑""虚劳"等范畴，以气虚与热病为主。气虚则不能摄血，热盛则易动血。元气虚损常兼邪热（热毒）或虚热，燔灼血络，迫血外溢，故有紫癜、尿血、便血、发热等症。邪热每耗伤阴液，出血之后则阴液益亏，故致阴虚阳亢，化热生痰；痰热交

结，内闭心包，引动肝风而致神昏、抽搐。故急以益气摄血、清热开窍、祛风为治。对于血暴出者，可用人参或党参、黄芪、炙升麻等，以益气摄血，升阳固本，救燃眉之急。《辨证录·血症门》载："血热妄行，不清火而反补其气，因由于气之虚也。气虚则不能摄血，血得火而妄行，逢窍则钻，今补其气则气旺矣，气旺自能摄血。"对血热妄行者，治宜清热解毒，凉血止血，予犀角地黄汤。有神昏抽搐者，按病情可用紫雪散、安宫牛黄丸等凉开之剂。紫雪散清热解毒、镇痉开窍，以清热镇痉为强；安宫牛黄丸清热解毒，祛痰开窍，以清热解毒见长。对阴虚内热者，可予大补阴丸、二至丸等滋阴清热，凉血止血。用荆芥、防风者，意在祛风解表，亦有抗病毒、抗过敏之意。

徐梓柏

阵发性偏盲，脑干炎后吞咽困难

徐梓柏（1886~1982），四川省名医

偏　　盲

姜某　女，16岁。

主述阵发性偏盲，伴头痛1年多。病人从1977年8月起突然发生双目右侧同侧看不到东西，约1小时后视力恢复，旋即出现前额剧烈针刺样疼痛，重时呕吐，不敢视物，小时后缓解。初起2~3周发作1次，以后1周左右即发作1次。家族中无类似病史。西医检查，神经系统正常，眼底正常，脑电图示轻度异常脑电图，诊断为血管性头痛、左枕叶血管痉挛，经治疗无效。

1979年2月7日初诊，发作症状同上，且每天均感头昏眼花，视物不清，心烦易怒，睡眠差，记忆力下降，面色青黄而晦滞，一般情况可，大便干结，平素喜食辛辣香燥厚味之品，常有胃痛，平日性情抑郁，舌质红，苔黄厚，脉象双寸浮滑，右关沉数，左关沉弦。此为表邪未解，气火上冲所致，治以解表祛邪，清降气火。

山栀仁12g　郁金子12g　香藁本10g　粉葛根10g　生南楂12g　麦芽炒，12g　老苏梗10g　酒黄芩10g　连翘壳12g　白杏仁10g　火麻

仁 12g　陈枳壳 6g　生甘草 3g　金钱草 12g

4 剂。

复诊（2 月 27 日）：服上方后未再发作，头昏眼花亦大有好转，大便畅行，舌红苔薄，脉右寸浮，左关弦。邪热已减，继前法，酌加疏风清肝之品。

白菊花 12g　白蒺藜 12g　草决明 12g　蚕沙炒，12g　山栀仁 12g　郁金子 10g　香藁本 10g　生南楂 12g　麦芽炒，12g　老苏梗 10g　生甘草 3g　金钱草 12g　刺力根 12g　水灯芯 12g

三诊（3 月 13 日）：4 剂后，偏盲、头痛未再发作，头昏眼花进一步好转，可看书学习，但时间过长亦感眼花，近 2 日外感咳嗽，处以疏风解表、宣肺止咳之剂，方略。

四诊（5 月 22 日）：2 个月来没有发作。近 2 周来因准备考试，熬夜后又有发作，但症状较前减轻，持续时间减少，约 10 多分钟即过，发后头昏、食差。舌红苔薄腻，脉寸浮，弦数。继前法。

冬桑叶 12g　白菊花 12g　夜交藤 12g　酒黄芩 10g　蔓荆子 12g　香藁本 10g　白芷尖 12g　山栀仁 12g　谷精草 12g　花青皮 10g　麦芽炒，12g　生甘草 3g　金钱草 12g　刺力根 12g

4 剂。服后即未发作。

五诊（8 月 13 日）：前几天因吃辣椒过多，又发作 1 次，先是突然感觉双眼昏花看不清东西，10 余分钟后，视力恢复，但感头痛，以右侧头顶部为重，痛势较以前轻，且此次未出现偏盲，尿黄，口渴，舌红苔薄黄，脉细数，寸浮大。此为阳明燥热，兼感暑热，治以清热解暑。

桑叶 12g　菊花 12g　白芷 12g　天花粉 12g　石斛 12g　酒芩 10g　连翘 12g　葛根 10g　生甘草 3g　六一散包，12g　金钱草 12g　知母 10g　灯芯 12g　荷叶 1 角

4 剂。服后未再发作。后以下方为主加减调理，重在平肝清热。

白蒺藜 12g　决明 12g　谷精草 12g　蚕沙炒, 12g　白菊花 12g　天花粉 12g　山栀仁 12g　生白芍 12g　生甘草 3g　金钱草 18g　刺力根 12g　水灯芯 12g

继续治疗月余，病人完全康复。追踪观察 2 年，除偶因外感、熬夜、过食辣味后稍感头昏眼花外，一直没有偏盲、头痛等症发生。

眼之能视物，赖五脏六腑的精气上行灌注于目，且与肝肾关系密切。"肾藏精""肝开窍于目""肝和则目能辨五色"，若精气不能上溉，肝气失和，肾精不足，均可导致视觉异常。头为诸阳经之会，足厥阴、足太阳、足少阳、足阳明经均上行于头，故头痛与此四经密切相关。本病发作不定，发后复明，显然是气血逆乱所致，而非虚证。分析其病机是因其素喜辛辣香燥，以致阳明胃热蕴积。加之气郁不舒，郁而化火，复因外感风寒湿邪未得清解，阳气为之窒塞，清阳因之不升，浊邪得以上逆，乃致肝胆风火挟阳明邪热上扰清空，气血逆乱，精明失用，遂发为偏盲等症。外邪未解为此病的主要原因之一，正如《灵枢·大惑论》所说："故邪中于项，因逢其身之虚，其入深，则随眼系以入于脑，入于脑则脑转，脑转则引目系急，目系急则目眩以转矣。"

此病人面色青黄晦滞，双寸脉浮滑，是外邪尚存；头昏眼花，心烦易怒，左关沉弦，是气火内伏；喜食香燥，大便干结，苔黄，是气火内伏；前额痛甚，右关沉数，是阳明热甚。故治疗亦据此立法，以解表清里、清降气火为治疗原则。首方以藁本、苏梗、葛根解表疏风，散寒胜湿；山栀仁、郁金、金钱草清少阳气火，散肝胆郁结；酒黄芩、连翘、火麻仁、枳壳、生南楂清泄里热。外之表邪得解，内之气火得降，邪热得除，故服之效良。其后治疗亦守此法，随症加减。随着表邪逐步得以清解和气火的逐渐平复，病情亦逐渐减轻。治疗中始终重在清解，是因徐老认为祛邪即以扶正，清热亦是养阴。且此病人为一少年，生机旺盛，本有自愈之机，医生只要施药除其病邪，其体自能随之而安。若妄施滋补，反致病深难解。

脑干炎后吞咽困难

病儿某 女，4岁半。

7天前发烧达39℃，呕吐2次，头昏，多汗。3天前出现吞咽困难，食物及水均不能咽下，于1978年6月11日入院。检查：神清、口不歪、口内有大量痰涎潴留，悬雍垂微偏左，咽不充血，扁桃体肿大Ⅰ度，无脓性分泌物，颈无抵抗力，四肢活动正常，未引出病理征，心肺正常，腹软，胸透、脑脊液均正常。西医诊断为"脑干炎"。给予输液、抗生素及能量合剂等治疗。

6月13日请徐老会诊。症见病儿不能吞咽，烦躁不安，身热，喉中痰鸣，胃脘按之痞满稍痛，大便3日未解，尿黄，舌质红，苔黄厚腻，脉滑数。证系热扰胸膈，兼夹痰食，治以泄热化痰消食。

焦栀子9g 淡豆豉9g 小枳实9g 姜汁雅连4.5g 法半夏6g 谷芽炒,12g 麦芽炒,12g 莱菔子12g 刺力根12g 灶心土1小块

1剂。嘱多次少量频喂，如吐再喂。开始服药时仍吞咽不下，随喂随吐，吐出多量痰涎后，渐能咽下少许药水，情绪稍觉安定，次日热减，大便1次，量多色深臭秽。

二诊（6月15日）：诸症已减，苔渐化，继以前法。

焦栀子9g 淡豆豉6g 小枳实7.5g 姜汁雅连4.5g 法半夏6g 慈竹茹9g 谷芽炒,12g 麦芽炒,12g 莱菔子12g 生南楂12g 刺力根12g 金钱草12g

2剂。病情日趋好转，至16日后吞咽基本恢复正常。再以和胃消

食健脾之剂调理善后，于 6 月 26 日痊愈出院。

　　此病乃外感时邪未解，下陷留滞于胸膈之间，扰及心神，故烦躁懊侬不安。加之原有饮食停滞，食邪化湿生热生痰，与外来之邪热相合，停积于胃脘，则心下痞满，按之痛。痰热壅于胃口，随气火上逆，阻滞于咽嗌之间，咽嗌失其通降，故吞咽不能。本病的临床表现虽然是以吞咽困难为主症，似乎病在咽部，但其病之本却是在胸膈胃脘之间，故以栀子豉汤合半夏泻心汤加减，以治其本。成无己曰："邪热客于胸中，结而不散，故积热而胸中窒塞，与栀子豉汤以吐胸中之邪"，又"阴邪传里者，则留于心下为痞，以心下为阴受气之分，与半夏泻心汤以通其痞"。本方以栀子豉汤之苦以涌吐，寒以胜热，既能吐胸中之邪，又能宣泄邪热，清热除烦，故得吐而不停服；以半夏泻心汤之姜汁雅连、法半夏辛开苦泄，消痞化痰；因中气不虚，故不用参、草、枣，而加枳实宽中行气，以荡积食；并佐炒谷芽、炒麦芽、莱菔子、刺力根消食化痰；再加灶心土调中镇胃，合而共达宣散邪热、消痞化痰之目的。是方源于古方，但不泥于古方，灵活化裁，切合病机，故一投即获良效。

　　　　　　　　　　　　　　　　　　　　　　　　（刘小凡　整理）

陆干甫

全身脱毛症

陆干甫（1924~　），四川省中医研究院研究员

人体阴阳偏颇失衡，是疾病发生的根本原因，故调整、恢复阴阳相对平衡，是厘定治法的基本原则，做到"谨察阴阳所在而调之，以平为期"。昔谓"阴病治阳，阳病治阴"，其义精湛，张景岳深谙此理，云："善治阳者，必于阴中求阳……善治阴者，必于阳中求阴。"据此以治全身脱毛症，收效良佳。

赵某　35岁，工人，1982年2月9日就诊。

病者于1980年12月中旬某日起，头发在1日内全部脱落，继则眉毛、胡须、阴毛、汗毛相继脱尽。毛发脱落前无明显诱因，时发红疹，不痛不痒，时发时止，同时性功能减退，大便时干或溏软，食欲尚可，无饮酒、吸烟史。因工作需要每周值夜班1次，性格内向，不善与人往来。曾在某医院诊为内分泌失调、自主神经功能紊乱等。中医诊为肾阳虚、血虚……叠服桂附八味丸、八珍汤、人参养荣汤（丸），并经地塞米松等治疗，全无疗效。病后情绪烦躁，睡眠梦多，口燥不思饮，肌肤失润，干燥不适，自谓皮肤绷急，摩擦稍缓。舌质淡红，薄黄苔，乏津，脉关弦而尺弱。辨证：肝肾不足，营血郁滞。治法：滋养肝肾，和营通脉。

首乌炙，30g　生地 30g　女贞子 30g　旱莲草 30g　桑椹子 30g

丹参 30g　赤白芍各 10g　川红花 10g　苍术 12g　焦柏 10g　泽泻炒，12g

二诊（3月24日）：上方服32剂后，头部逐渐生长出白色细毛，半月后毛色变黑。大便稀，舌苔同前，脉弦已稍缓，尺部仍不应指。拟固肾充益精气，养肝滋润营血。

生地 100g　熟地 100g　枸杞 62g　首乌炙，100g　女贞子 100g　旱莲草 100g　桑椹子 200g　巴戟天 62g　淫羊藿 62g　黑故纸 100g　丹参 100g　红花 62g　焦楂 62g

制成丸剂，每粒重 10g，每次 1 粒，日服 3 次。

三诊：毛发继续慢生长，药后无何不适。丸方去女贞子、旱莲草，加菟丝子 100g、怀牛膝 100g，炼蜜为丸。服法同前。

四诊：眉毛已生少许，头发增生更茂，腋毛未生，汗毛依稀可见，眠食均可，大便已正常。脉两关弦缓，两尺沉涩，久候应指。三诊丸方再加黄芪 150g，阿胶 150g，服如前法。

五诊：腋毛已生数茎，情况良好。舌正，脉平。四诊方再服丸剂 1 剂。

六诊（1983年3月12日）：头发、胡须、眉毛、腋毛、阴毛、汗毛已全部生长如常，性功能亦复常，病告痊愈。

谭敬书

耳 闭 治 验

谭敬书（1931~　），湖南中医药大学教授

王某　男，39 岁，技术员。1980 年 8 月 26 日初诊。

主诉右耳闭胀不适感，过劳、多言或高声朗读（英语）则症状加重，伴耳鸣、听力减退，吞咽时耳内"拍拍"作响，历时 2 个月余，经治疗未效，并见面色萎黄，头晕，倦怠乏力，食欲欠佳，舌质淡嫩有齿痕，苔薄白，脉虚缓。检查：右耳膜混浊，捏鼻吸气和呼气时，可见鼓膜；内外扇动，音叉检查呈轻度传导性耳聋。左耳正常，鼻腔未见特殊。诊断为耳闭（咽鼓管异常开放症），证属中气虚弱，清阳不升，浊阴不降，滞留耳窍。故宜益气升清，化浊通窍。方用补中益气汤加减。

黄芪炙，15g　党参 12g　甘草炙，5g　白术 10g　陈皮 6g　升麻 5g　葛根 15g　柴胡 10g　石菖蒲 10g　川芎 10g　法半夏 10g　茯苓 10g

二诊（9 月 2 日）：服药 5 剂后症状减轻，仍守原方续服 10 剂。

三诊（9 月 14 日）：听力基本恢复，但早晨尚有短暂耳鸣，仍不能朗读，若朗读 5 分钟，即觉耳闭胀不适，头晕。舌质淡有齿痕，苔薄白，脉缓。症状虽减，气虚仍存，仍治以益气升清，佐以通窍。

黄芪炙，15g　党参 12g　甘草炙，5g　白术 10g　升麻 5g　葛根 15g　柴胡 10g　石菖蒲 10g　当归 10g　白芍 12g

10 剂，并兼服补中益气丸。

四诊（9月26日）：诸症悉除，可朗读较久而无耳闭胀适感，舌质淡红，苔薄白，脉缓。检查：右耳膜混浊，捏鼻吸气时可见耳膜向外扇动，吸气时不见耳膜内扇动，音检查基本正常。嘱常服补中益气丸以巩固疗效。

1981 年 8 月 13 日，因工作繁忙耳病复发，仍用补中益汤加减治疗 2 月余而愈。

"耳闭"一症临床多见邪毒滞留，气血瘀阻，咽鼓管闭不通。而本症则为中气虚弱，精气不充于耳，咽鼓管壁膜功能衰减，以致咽鼓管异常开放。《素问·举痛论》说："劳则气耗。"患者本为中气虚弱，再加过劳、多言或朗读，耗伤其气，以致耳窍失于精气之充养，浊气滞留，故耳胀不适、耳鸣、听力减退。正如《素问·生气通天论》说："阳气者，烦劳则张，精绝……耳闭不可以听。"今用益气升清、化浊通窍之法治之，使清阳升而精气充，浊阴化而窍健，故诸症悉除矣。

陆芷青

口中异味

陆芷青（1918~　），浙江中医药大学教授

口中异味，早在《素问·奇病论》中已有记载，历代医家多有论述。究其病因，多以七情劳倦为病之本，火、燥、湿、寒为病之标。论病位有五脏和胆、胃之分，且以脾胃胆湿热或湿火为多见。盖脾胃之脉络舌本，肝之相火亢盛，易乘脾胃，是亦木乘土病之义也。然前人所述，多以一种异味辨证论治，本例系五味同见者，录治验如下。

王某　男，51岁。1984年4月初诊。

口中酸甜苦辣味从金津、玉液二穴渗出，首如蒙，夜寐早醒，口腻，苔白，脉濡。此脾胃湿热使然。拟从脾瘅治，兼清胆胃之火。

省头草 9g　川连 3g　淡吴萸 2g　升麻 5g　生石膏 15g　龙胆草 3g

二诊（5月30日）：服药30剂，口中渗出五味已经消失，惟感有薄荷气。首蒙已除，夜寐安。口腻，苔白腻，脉濡。前方加白蔻仁（冲）3g，石斛 9g。30剂。

三诊（7月13日）：口涎白而稠，略带酸味，苔白腻，脉濡。再拟苦辛芳香清化。

省头草 9g　白蔻仁冲, 3g　升麻 5g　川连 3g　淡吴萸 2g　生石膏 15g
苍术 9g　龙胆草 3g　茯苓 12g

上方服15剂后口中异味消失，诸症霍然。

按：此症口中五味同时渗出，诊为脾胃湿蕴生热，胆火横溢。以兰草化湿浊，胆草清胆火，石斛、石膏清胃热，川连清心火，少佐吴萸之辛温开郁散结，下气降逆，蔻仁化胃湿，苍术、茯苓醒脾祛湿，升麻升胃中清气。全方有降有升、有温有清有化，配合得当，切中病机，故收良效。

（程志清　整理）

秦家泰

钩体病脑炎后遗症，多寐症

秦家泰（1922~ ），广西中医药大学教授

钩体病脑炎后遗症

葛某 男，20岁。1978年10月7日初诊。

今年6月初始觉两眼胀痛，不能张开，视力模糊，两耳如有物蒙，高热不退。病情逐日加重，头痛如劈，心烦欲吐，全身酸痛，不能自行，行则欲倒，大便溏泻，每日数次，食欲不振。于6月9日送至某市医院就诊，诊断为钩体病脑炎，经大量青霉素治疗6天，基本治愈出院。至10月2日，突然头痛难忍，急到某县医院就诊，经钩体病调查组会诊，诊断为"钩体病脑炎后遗症"，建议转中医诊治。诊见头痛剧烈，呈阵发性刺痛，以两太阳穴处为甚，发则抱头大哭，不欲再生，两眼昏冒，体倦乏力，舌有瘀点，脉右弦左涩。诊为瘀滞头痛，给予通窍活血汤加味治疗。

石菖蒲9g 郁金9g 川芎6g 桃仁9g 赤芍药12g 红花6g 葱白5g 莲生姜9g 大枣5枚 麝香冲服，0.3g

再诊（10月13日）：服上方3剂后，头痛大减。继服2剂，头痛基本消失。舌左侧仍有瘀点，脉弦不涩。效不更方，再服5剂。

三诊（11 月 18 日）：服上方 10 剂，头痛已止，睡眠好，食欲正常，惟觉两眼昏蒙，左眼远视不清，稍久则正常（视力右 1.5，左 1.2），醒后口中微苦，苔薄白，舌上瘀点不显，脉细弱。此乃病后肝肾阴亏、气血不足所致。

熟地黄 15g　山药 18g　山茱萸 9g　牡丹皮 6g　牛膝 15g　枸杞 9g　党参 12g　黄芪 15g　钩藤后下，12g

经上药调理而愈。随访 2 年，未见复发。

钩端螺旋体病，属中医湿温、暑温病范畴。乃感受暑湿而发病，湿热内外郁蒸，经络受阻而身痛；郁阻中焦则便溏欲吐；热扰心神而烦热；湿热熏蒸，炼液为痰，痰热上蒙清窍，则两眼胀痛，耳如蒙物，头痛如劈，行则欲倒；热伤阳络，瘀血阻滞，故头痛如刺，固定不移，舌上有瘀点，脉弦而涩。钩体病后遗症之头痛，乃"久病入络"所致，治宜化瘀通络。王清任在《医林改错》中说："查患头痛者，无表证，无里证，无气虚、痰饮等证，忽犯忽好，百方不效，用此方者（即血府逐瘀汤）一剂而愈。"今仿其法，予通窍活血汤，方中赤芍药、川芎行血活血，桃仁、红花活血通络，葱、姜通阳，麝香、郁金、菖蒲化痰开窍，佐以大枣缓和辛窜药物之性，切中病机，故效如桴鼓。

多　寐　症

赵某　男，13 岁。1980 年 8 月 18 日初诊。

患儿于 1980 年 5 月中旬在校读书，不守纪律，被老师批评，家长知道后又加打骂，不久即多梦、惊恐，遂发多寐。近 2 个月经常嗜睡，约 20 天发作 1 次，发则睡 2~5 天，喊之即醒，醒后又睡，不饥不渴，四肢倦怠，频频呵欠，时有头胀头痛，腹胀肠鸣，舌质淡，苔中部微黄而腻，脉缓涩。证属痰热蒙蔽心包，治当清热化痰开窍，方拟温胆汤加减。

石菖蒲 9g　郁金 9g　半夏 9g　茯苓 12g　陈皮 6g　竹茹 9g　胆南星 9g　川芎 6g　白芷 9g　甘草 3g

二诊（10月16日）：连服上方10多剂，近2日没有嗜睡症状，但有时仍头痛，或左或右，痛无定处，腹胀已消，仍有肠鸣，不困倦，不呵欠，舌淡，苔中部微黄腻，脉缓。效不更方，再服上方10剂。随访2年，未见复发。

患者情志不乐，损伤心脾，脾运失常，痰湿内生，中焦受阻，故腹胀肠鸣，不饥不渴，四肢倦怠；痰郁化火，逆犯心包，神明失御，则多寐嗜卧，呵欠，头痛，总为痰热蒙蔽心包所致。正如《灵枢·寒热病》篇所说："阳气盛则瞋目，阴气盛则瞑目。"朱丹溪也说："脾胃受湿，沉困乏力，怠惰嗜卧。"法当清热化痰开窍，方中半夏、茯苓、陈皮理气化痰，竹茹、胆南星清热化痰通络，菖蒲、郁金、川芎、白芷化痰活血而开窍。用药切中病机，故疗效满意。

张学文

夜游症，惊叫症，严重恶寒症

张学文（1935~ ），陕西中医药大学教授，国医大师

夜 游 症

周某 女，32岁。1977年2月初诊。

3年前曾有夜间昏糊史，未曾治疗，逐渐发展为夜间默然而起，或在家做小零碎活，如扫地、添煤等，或出户乱走，然后归床而睡。翌日问其事，概无所知。日复如此，久则面色萎黄，形体消瘦，精神疲倦，头昏目胀，食欲减退，白带增多，腰腿酸痛，舌淡暗，脉沉细。辨证：心血不足，气血逆乱，治以养心安神、化瘀理气为法。方药如下。

丹参30g 当归10g 川芎10g 赤芍10g 郁金10g 玉竹12g 麦冬12g 云苓15g 菖蒲10g 远志10g

每日1剂，分2次服。另用丹参注射液肌内注射，每日1次，每次4ml。

上方共享10天，症状明显好转。1981年8月随访其夫，告知病已基本控制，仅在冬季因劳累或生气后偶有小发作。

惊 叫 症

马某 男，48岁，干部。1980年4月21日初诊。

患者于每夜酣睡后（约2~5时左右）忽然惊叫而醒，继而双手心相对猛力拍击，两足内侧相对用力碰撞，甚或坐起来，以拳击墙，或用脚乱踢，心中明了，不能自控。每次约20分钟后渐复如常。平素头痛眩晕，胸中痞闷，右半侧肢体麻木，写字手颤，但能上班工作。诊见颜面晦暗，两手掌斑点紫红如朱，舌质紫暗，舌下脉络粗张，苔厚腻而滑，脉弦硬。证属病久痰瘀深伏血络，同时兼有肝肾阴虚、阳亢化风。治宜活血化瘀、涤痰剔邪并施。方药如下。

生地12g 川牛膝15g 丹参30g 琥珀冲,6g 川贝母冲,10g 地龙12g 僵蚕10g 乌梢蛇12g 豨莶草30g 枸杞10g 寄生15g 女贞子10g 鳖甲10g 羚羊角另煎,5g

另，每日肌内注射丹参注射液2次，每次2ml。

上方初服2~3剂，发作反而转频，坚持服至15剂后，惊叫、拍掌、踢脚、以掌击墙等症逐渐消失，睡眠转佳，胸闷已无，舌暗苔腻均减，但手足心热及肢麻未除。继用上方加龟甲10g、五加皮10g，服至30剂后，精神转佳，诸症消失。以养肝滋肾、化痰活血剂善后。

严重恶寒症

贾某 女，46岁，工人。1977年7月19日初诊。

1972年冬做"人流"时，衣着单薄，淋雨受凉，遂时感恶寒，背冷尤甚。自服"银翘丸"数日未效，后延医诊治亦未效，且日趋加重，冬重夏轻。于1976年夏感身若置冰室之中，寒冷彻骨，虽叠增衣物，靠近火炉亦是罔然。伴见脘胀纳差，气短倚息，不能平卧，胸痛心悸。气温转暖，诸症亦无减轻，且见腰痛甚剧，遍身悉肿，按之如泥，头身困重，尿频便溏，小腹冷痛，自觉唾液及二便均有凉感。西医各项检查均无特殊发现，曾按"肾虚""附件炎"诊治，选用中西药未效。诊时虽为盛夏，仍穿冬寒之衣，其室内仍生火炉。观其发枯无泽，皮肤干燥有鳞屑，颜面滞暗，舌暗红，舌底有瘀点，脉见细涩。病因风寒稽留筋骨之间，日久脾肾两虚、瘀血内阻所致。治以温补脾肾壮阳、祛湿通络散寒为法。方药如下。

黄芪 24g　制附片 9g　桑寄生 15g　杜仲 15g　骨碎补 12g　当归 9g　鸡血藤 30g　丹参 15g　红花 9g　川芎 9g　桂枝 6g　狗脊 12g　独活 9g　细辛 3g

每日 1 剂，开水煎服，分 2 次，并肌内注射丹参注射液，每日 2 次，每次 2ml。

复诊（1978 年 1 月 25 日）：上方略有加减，连服 100 余剂（并服虎骨酒 500g），已获大效，并已于 2 个月前上班工作。现仅感背部凉，有时泛酸便溏，遂予健脾益胃、调和气血之剂调理之。1978 年 12 月随访，诸症悉除，病告痊愈。

熊继柏

治奇症，不离常法，疗怪疾，莫守成方

熊继柏（1942~ ），湖南中医药大学教授

小儿夜游症

龙某 男，14岁，学生。

患夜游症，1970年某日来诊。家长诉曰：患儿每于睡梦中突然惊起，启门而出，跌仆于田野荒丘，依然沉睡。有一次竟去四五里之外，以至跌仆受伤。如此迁延半载，每夜必有人伴睡。遍求医治，屡药鲜效。余视患儿神态正常，询其有何不适？答曰：自觉心中烦，耳中鸣，夜卧而出走并不知觉，惟知多梦易惊而已。其舌红苔黄，脉弦数。详审脉症，似为火热内扰，致使神魂不安的证候。由于火扰于心则心烦，火升木亢则耳鸣，火热扰于心肝，则神失守而魂飘荡，于是梦寐恍惚，变幻游行。治当清心泻火安神，镇肝定魂，予朱砂安神丸合磁朱丸治之。

生地 60g 黄连 18g 当归 30g 甘草 15g 磁石煅，30g 建神曲 18g

上6味碾末和蜜为丸，外以朱砂9g，水飞为衣，丸如黄豆大。早晚各吞服1次，每服30丸。服完2料丸剂，其病竟瘳，至今未再复发。

人之神魂由五脏所主，《灵枢·本神》谓："心藏脉，脉舍神；肝

藏血，血舍魂。"张景岳释曰："神之为德，如光明爽朗，聪慧灵通之类皆是也；魂之为言，如梦寐恍惚，变幻爽朗，聪慧灵通之类皆是也；魂之为言，如梦寐恍惚，变幻游行之境皆是也。"既然神属心所主，魂为肝所藏，心肝受邪则神魂不安，神魂不安则可出现梦寐恍惚、变幻游行之类的病症。许叔微《普济本事方》云："平人肝不受邪，故卧则魂归于肝，神静而得寐。今肝有邪，魂不得归，是以卧则魂扬若离体也。"本案例辨治就是以此作为理论依据的。

内燥胎萎症

胡某 女，23岁，农民。

1973年8月就诊时卧于担架，不能起坐，声低息微，唇红鼻干，肌肉瘦削，形体衰羸。询其病史，言婚后已停经5个月，初起发热汗出，烦渴呕吐，不欲食，持续半个月之久，发热呕吐稍愈，但自觉心烦、心悸、气短而怔忡不宁潮热自汗，五心烦热而午后益甚；口燥咽干，时时干呕而吞咽亦觉困难；小便短少，大便5~7日不解，每次大便必是燥屎硬结而肛门裂痛流血，痛苦不堪。舌红而干，脉细而弱。虽屡治而未效，或治以和解的小柴胡汤、半夏泻心汤、逍遥散之类；或治以攻下的桃核承气、增液承气、调胃承气、黄龙汤、玉烛散之类；或治以补养的四物、八珍、人参养荣、麦味地黄、补中益气、香砂六君之类。细析此证，婚后停经5个月，又见呕吐厌食等妊娠征兆，当属妊娠病。然发热汗出、呕吐已久，必然损伤津液，衰耗气血。

今患者形羸色败，体槁如柴，且舌红而干，脉象细弱，显系精血津液亏乏过度，由内燥太甚而致胎失滋养，于是诸症生焉。若胎已死腹中，当下其死胎，但患者舌上未见青色，小腹亦无寒冷之感，口中又没有秽气，故不能断为死胎。若胎儿尚活，当大补精血以挽其生命,可是病人之精血已夺,形羸神衰,胎儿又岂能生存?疑似之间,因请妇科医生帮助听病人之"胎心音"。诊断既明,余为之甚喜,以其胎儿尚生,病属内燥太甚之胎萎不长,乃图滋养,尚可治也。遂拟滋补精血、生津增液之法,用加减复脉汤重剂,再加人参、当归、肉苁蓉、菟丝子。处方如下。

红参 10g 甘草炙,10g 当归身 12g 肉苁蓉 15g 白芍 15g 生阿胶烊化,15g 菟丝子 15g 火麻仁 20g 大生地 30g 麦冬 30g

连进 3 剂,诸症开始好转,病人气色转佳。再进 5 剂,诸症渐愈。以其经济困窘,未能再服。4 个月之后,产下一子,形虽弱小,然母子俱康。

胎萎不长,又称妊娠胎萎燥,此证病因复杂而病变多虚。《妇人良方》云:"夫妊娠不长者,因有宿疾,或因失调,以致脏腑衰损,气血虚弱,而胎不长也。"《景岳全书》又云:"妊娠胎气本乎血气,胎不长者,亦惟血气之不足耳。故于受胎之后而漏血不止者有之,血不归胎也;妇人中年血气衰败者有之,泉源日涸也;妇人多脾胃病者有之,仓廪薄则化源亏而冲任穷也;妇人多郁怒者有之,肝气逆则血有不调而胎失所养也;或以血气寒而不长者,阳气衰则生气少也;或以血热而不长者,火邪盛则真阴损也;凡诸病此者,则宜补、宜固、宜温、宜清,但因其病而随机应之。"

本案正是由精血津液亏损所致的胎萎不长,必须大补精血津液,俾化源充足,自然胎长母安。

暑热偏枯症

丁某 女,15 岁,学生。1972 年 8 月来诊。

自诉半月前,参加抗旱劳动,冒暑之后,渐觉左侧手足麻木,稍感酸痛，继而手足颤动，左手偏废，掌不能握，指不能摄，左腿麻木痿软，站立不稳，行走不便，虽经治疗而病势犹增。余以为偏枯者，总由风中经络、营卫失调所致，遂循常法，投以王清任之补阳还五汤加防风。岂知服药 3 剂，不仅偏枯未解，反而手足麻木加剧，肢体酸痛，更伴心烦、口苦、舌红、苔黄、脉数等症，且患者亦见身半右侧蒸蒸自汗，而麻木偏废之左侧却无汗。余始悟及，此偏枯得之冒暑，而暑热之性升散，耗气伤津，以致营卫失调，经络不通，于是由手足麻木、颤动发展而为偏枯，其身半汗出与偏枯并见，皆由暑热伤气所致也。治法一以益气养血，一以清热通络，取《兰室秘藏》之当归六黄汤合通络之品治之。

生黄芪 30g　当归 10g　生地 10g　熟地 10g　黄芩 10g　黄连 3g　黄柏 10g　地龙 12g　忍冬藤 15g　丝瓜络 12g

此方连进 5 剂，诸症悉减。继进 5 剂，其病痊愈。

此证身半汗出，身半偏枯，恰如《素问·生气通天论》所谓"汗出偏沮，使人偏枯"。马莳释曰："人当汗出之时，或左或右，一偏阻塞而无汗，则无汗水之半体，他日必有偏枯之患，所谓半身不遂者是也。"而临床所见，偏枯属火热证者极少。本例患者因感受暑热而发病，又具一派火热征象，显而易见证属暑热，故不可局限于风也。唐代孙思邈在《千金方·风痹》中曾有"凡风之发也，必由热盛"之说。元代王履在《溯洄集》中也说道："《内经》所谓……偏枯痿易，四肢不举，亦未尝必因于风而后能也。夫风火气湿之殊，望闻问切之异，岂无所辨乎？……惟以其火湿之证，强以风而合论之，所以真伪不分而名实相紊。"孙、王之说，诚为经验之谈，临证不可忘也。

忍小便则手心胀痛案

郑某 女，68岁，长沙市人。2006年5月28日初诊。

诉其小便较频，有尿必解，若稍忍不尿，则立觉双手掌心与手腕相连接的部位疼痛，而且胀痛逐渐加重，只要解完小便，其胀痛则随之消失。由于稍有延缓不尿则手掌心胀痛，故不得不频频入厕小便，昼夜如此，每隔1~2小时必须上一次厕所，病已1月余不愈。曾去医院做过多次检查，膀胱未发现任何病变，尿检无任何异常，手掌部位经几次照片亦未发现异常。诊断不明，用消炎、止痛药治疗无效。询其小便色清不黄，小便时并无灼热涩痛感，察其手掌部并无红肿发热之象。舌色淡紫，舌苔薄白，脉细。膀胱气化不利，水气凌心，影响经脉。治宜化气行水，兼通心脉。五苓散加丹参。

丹参 30g　茯苓 20g　白术炒，10g　猪苓 10g　泽泻 10g　桂枝 6g

7剂，水煎服。

二诊（6月4日）：诉服药后手掌心胀痛大减，小便次数明显减少。患者自己试探着强忍尿时，其手掌心胀痛亦较轻微。舌脉如前，仍拟原方加味治之。

丹参 30g　茯苓 20g　白术炒，10g　猪苓 10g　泽泻 10g　桂枝 6g
琥珀纱布包，同煎，6g

7剂，水煎服。

三诊（6月11日）：诉上述病症已经痊愈，现觉精神疲乏，略感腰酸，舌苔薄白，脉细。改拟益气补肾之法，用加参地黄汤。

西洋参片 10g　丹参 15g　熟地 15g　怀山药 10g　茯苓 15g　泽泻 10g
丹皮 10g　山茱萸 10g

10剂，水煎服。

手掌为神门、劳宫所处之位，手少阴心经与手厥阴心包经所过之部。《灵枢·经脉》云："心手少阴之脉……入掌内后廉……心所生病者，掌中热痛。"又云："心主手厥阴心包络之脉……入掌中……是动则病手心热。"小便者，膀胱所主，膀胱者，肾所主。若膀胱气化不利，致水气盛，水盛可以凌心。而此案患者并无心下悸等水气凌心的症状，而是突出表现为忍小便则掌中胀痛。掌中者，心经经脉所达之位也。如此推敲，岂不是由于水气所凌，影响到心经经脉所致的掌中胀痛吗？因此，取五苓散化气利水，并重加一味丹参，入心脉以达到通络止痛的目的。本案的治验，又一次证实了依据中医经典理论指导临床辨证论治的可靠性。

身如虫行案

陈某 男，75岁，长沙市人。2003年9月7日初诊。

患者自诉一身皮肤瘙痒，已1年不愈。可是近3个月来，其皮肤瘙痒仅时作时止，犹可忍耐。更有甚者，一身皮肤竟时时有如虫子爬行一般，时或在上肢，时或在下肢，时或及于胸腹、背部，时或及于头面部，然总以四肢发作为甚。夜间亦发，以致夜寐不安。由于发作之时，是一种虫蚁爬行之感，因此总要脱开衣服去查找，但并未发现虫蚁、跳蚤、虱子以及其他虫类杂物。患者一再诉述，此种虫行的感受比一身瘙痒更为痛苦。察其一身并无疮疹，惟见其下肢轻度浮肿。询及四肢畏冷，并觉四肢酸重，精神疲乏。舌苔薄白而滑，脉细缓。属气虚皮水证。治宜益气通阳化水。方用防己茯苓汤合黄芪赤风汤。

黄芪40g　汉防己10g　茯苓皮30g　桂枝6g　防风10g　赤芍10g 甘草6g

7剂，水煎服。

二诊（9月14日）：诉一身如虫行的发作次数明显减少，双下肢浮肿已除，疲乏酸重感亦觉减轻，舌脉如前。仍拟原方加减，再进10剂。

黄芪 40g　汉防己 8g　茯苓 30g　桂枝 4g　防风 10g　赤芍 10g　甘草 6g

10剂，水煎服。

三诊（9月24日）：诉上症大减，近3日来，身如虫行之感仅偶有发作，且感觉轻微。双足酸重明显减轻，精神亦明显转佳，但身痒未除。舌苔薄白，脉细。再拟原方加减，以巩固疗效。

黄芪 30g　汉防己 6g　茯苓 30g　桂枝 3g　防风 10g　赤巧 10g　刺蒺藜 15g　乌蛇肉 15g　甘草 6g

10剂，水煎服。

身如虫行之症，《伤寒论》谓："其属虚阳明病……其身如虫行皮中状者，此以久虚故也。"本案患者年迈体弱，又见疲乏，脉细，属气虚无疑。然患者双足浮肿而酸重，且舌上见薄白滑苔，是水气病之征。《金匮要略》云："皮水为病，四肢肿，水气在皮肤中，四肢聂聂动者，防己茯苓汤主之。"可见，本案患者既属气虚，又兼皮水，故防己茯苓汤在所必用。又黄芪赤风汤出自《医林改错》，王清任谓此方"能使周身之气通而不滞，血活而不瘀"，故借用之。

王绵之

脱 髓 鞘 病

王绵之（1923~2009），北京中医药大学教授

梅某 男，28岁，运动员。1990年2月4日初诊。

患者于1989年7月出现头晕，呕吐，复视，吞咽困难，肢体无力，呈右侧偏瘫步态，疑为"左小脑占位病变"，住某医院神经外科。经反复检查，排除左小脑半球占位病变，转神经内科，诊断为"脱髓鞘病，脑干脑炎，多发性硬化（？）"。予激素、多种维生素并对症处理。治疗近3个月，病情有所好转，带药出院。出院后继续以激素维持，但稍一减量，病情即见加重，故转而求助于中医药。刻下：体胖面圆，周身痹楚，右手麻软，步履艰难不稳。脉细弦涩，舌胖嫩，苔白薄而干。此属肾亏气虚，肾亏则骨弱，气虚则血滞，当从肾治，兼以益气活血。

生地 10g　熟地 10g　天冬 6g　麦冬 6g　枸杞子 12g　生黄芪 18g　丹参 15g　红花 9g　桃仁 9g　赤芍 9g　白芍 9g　杜仲炒 12g　石斛 12g　牛膝 12g　地龙 9g

服药2个月，病情明显好转，嘱递减激素。初减激素后，食欲稍有下降，腿乏力稍加重，自觉右侧皮肤表面体温低于左侧。遂于方中酌配仙灵脾、肉苁蓉，以燮理阴阳；或加川芎、香附，以增强行气活血之力。至4个月后完全停用激素，病情平稳。又继续服药月余，诸

症悉除，生活、工作均已正常，并参加体育活动。后予补益脾肾之剂以资巩固。

本病临床不多见，病情凶险，颇难治疗。激素等药虽能控制病情，但长期使用后效果不佳，且副作用明显，停药困难，患者不愿依赖。据王老先生多年经验，如此重症，既用激素，不可骤停，须待中药见效后再逐步减停。初用激素时，多伤肾阴而为阳亢，继则可见阳虚，长期应用往往呈阴阳俱虚。故治疗中要辨证准确，关键在于掌握好肾之阴、阳、精、气的相互关系，不忘阴中求阳、阳中求阴之理，切忌一味滋阴，或过用辛热助阳之品。本案正是遵循以上原则，取法调理阴阳，兼以益气活血，而收良效。

（王煦　整理）

金佐时

治奇难必求辨证，遵古法亦须创新

金佐时（1912~？），解放军105医院主任医师

不畏奇难，谨守病机

所谓奇难杂病，在于此类病症除具常见病之病因病机外，多兼夹风、湿、火、痰、瘀的病理特点。从中医角度而言，不畏奇难，"谨守病机，各司其属，有者求之，无者求之，盛者责之，虚者责之，必先五脏，疏其血气，令其条达，而致和平"，至为重要。临证时需详审病情，综合辨证，透过症状表象，认清疾病本质，从整体出发辨证施治，急则治标，缓则治本，或标本同治，灵活运用，方能奇而不奇，难而不难，得心应手，药用病除。

杨某 男，43岁，某科研所副研究员。1983年6月24日初诊。

自述是年元月因过度劳累，突感双足麻木不适。3天后出现烧灼样阵发性疼痛，入夜更甚，热水洗脚触发，站立、行走及双足吊垂时刺痛加剧。先后2次在广州某医院经中西医治疗，诊断为"红斑性肢痛症"，但病情未见好转。查：血沉10mm/小时，红细胞压积45.6%。血液黏稠度：全血5.7，血浆15.9。微循环：指甲、足趾微血管模糊。每天以普鲁卡因、泼尼松龙注射足三里穴以止痛。家父会诊时，症

见双足背、内踝、跖趾麻木灼痛，日发数次，夜甚，不敢站立、行走。痛苦病容，两颧、唇周、掌心暗红，舌质紫暗，边有齿印，苔黄厚腻，脉细弦涩。诊为痹证，证属湿热入络，伤阴积瘀。治以清热化湿，养阴祛瘀通络。药用如下。

生地 20g　黄柏 12g　白茅根 30g　地骨皮 30g　石斛 15g　龟甲先煎，30g　入地金牛 15g　毛冬青 30g　怀牛膝 15g　地龙 15g　甘草 6g

予 7 剂，每日 1 剂，复煎 1 次。药后疼痛锐减。守方继服 1 个月，症状全消，病愈。随访 2 年，未再复发。

按：红斑性肢痛症为少见的血管运动性障碍病，中医则属"痹证"范畴。《素问·至真要大论》曰："知标与本，用之不殆。"该病初起多由肝失疏泄，气机郁阻，湿热下注所致。本例就诊时已是久治未愈，导致湿热蕴结，流窜经脉，下肢脉络受损，故见双足麻木疼痛。其本是平素阴虚，再因湿热留恋，日久伤阴，症见双颧、掌心暗红，疼痛夜甚，舌边有齿印。况湿热壅滞，气血凝塞，血行不畅，致脉络瘀阻，则见唇周、舌质紫暗，脉涩等。治应扶正祛邪，投以黄柏、白茅根、地骨皮清热祛湿；石斛、生地、龟甲清热滋阴益肾；毛冬青、入地金牛、地龙、怀牛膝活血祛瘀，通络止痛；怀牛膝兼引药下行。此案辨证准确，药切病情，故应手而愈。

遵古不泥，治法创新

古代医籍言简意赅，只有在精读细嚼后实践于临床才能验证提高。张元素"古今异轨，古方今病不相能"的见解颇堪称道。对奇难杂病的辨治，更应遵循此义，遵古而不泥于古，临证时更要着意创新。

叶某　男，27 岁。1962 年 3 月 16 日初诊。

自诉年初左膝下至足局部疼痛，日渐加重，后起肿块，经中西医治疗 2 个月疗效不显，肿块日增。某医院初诊为胫骨骨肉瘤。X 光片提示：胫骨干软组织增厚，干骺端有溶骨性破坏。现症见左胫骨干骺端生一骨瘤，约鸡卵大小，坚硬如石，微有搏动感，推之不移，夜间痛楚明显。病者时发低热，面色黧黑，形体消瘦，挽扶行走，舌质淡暗，苔白厚，脉沉细涩。父详察病情而三思，云："症系骨瘤，乃因肾气虚损，寒邪袭骨，以致痰瘀凝聚而成。前人多用祛寒止痛、逐痰散瘀或补肾软坚、行瘀通络之剂，难取疗效。究其因，骨之病变药难达病所也。"翌日，亲自动手制一简易中药蒸气喷锅，利用药物煮沸时之热蒸气直喷患部（以不灼伤皮肤为度）。药用如下。

红花　石见穿　大罗伞　小罗伞　黑老虎　入地金牛　过江龙　透骨草　血见愁　金耳环

每日喷 2 次，每次半小时。喷至 3 日疼痛锐减，月余骨瘤明显缩小，至 3 个月骨复原状，诸症悉平。喷药期间辅以口服虎潜丸，以养血滋阴，强筋壮骨。日服 2 次，早晚各 10g。至今 20 年，工作如常，未见复发。

骨肉瘤为骨的恶性肿瘤，早期治疗不当，极易向肺部转移。因而，无论中西医都强调早期治疗。中医学虽无单独阐述骨肉瘤的专著，但早有"凡人身上中下有块者，多是痰""凝血蕴里不散，津液凝涩渗着不去，而成积"及"积之成也，正气不足，而后邪气距之"等记载。由此可见，其病机不离正虚（肾气不足）邪实（寒、实、痰、瘀邪壅积）。家父治该病时，既遵古训，吸取前人治验和教训，又创用新药新法，始克奏效。对此例治法，后学者不解其意，父曰："其一，热气祛寒；其二，所选中草药有散寒祛风、行瘀逐痰、通络止痛之效。又诸药力虽峻，但外用无伤正之虞，故收捷效。"

家父对尚无记载的民间单方草药常亲身尝试，后反复验之于临床，学其所长，纠其所偏，筛选出不少药效确切又力厚功雄的中草药。在治疗奇难杂症时，每将中药、草药有机地融于一方，效如桴鼓。

尚治一陈姓 男孩，6岁。经某医院确诊为地中海贫血。经治疗，血常规、血浆蛋白、网织红细胞均已复常，靶型红细胞明显减少，肝脾缩小。随访至今，病孩年已16岁，正常上学，未见复发。

地中海贫血又名珠蛋白生成障碍性贫血，是一种遗传性异常血红蛋白性溶血性贫血。虽属少见的儿科疾病，但在我国华南地区屡有发现，至今尚无理想疗法，显性病例预后不良。中医学无该病名，证属阴黄、虚劳、血证、癥瘕等范畴。"形不足者，温之以气；精不足者，补之以味"。临证时，以肾主骨，骨生髓，髓生血和脾主运化，水谷不运无以化血为辨治基础，立法于大补、先后天之不足，佐以活血祛瘀，结合经验草药地稔根、黑老虎、岗稔子，达其补血、活血、祛瘀、止血之目的，此为成功所在。

（金锋　整理）

钱伯煊

月事必呕十一载，鸿雁捎书两方平

钱伯煊（1896~1986），中国中医科学院西苑医院主任医师

台某 女，28岁，农民。

该患者15岁月经初潮，当时情况良好。于17岁时，因在月经期生气恼怒而引起呕吐，从此每月行经时必出现呕吐现象，且逐年加重。每次行经时，两乳胀痛，自觉气逆上行，少则呕吐几十次，多则呕吐上百次，直至月经终止，其吐方止。在月经期间，米水不进，全靠输液维持，患者痛苦异常。吐时脉弦滑，舌淡，苔薄白。曾经多处医院检查均未见异常，各处中西医治疗均无效果，服药千剂左右，始终未见效验。于1981年5月，我们函寄患者病情资料，求教于钱老先生。

此病起因是经行气怒，根据中医理论，属于恼怒伤肝，致肝失疏泄，肝木犯胃，胃气上逆，故呕吐不止。每在经行时病发，乃肝为藏血之脏，血从冲脉而下，则肝血不足，肝用独强。且肝为刚脏，体阴而用阳，肝血已亏，则肝之正常功能不能发挥，愈克中土。病始发于肝胃，病久则又伤及于肾。治法应养血疏肝、和胃强肾。遂函寄两方，一为旋覆代赭汤和戊己丸加减。

旋覆花包，6g　代赭石30g　人参或用太子参20g，2g　姜半夏10g　黄连6g　吴萸3g　生白芍12g　香附6g　肉桂3g　沉香3g　生姜3片　大

枣 4 枚

此方平时煎服。待经行前，再服干姜人参半夏丸，改为散剂。

干姜 3g 人参 2g 制半夏 6g

3 味共为末，早晚各服一半。嘱患者照此服 2 个月。如有热象，可加麦冬 10g、丹皮 10g。

患者先服第 1 方 5 剂，接服第 2 方 10 天，当月行经时已无呕吐。不久患者怀孕后流产。流产后屡次行经，亦无呕吐。于 1982 年妊后顺产一男婴。1986 年随访，身体康健，旧疾从未复发。

（张照 张文超 罗保进 整理）

王耀廷

辨证治疗闭经溢乳综合征

王耀廷（1940~ ），长春中医药大学教授

非产褥期妇女，或停止哺乳 1 年后，出现持续性溢乳且伴有闭经者，称为闭经溢乳综合征。1974 年以来，笔者辨证用药，治疗 22 例，疗效较满意，按辨证分型，兹介绍如下。

一、肝郁气滞

闭经溢乳，精神抑郁，胸闷胁胀，乳房及少腹胀痛，面色苍黄，舌红苔薄白，脉沉弦。闭经前常见经行后期、量少及经前乳胀胸闷等症。治宜疏肝解郁，和血调经。方选逍遥散加生麦芽 30~50g、怀牛膝 15~20g。

王某 38 岁，工人。1974 年 6 月 18 日初诊。

患者 16 岁月经初潮，6~7/26~30 天，量色正常。23 岁结婚，婚后月经失调，3~4/35~40 天，量少，色暗红，偶有血块，伴有经前乳胀。渐至月经 4~5 个月一行，量甚少，持续 1~2 天即净，且出现溢乳，量较多，伴头痛心烦，视物模糊。经某医院诊为"脑垂体瘤"，于 1972 年 6 月行手术切除。术后头痛眼花等症消失，但闭经溢乳不愈，胸闷心烦，纳呆便溏，白带甚少，阴中干涩，屡治罔效。诊见精神抑郁，毛发欠光泽，面白少华，形体较弱，舌红，舌心隐青，舌苔薄白，脉象沉细。双乳可挤出少量乳汁，未扪及肿块。阴道轻度充血，子宫前位、小、可

动，附件（–），宫颈光滑，分泌物白色少量。蝶鞍X线摄影未见脑垂体肿瘤复发迹象。诊断为"闭经溢乳综合征"。病魔久缠，又无孕育，忧郁烦闷，在所难免，肝气郁结，疏泄不及，乘克脾土则脘闷纳差，大便溏泻；子病及母，肝郁导致肾水不足则带下量少，阴中干涩；气血随肝气上逆入乳，则乳房胀痛而泌汁；胞脉闭阻，经血不得下入胞宫，则月经闭止不行。治法首当疏肝健脾，继用补肾养肝。先以逍遥散化裁。

当归 15g　白芍 20g　茯苓 15g　白术 10g　柴胡 15g　郁金 20g　生麦芽 50g　陈皮 10g　香附 10g　甘草 20g

上方加减，连服半月，胸闷心烦、纳呆、便溏等悉消，溢乳量已很少，月经尚未来潮。肝气稍疏，而肾气尚虚，继以补肾养肝、调理冲任为治，数年沉疴，难求速效，拟用丸剂缓图。

北芪 150g　党参 90g　山药 150g　黄精 300g　枸杞子 150g　仙灵脾 90g　熟地黄 150g　白芍 150g　菟丝子 90g　肉苁蓉 150g　山药 150g　钟乳石 90g　肉桂 60g　胎盘 2具

上药共为细末，炼蜜为丸 9g 重，每次 1 丸，日服 3 次。

连服 2 个月，经通乳止。又越 2 月怀孕，届期生一女婴。

二、肝火上冲

闭经，溢乳量较多，或乳头痒痛，面红唇赤，心烦易怒，胸胁胀痛，口苦咽干，视物昏花，便燥溲赤，舌红苔黄，脉弦数。治宜清热平肝，凉血通经。方选丹栀逍遥散加卷柏、泽兰、生牡蛎、玄精石、寒水石、怀牛膝等；或用龙胆泻肝汤加怀牛膝、丹参之属。

张某　34 岁，会计。

闭经溢乳 1 年余。24 岁结婚，3 胎 1 产。3 年前行绝育术，术后恼怒致月经先期，量多色红，历 2 个月后又因气恼，经量减少，渐至闭止不行，伴胸闷胁胀，乳头痒痛，有淡黄色乳汁流出，晚间流乳较多，经多家医院涂片检查及乳房钼靶 X 线摄影、蝶鞍 X 线摄影等检查，均未发现异常。刻下口苦咽干，心中烦闷，胁胀头眩，溲黄便结。诊见形瘦颧红，口唇干红，精神焦躁不安，舌红，苔薄黄，脉弦数有力。妇检未见明显异常。诊断为"闭经溢乳综合征"。此属肝经郁热，气火上冲，胞脉不通，经血不得下行，逆入乳房化为乳汁而致。治宜清热平肝，引血下行。拟方如下。

柴胡 15g　当归 10g　赤芍 20g　怀牛膝 30g　丹皮 10g　山栀子 10g　生牡蛎 50g　卷柏 10g　寒水石 15g　丹参 20g　龙胆草 15g

上方加减治疗 1 个月，乳头痒痛消失，溢乳停止，继用逍遥丸合六味地黄丸调理 2 个月而经通。

三、肾虚肝旺

月经后期量少，渐至闭止，溢乳量少，质清稀，或乳房胀痛，精神萎靡，头晕耳鸣，性欲淡漠，腰膝酸软，尿频或尿后余沥，夜间尿多，大便不实，舌质淡，苔薄白，脉沉细无力。治宜补肾养肝，调冲通经。方选神妙六逸丸（熟地、石菖蒲、菟丝子、地骨皮、远志、牛膝）加紫石英、仙灵脾、巴戟天、鹿衔草、白芍、女贞子、旱莲草等。

王某　38 岁，工人。

患者 22 岁结婚。3 胎 2 产，6 年前人工流产后月经即不规则，周期时长时短，量时多时少，心烦易怒，经前乳房胀痛，近 1 年来经闭止，且有乳汁流出，量较多，不经挤压，即可自溢而湿透衬衣。用黄体酮可有少量撤药性出血，但溢乳如故。经某医院做 X 线蝶鞍摄影未见异常，乳房钼靶摄影亦属正常，曾服通经活血中药及维生素 B₆ 等均未效。现症为腰酸骨楚，胸闷心烦，大便不爽，小便清长，白带少，性欲低，舌淡红，舌心隐青，苔薄白，脉象弦细。妇检：外阴阴道正常，子宫后位稍小，附件（－），宫颈轻度糜烂，分泌物白色量少。诊断为"闭经溢乳综合征"。此属肾虚肝旺，封藏失职，疏泄无度，气血逆乱之证。治宜补肾清肝，调补奇经。拟方如下。

熟地 40g　山萸肉 15g　牡丹皮 15g　玄精石 15g　紫石英 50g　生牡蛎 50g　石菖蒲 20g　龟甲 50g　当归 15g　牛膝 15g　白芍 20g

上方连服 10 剂后溢乳减少，带下量增多，自觉气力增加，腰酸心烦等症均减轻。又进 10 剂，溢乳止，月经行，但经量少，色暗红，持续 3 天净。后以五子衍宗丸合逍遥丸以善其后。

四、脾虚痰阻

形体肥胖，月经后期量少，或夹黏液，渐至闭经。乳汁自溢，或多或少，面色浮白，下肢浮肿，口中淡腻，脘闷腹胀，纳呆便溏，舌质淡胖，边有齿痕，苔薄白或白腻，脉象弦滑，或缓滑。治宜健脾燥湿，豁痰通经。方选苍附导痰丸（苍术、香附、半夏、陈皮、茯苓、甘草、胆南星、枳壳、生姜、神曲）加石菖蒲、穿山甲、皂刺等。

洪某　29 岁，已婚，工人。

婚后 5 年未孕。月经 18 岁初潮，5~6 天 /40~60 天，量中等，色淡夹有黏液。现已闭经 8 个月，且双乳溢乳，形体渐胖，半年体重由 57kg 增加至 69kg，纳食不甘，乏力怕冷，腰酸多梦，性欲淡漠，带下甚少，二便尚调。诊见身材短胖，面色浮白，无突眼及甲状腺肿大，舌淡胖，边有齿痕，苔白腻，脉象沉滑无力，双下肢有轻度凹陷性浮肿。两乳头可挤出少量白色乳汁，阴毛稀疏，阴道正常，子宫后位稍小，宫颈光滑，附件（－），分泌物为白色黏液少量。眼底及视野检查未见异常，蝶鞍 X 线摄影未见异常。诊断为"闭经溢乳综合征"。证属脾肾阳虚，痰湿内阻，冲任失调，气血逆乱。治宜温肾健脾，豁痰调冲。拟方如下。

生黄芪 15g　党参 15g　菟丝子 30g　仙灵脾 15g　石菖蒲 20g　鹿角

霜 50g　紫石英 50g　胆南星 10g　生麦芽 50g　陈皮 15g　茯苓 20g　怀牛膝 15g

上方治疗 2 个月，溢乳停止，月经来潮。又以温肾养肝健脾之"女宝"（主要成分为人参、鹿茸、鹿胎、黄芪、肉桂等），每日服 3 次，每次 3 粒。连续巩固治疗 2 个月而孕，届期顺产一女，无异常。

闭经而兼溢乳，历代医家专题论述不多，偶见于个别医案中，如明·江瓘所著《名医类案》载："一婢色紫稍肥，性沉多忧，年四十，经不行三月矣……忽乳头黑且汁，恐孕也……涩脉无孕，服千金硝石丸治愈。"这是关于此病较早的记述。

闭经溢乳综合征，大多数患者合并高催乳素血症。发病原因可能为垂体病变，如有分泌催乳素的腺瘤；或长期服用某些药物，如利血平、氯丙嗪、避孕药等；此外，如长期吮吸乳头、情绪紧张、精神抑郁等等。中医学认为闭经溢乳与肝肾胃功能失常、冲任损伤密切相关。如肝气郁结，疏泄失常；或怒火上冲，气血逆乱，不循常道，本应下归血海而为月经，反随肝气上入乳房变为乳汁；或肾水不足，肝木失养，肾虚肝旺，肝经疏泄太过，肾气闭藏不及，气血逆乱；或脾胃虚弱，运化不行，水液停聚，为湿为痰，阻碍气机，胞脉闭阻，气血逆入乳房，化为乳汁而致闭经溢乳。

病机复杂，病情顽固。因此，治疗上或补肾养肝调冲；或疏肝健脾，益气豁痰；或清或通，或固或涩，不拘一法一方，随证而施。临床常选用血肉有情之品以补精血，选金石介类重镇之物以潜浮越逆乱之阳，重用怀牛膝活血通经，引血下行，多加生麦芽疏达肝气而抑溢乳，俾精血充足，奇脉通调，则经通乳止而病愈。由于此病常因脑垂体腺瘤引起，而微型瘤又不易发现，所以在未发现脑垂体肿瘤的病例中，也难保无微型瘤者，无效病例是否与此有关，尚需进一步观察。

沈凤阁

白塞综合征的治疗体会

沈凤阁（1925~　），南京中医药大学教授

　　白塞综合征是一种原因不明的以细小血管炎症为病理基础的慢性进行性、复发性、多系统损害的疾病，病位以眼、口、生殖器、皮肤、关节及心脏、血管、消化道及神经系统为主，临床表现复杂多样，缠绵反复，难于痊愈。沈凤阁教授潜心医道40余载，诊疗经验丰富，用药颇有独到之处。兹将其治疗本病经验介绍如下。

大法清利，解毒活血

　　沈氏在长期诊疗实践中发现本病患者多体丰形胖、舌苔厚黄而腻，并伴有一系列湿热毒盛之象，所以认为证系湿热侵袭，郁久化火成毒所致。热毒上泛口眼，则口腔、眼部溃烂；湿毒下渗阴部，则生殖器发溃疡；湿热毒盛充斥于外，则浸渍肌肤关节，从而出现皮肤溃烂与关节肿痛；湿热酿毒内犯脏腑，则出现相应脏腑损伤、功能失调证候。又由于湿性黏滞，热性升动，湿与热合，热处湿中，湿蕴热外，湿热兼杂，留着难去，因而病程冗长，反复发作，难以根除。本病数年甚则10余年不愈。久病入络，湿热毒邪阻塞经络，气血运行失畅，故见舌质紫暗或夹杂瘀点、瘀斑、皮损紫滞不红活、脉象弦涩不

畅等一派瘀阻征象。综合分析可知，湿热毒瘀实为本病病机要点，故其治疗应以清热利湿、解毒活血为大法。沈氏摸索出协定处方，证之临床每收良效。该方名白塞减消汤，药用如下。

黄连 4g　生甘草 8g　黄芩 10g　生薏苡仁 15g　飞滑石包, 10g　滁菊花 12g　芦根 30g　赤芍药 9g　生地黄 10g　红花 6g　细木通 4g　土茯苓 15g　黄柏炒, 10g

方取生地黄、生甘草、滁菊花清热解毒；土茯苓、黄连、黄芩、炒黄柏燥湿解毒；滑石、薏苡仁、木通渗湿泄浊，配芦根既能清利湿热，又可避免伤阴之弊；赤芍、红花活血化瘀，通经活络。诸药合用，清利湿热而不伤阴，渗湿解毒又不伤正，共奏解毒活血、清热利湿之效，使热毒清，湿浊泄，瘀滞除，经络通，诸症悉除。

据证变通，恰当加减

沈氏在诊疗中体会到，协定处方固然符合病机中心环节，但由于患者体质差异颇大，病程新久不同，因此，在具体应用时，尚须根据病情恰当配伍，灵活化裁，务使药证切合，短期奏效，乃至痊愈。

依据病机侧重点加减。湿热壅阻者加车前子（包）15g，泽泻12g；热毒亢炽高热不退者加连翘 9~12g，金银花 10~12g，生石膏（先煎）15~30g；经络瘀甚者加牛膝 12~15g；伴气阴两伤者，去木通、黄连，加太子参 10g，川石斛 10~15g；伴气血亏虚者加白芍 12~15g，潞党参 10~12g。

依据主症加减。低热加青蒿 9~12g，清豆卷 10~15g，秦艽 9~12g；关节肿痛者加威灵仙、海桐皮各 10~15g；咽喉肿痛者加桑叶 9~12g；食欲不振者加神曲 9~12g，白术 10~15g；呕吐恶心者加姜半夏、竹茹各 9~15g；上腹饱胀，嗳气明显者加陈皮 6~9g，炒谷麦芽各 9~15g。

依据病位偏重加减。临床以舌体、扁桃体等口腔损害为主者，加淡竹叶 10~30g，升麻 6~12g，桑叶 9~12g；以角膜炎、角膜溃疡、疱疹性结膜炎、巩膜炎、葡萄膜炎、脉络膜炎等眼部损害为主者，加谷精草 12~15g，晚蚕沙（包）9~12g；以龟头、阴道、阴唇等生殖器损害明显者，加炒苍术 8g，败酱草 15~20g，防己 9~12g。

此外，对于长期使用激素而难以撤除者，应在加强中药治疗的同时，逐渐减轻激素剂量，注意不可减得过快，以防发生反跳。由于长期使用激素，不少患者出现浮肿、肥胖、纳差等症，可酌情加入消毒利湿之品，如大腹皮、防己、神曲等，同时配伍丹参、桃仁等活血化瘀之品，以期尽快控制病情，减少或防止复发。

内外并举，综合调整

本病症情反复，病位广泛，难以骤愈，故除内服外，尚须根据病情需要，内服外用并举。沈氏对于眼部损害明显者，常用菊花 20g 煎汤熏洗；口腔破溃者，用薄荷 9~12g 煎汤频频漱口；阴部溃疡疼痛瘙痒者，用苦参、黄柏、地肤子各 9~15g 煎汤，先熏后洗。药物治疗固不可少，合理调摄更不可忽视。沈氏于临床上强调：一要注意适当休息避免过度劳累，特别是对于急性期症状明显者，更应注意。二是要注意调节饮食，总的原则是进食清淡多汁且易于消化之物，禁食油腻肥甘厚脂之物。因为本病湿热偏盛，甘腻碍脾助湿，恋邪不解，对治疗极为不利。当后期病症趋愈，但须知余邪尚未尽除，休息与饮食的合理调摄更显得重要。此外，为彻底根除，在症状体征消失后，再服药 10~15 剂以资巩固。

张某 女，46 岁，干部。1988 年 3 月 5 日初诊。

自诉从 1981 年起患腹股沟淋巴结核，经服中药告愈。之后不久，又患白塞综合征，时常发口腔破溃、前阴溃疡，发低热。去年11月发现右眼视力下降，西医诊断为中心性视网膜炎。现症见咽喉肿痛，舌体有溃破点，疼痛，发热倦怠，腹胀不适，大便尚调，月经先期，量少色红，舌质偏红，苔薄黄微腻，脉沉细略数。检查：体温38.2℃，咽部充血发红，扁桃体双侧均Ⅰ度肿大，口腔颊部及舌上有小溃烂点如米粒大。辨证为湿热蕴毒，阴液亏虚，治拟清热利湿解毒、益气滋养阴液。用协定处方白塞减消汤化裁。

细生地 12g　生甘草 8g　黄连 4g　黄芩 10g　法半夏 10g　干姜 2g　太子参 10g　生苡仁 15g　飞滑石包, 10g　滁菊花 12g　桑叶 10g　芦根 20g

水煎服，守方化裁，稍作加减，共享14剂。

二诊（3月19日）：咽喉疼痛及口腔破溃已瘥，白带减少，但前阴轻度溃疡稍痛，右眼视力下降，巩膜发红，舌质转淡，边缘齿痕较深，苔薄黄微腻，脉象沉细。仍仿上方去苡仁、滑石、干姜、芦根，加炒赤白芍各10g，红花6g，黄柏12g，谷精草10g。14剂。

三诊（4月2日）：晚间低热减轻，右眼视力正常，但左眼视物模糊。近感小便有热烫感，舌质略淡，苔薄黄微腻，脉濡数。湿热未清，仍宜清化，上方去桑叶、茯苓、青蒿、太子参，加细木通4g、淡竹叶10g、芦根30g。7剂。

四诊（4月9日）：低热消失，口腔破溃已愈，小便热烫感蠲除，视力已趋正常，惟乏力、纳差、腹胀不适，舌淡苔薄白，脉象沉弱。正气亏虚，湿热余邪未尽，治以益气养阴、健脾利湿。

太子参 10g　生甘草 5g　法半夏 10g　黄连 3g　细生地 12g　谷精草 12g　茯苓 12g　白术 9g　陈皮 9g　苡仁炒, 9g

守方连进10剂后，诸症悉除，已正常上班。

本例患者以眼、口腔病损为主，阴部损害较轻。其低热之因固然与湿热壅阻有关，但与气阴耗伤亦不无关联，所以，组方时自始至终以黄芩、生甘草、生地、菊花、谷精草、黄连为主，兼用太子参益气养阴。在上述基本方的基础上，低热加青蒿清退虚热；小便热烫加滑石、木通、淡竹叶淡渗利湿，清泄火腑；舌边齿痕有紫斑配赤芍活血化瘀。鉴于患者有纳差、乏力、腹部不适、欲作呕恶等症状，提示中焦脾胃亏虚，故在苦寒清热利湿的同时，配用了半夏、陈皮、干姜、薏苡仁、茯苓等健脾和胃之品，意在复中焦运化之职，又防苦寒败胃伤阳之弊。总之，治疗用药立足缓图，随证变通，药证相符，故收满意疗效。

（吴成　整理）

陈苏生

柴牡七白煎治疗白塞综合征

陈苏生（1909~1999），江苏人，中国中医科学院研究员

白塞综合征以 1937 年土耳其医生 Be-heet 首次报告而命名。由于其临床表现多为口、眼、生殖器反复发作性溃疡，故又称为"口－眼－生殖器三联征"。本病较为少见且原因不明，是一种以细小血管炎为病理基础的慢性、进行性、复发性多系统损害疾病。本病与中医学典籍《金匮要略》中"狐惑病"所记载的症状颇相类，故一般多把本病归属于狐惑病范畴，但又非狐惑病所能全部概括。

柴牡七白煎

柴胡 9g　牡蛎　土茯苓各 30g　忍冬藤 24g　连翘　白薇　白蔹　白蒺藜　白鲜皮　白僵蚕　白芷　白附子各 9g

本方柴胡、牡蛎合用，以调整整体，宣畅气血，推陈出新。土茯苓、忍冬藤、连翘、白薇，作为一个药组，是先生矫正病理亢奋之要药，功能通幽泄热，护阴解毒，有增强人体免疫力及抑制免疫机制亢进之双向调节作用，过与不及之偏均可纠正。西医学认为免疫机制异常为本症之一大病因，本药组即为此而设。七白之中，白薇、白蔹治血分之热；白鲜皮、白蒺藜善治皮肤疮疡、祛风止痒；白僵蚕功可脱敏解毒；白附子、白芷可祛头面之风。七味合用，清阴泄热，消炎防腐，随症加减，何症偏重则以相应之药为侧重而用之。

辨证加减：苍术健脾悦胃，具斡旋大气之功，故常用以整体调理。虑其燥烈，伴用玄参、知母以润其燥。体实多热、邪热壅盛者，加三黄（黄芩，黄柏，黄连）、生山栀、生大黄。咽痛者，加西青果、挂金灯、山豆根。面红目赤、迎风流泪者，加桑叶、杭白菊。肾虚耳鸣者，加磁石、细辛。齿痛者，加双骨（补骨脂、骨碎补）。关节疼痛者，加桑枝、秦艽、鸡血藤。女性白带多者，加贯众、椿根皮、白果、白鸡冠花。阴虚火旺者，加玄参、知母、生地、石斛。腰酸肾阴不足者，加女贞子、旱莲草、枸杞子、制首乌。纳呆者，加苍术、厚朴、鸡内金。口腔溃疡者，加白残花（野蔷薇花），该药可消炎敛疮、排腐生肌。单用水煎漱口，可令口腔清洁爽适，每以为治本病之辅。若体赋素虚者，党参、白术、天麦冬、石斛等可随机损益。

尚有单独以复发性口疮见症者，其糜烂、溃疡反复发作，迁延难愈，少数甚至可出现恶变，其病因亦尚不清楚。以其仅此一症，自不能定为白塞综合征。然其为白塞综合征主要见症之一，故先生亦以上方加减以治，效自应手，不另冗述。

周某 女，45 岁。

患白塞综合征 5 年余，一直尝用激素治疗，疗效不理想。症为口腔溃疡反复发作，阴部亦有溃疡，牙龈肿痛乍愈乍发，肛门奇痒，足底结节隆起疼痛，不能下地行走。苔净脉细。此阴分伏热，化火内燔，宜与清阴泄热，佐以解毒。柴牡七白煎增损。

柴胡 9g　生牡蛎先煎, 30g　土茯苓 30g　忍冬藤 24g　连翘 9g
白薇 9g　白芍 9g　白芷 9g　僵蚕 9g　白蒺藜 9g　白鲜皮 9g　白残花 4.5g
玄参 9g　知母 9g　苍术 9g　厚朴 6g　生甘草 4.5g

连服 14 剂。并结合外洗方如下。

生百部 15g　杏仁 15g　黄柏 15g　胡黄连 15g　防风 15g　白芷 9g
甘草 9g

5 剂。布包煎汤浸洗阴部、肛门每天 2 次。

二诊：口腔溃疡已敛，阴部溃疡稍减，肛门作痒已愈。苔净，脉弦细。再与通幽泄热，清阴解毒。原方加磁石 30g，紫石英 24g，青果 9g，赤芍 9g，桔梗 4.5g。服 7 剂。外洗宗前。

三诊：肛门奇痒未再发，阴部仍有余疮未敛，苔脉同前。因思自得本症以来，溃疡、结节此起彼伏，乍愈乍发，慓悍难治，刻下虽诸症向愈，而除恶务尽，再予内外兼治。原方连服 14 剂，外洗方 5 剂。

四诊：口腔溃疡全消，阴部溃疡亦愈，其他症状均未见再发。嘱守原方隔天 1 剂，连服 2 个月。激素逐渐抽减，泼尼松从每日 3~4 片减至 0.5~1 片，至 2 个月后全部停服。随访 2 年未见复发。

包某 男，47 岁。

1980 年 9 月在瑞金医院确诊为"白塞综合征"。唇口及阴部龟头反复出现溃疡。眼珠发胀，视力昏糊。当时予激素治疗，因有不良反应，转求中医。诉因环唇生疮绷紧如茧，张口困难不能进食，目珠胀痛，阴部溃疡，小溲浑赤，大便秘结 5 日未解。诊见舌质红绛中有裂纹，苔黄，脉来弦数。此心脾郁热内燔，先予通幽解毒主之。

土茯苓 30g　忍冬藤 30g　连翘 9g　白薇 9g　生地 9g　玄参 9g　黄芩 9g　枳实 9g　生军后下，9g　郁李仁 9g　火麻仁 9g　玄明粉冲，9g　生石裔先煎，30g　升麻 6g　厚朴 6g　连服 7 剂。

二诊：头两剂毫无动静，仅稍转矢气。第 3 剂得下宿垢如胶糊状。下后口疮稍减，苔黄化半。去玄明粉，加生牡蛎（先煎）30g，柴胡、丹皮、赤芍、黄柏、白薇、白芷、白僵蚕、白鲜皮、白蒺藜各 9g，连服 10 剂。另服六神丸每日 30 粒。

三诊：因连日畅下，将生军改为同煎，再连服 10 剂。

四诊：黄苔化净，出现玫瑰色鲜绛舌。予前法加减，原方加黄连、山栀、杞子、麦冬各 9g。另服六神丸每次 10 粒，每日 3 次。连服 10 剂。

五诊：药后唇口瘡疮收敛，红肿消退，龟头溃疡愈合。但停药后即大便闭结不通。原方去生军，重用玄参 15~30g，生地 15~30g，连服两月余，口唇及阴部完全告愈。但宿根未除，次年清明又发，自服前方，仍收到控制疾病，使之逐渐缓和之效。后 3 年每在清明好发期前 1 个月服上药。并嘱常服黑木耳、生梨等滋润养阴之品。后 5 年期间遂未再发。

马某 男，29 岁，教育厅干部。1964 年 6 月 2 日初诊。

1959 年 2 月开始发现足胫痛及两膝肿痛，目花，视物有金星飞舞。肿处白天发凉、夜晚发热。阴囊溃疡、口腔溃疡，各大小关节出现大小不等之结节状肿块，久治不愈，反复发作 3 年。第 1 次在友谊医院经邀请陆军医院及区医院会诊，确诊为白塞综合征（1962 年 4 月），给予西药治疗未效。第 2 次（1964 年 6 月）再住进友谊医院，重复肯定是白塞综合征，治疗仍以激素（可的松）为主，长期服用不能中断。一旦停服可的松，症状即加重（1964 年 1 月曾因停服可的松致双目模糊，甚至看不到东西。足底及足踝频发结节，焮红，步履不便）。刻诊见症：全身大小关节有结节状肿，焮红作痛，足底亦发有 7~8 个，以致不能步履。口腔及阴囊溃疡反复发作已 5 年，此起彼伏，从未根除。心悸阵作，发时令人懊恼难支，每天必发作一阵。手足心出汗，手指发凉发硬影响伸屈。食欲不振，日食量仅 250g。夜寐不酣。每天服用泼尼松 4 片，病重时吃 6 片。面色凄苍，消瘦倦怠，舌苔薄白，舌质光红，脉象濡数。

先生案曰：肾主五液，脾主四肢，阴分有热，灼烁脾肾，与甘凉清润解毒泄热为主。

甘草 15g　忍冬藤 30g　合欢皮 30g　土茯苓 30g　玄参 15g　地骨皮 12g　当归 9g　白芍 9g　枸杞子 12g　杭菊花 12g　潼沙苑 12g　玉竹 12g

桑枝 12g　薏苡仁 15g

　　前后服药 60 帖，激素每周抽 1 片，4 周抽完，从 6 月 27 日开始激素全部停服。迄至 9 月 1 日，观察两月余，其收获情况如次。

　　全身大小关节结节焮肿于 1 个月内全部消退，足底焮肿亦全消，已能步行自如。口腔溃疡 1 周后全消，阴囊溃疡 1 个月后收敛，一直未曾再发。阵发性心悸难忍感，两周后痊愈，迄未再发。手心出汗、手指发僵，两周后改善。食欲大振，日食量从 250g 增至 500g，恢复病前定量。精神大振，于第 1 个月后即全天上班。可的松全停两个月，无异常反映。

　　1964 年 9 月嘱到自治区人民医院白塞综合征专科小组作病愈鉴定，承认此病已经基本治愈，仍须继续服药以求巩固。10 月国庆节后因病情稳定，嘱停中药两个月，观察其脱离药物治疗是否可能复发。到 1965 年 1 月中旬，患者单位来了解情况，给予证明已经痊愈，可以恢复工作。

　　按白塞综合征虽非常见多发病，然临床亦不鲜见。上举案例，均经确诊，因西药对症治疗效不应手，方请先生予诊。柴牡七白煎之柴胡、牡蛎宣畅气血，"土、忍、翘、薇"通幽泄热，为正本清源之图。七白参差使用，以防腐收敛，控制病变之蔓延。可用以却病，亦可用之预防复发。取药平淡，用药清灵，无苦寒伤中之弊，亦稳中取胜之道也。

胡希恕

甘草泻心汤治愈白塞综合征

胡希恕（1898~1984），经方大家

在讲甘草泻心汤方证时，胡老讲了一个有趣的故事：1970年夏他刚从河南归来，吕尚清院长告诉他，有一位某部女军人曾几次来找看病，说数年前曾患白塞综合征，经胡老治愈，但住意大利后病又复发，因特回国找胡老诊治。对于西医病名本无所知，乍听之，不禁愕然。不久患者果然前来，但事隔多年，胡老已记不清楚，经过一番问答，乃知数年前，该患者因口糜合并前阴蚀疮来门诊，服中药治愈。近复发，在意大利确诊为白塞综合征，主症仍是口腔及前阴俱有蚀疮，与服甘草泻心汤加生石膏，另与苦参汤嘱其熏洗下阴，不久均治。

甘草炙，五钱　半夏四钱　党参三钱　黄芩三钱　黄连二钱　大枣四枚　干姜二钱　生石膏一两半

苦参汤即用苦参二两，煎汤坐浴。

白塞综合征是1937年才出现的病名，中医没有专门的证治经验，但有关狐惑病的证治早在汉代的医籍详有记载，如《金匮要略·百合狐惑阴阳毒病》第10条："狐惑之为病，状如伤寒，默默欲眠，目不得闭，卧起不安，蚀于喉为惑，蚀于阴为狐……甘草泻心汤主之。白塞综合征的中心证候是口、眼、前后二阴溃疡及皮肤、黏膜损害，其

中口糜见于所有患者，其次以前阴溃疡为多见，因此，胡老依据治疗口糜、狐惑病而治愈了该病。应当说明的是，本例只是口腔、前阴溃疡，适于甘草泻心汤加生石膏治疗，而白塞综合征尚有眼、皮肤、血管、消化道等病变者，应依据证候特点用药，不能仅用甘草泻心汤，宜注意。

曹鸣高

疮 毒 医 案

曹鸣高（1907~1985），南京中医药大学附属医院主任医师

热毒瘀结证（眼、口、生殖器综合征）

陆某 女，成人。1974 年 6 月 8 日初诊。

发低热，继而口腔黏膜破碎，阴唇肿痛，眼睑水肿，目痛流泪。在某医院诊断为"白塞综合征"（霉菌培养阴性），前来求治。刻诊：口舌黏膜糜腐，疼痛不能饮食，阴唇红肿，满布溃疡，疼痛难以行动。左小指背有紫褐色斑块，微肿，压痛明显。舌质红，脉弦细。心肝之火循经上炎，热毒蕴于营血，下注阴部。治拟清热泻火，凉营解毒。

大生地 20g　京玄参 12g　川黄柏 9g　肥知母 9g　甘中黄 4.5g　金银花 15g　连翘 12g　山栀炒, 9g　乌梅炙, 4.5g　板蓝根 15g　白茅根 30g

二诊（6 月 13 日）：药后口腔溃疡大为好转，已能饮食。惟阴唇仍红肿疼痛，坐立不安，大便干燥。舌质红，脉细弦。治从原意，参入苦寒淡渗。

大生地 20g　天花粉 12g　川黄柏 9g　制大黄 6g　山栀炒, 9g　甘中黄 4.5g　土茯苓 15g　板蓝根 15g　块滑 12g　凤尾草 15g　凌霄

花 9g　泽兰泻各 9g

　　另：苦参 9g，黄柏 12g，金银花 15g，煎汤熏洗阴部。养阴生肌散 15g，干敷阴唇。

　　三诊（6 月 22 日）：口舌溃疡基本愈合。阴唇红色已退，其肿约消退三分之二，溃疡较少。多汗，胃纳尚可。药尚合机，原方加减。

　　大生地 20g　木通 9g　川黄柏 9g　制大黄 6g　山栀炒，9g　甘中黄 4.5g　土茯苓 15g　凌霄花 9g　漏芦 9g　冬瓜皮 15g　泽兰泻各，9g

　　四诊（7 月 4 日）：阴唇红肿已消退，溃疡结疤，疼痛消失，汗出仍多。再守原方出入。上方去大黄、甘中黄、泽兰，加生苡仁 12g，怀牛膝 9g。药后随访数年，未再发作。

　　本例患者以口舌糜烂，阴唇肿痛溃疡，目肿流泪，舌红，脉细弦为主症。根据舌为心之苗，肝开窍于目，其经脉络阴器，肾开窍于二阴等生理概念，认为发病与心肝肾之阴亏损，热毒蕴蒸有关。盖心火上炎则口舌糜烂，肝火上攻则目肿流泪，湿热下注则阴肿溃烂。用生地、玄参、花粉、知母滋阴降火；大黄、黄柏、栀子、金银花、连翘、土茯苓清热解毒，泻火清利。更用甘中黄、凌霄花、漏芦清热凉血解毒。辅以熏洗及散剂外用，内外并治，在较短时间里取得效果。

　　眼、口、生殖器综合征亦称白塞综合征，临床上较为少见。近年来不少医家认为此病即《金匮要略》之"狐惑病"。曹老认为，本病虽与"蚀于喉为惑，蚀于阴为狐"之症状相似，但与"狐惑之为病，状如伤寒，默默欲眠，目不能闭，卧起不安……"等症不符。历代医家大都认为狐惑是温毒为患，如《千金方》曰："狐惑……温毒使然，所以状如伤寒。"《医宗金鉴》谓："狐惑……每因伤寒病后余毒与湿匿之为害。"因此，是否即是狐惑病，还需进一步研究。

　　诸痛痒疮，皆属于火。狐惑病的病因，早期多属实火，由于湿热蕴久而致，其特点是发病迅速，溃破处颜色鲜红或深红，灼热，疼痛，糜烂腐臭，脉象洪数或弦数；中晚期多属虚火，其特点是发病徐缓，病程往往长至数月或数年，疡面久不愈合，或屡愈屡发，患处呈淡红或暗红色，多见平塌凹陷，脉象沉细或缓涩。本病之治疗，初起以清湿热、解毒邪为其大法，中、晚期则多属本虚标实，或正虚邪恋，则以扶正为主或攻补兼施。

彭　坚

白塞综合征医案

彭坚（1948~　），湖南中医药大学教授

口眼生殖器综合征

　　白塞综合征是 1937 年由土耳其的一位皮肤科医师首先发现，并且以他的姓氏命名的。张仲景在《金匮要略·百合狐惑阴阳毒病篇》中写道："狐惑之为病，状如伤寒，默默欲眠，目不得闭，卧起不安，蚀于喉为惑，蚀于阴为狐。不欲饮食，恶闻食臭，其面乍赤乍黑乍白，蚀于上部则声嘎，甘草泻心汤主之。蚀于下部，则咽干，苦参汤洗之。蚀于肛门者，雄黄熏之。""目赤如鸠眼，赤小豆当归散主之。"从以上原文来看，白塞综合征最重要的一些体征，如口腔溃疡、阴部溃疡、眼球膜炎，乃至于久病所致各种焦虑不安的症状，在书中都有近似的记载。书中不仅记载着内服的有效方剂，还有外熏、外洗的药物，这些治疗方法，流传千余年，至今仍然在临床使用，启迪着我们的用方思路。

　　在我 40 多年的中医生涯中，治疗白塞综合征的案例并不少。从我的临床治疗中体会到：这个病每每始发于中焦脾胃，表现为口腔溃疡，属于湿热阴虚；日久则波及到上焦与下焦，出现眼球膜炎、阴部溃疡、下肢血管炎、毛囊炎等，属于血热火毒。总的治疗原则，是清热、化

湿、养阴、凉血、活血、解毒，但必须因人而异，随机应变，长期坚持，才能治愈。我所使用的内服方剂，多为《金匮要略》甘草泻心汤、升麻鳖甲汤、《伤寒论》白头翁汤、《局方》甘露饮、《医宗金鉴》五味消毒饮、《验方新编》四妙勇安汤加减等等。在严重发作期间，如果能配合含漱、浸洗、外搽等方法，则效果更好。今略举几例常见的白塞综合征治疗医案，介绍我的用方思路。其中肠白塞综合征、脑白塞综合征比较少见，我接诊的患者不多，待今后经验成熟时，再予以总结介绍。

曾某 女，42 岁，已婚已育，沅江人，干部。1989 年 4 月 27 日初诊。

患者口腔溃疡发作 10 余年，近年来，阴部瘙痒，白带多而偏黄，某西医院诊断为白塞综合征。察之眼红，咽喉红肿疼痛，舌质紫暗，舌苔黄腻，口腔黏膜及舌边尖溃疡约有三四处，脉滑数，长期大便溏，解之不净，色黑气臭，小便黄。此为湿热火毒弥漫三焦，深入血络，当清热、凉血、解毒，内服、外用一起配合。

1. 内服药处以甘草泻心汤加减

甘草炙，5g　生甘草 10g　黄连 10g　黄芩 10g　炮姜 5g　半夏 10g 苦参 10g　胡黄连 10g　当归 10g　诃子 10g　玄参 15g　玳瑁 10g　升麻 10g 紫草 10g

服 10 剂。

2. 佐以漱口药方

蒲黄 15g　五倍子 10g

煎 15 分钟，取汁，兑入人中白 10g，每次含漱 5 分钟，含漱时仰头，使药汁到达咽喉部，每日 3~5 次。

3. 配以浸洗药方

白及 30g　白鲜皮 30g　苦参 15g　白矾 10g　鹤虱 10g　蛇床子 15g

百部 30g　　川椒 10g　　五倍子 30g

以上药加 1000ml 水，煎开 10 分钟，滤汁，乘热坐浴，浸洗阴部，每次半小时左右，日 1 次。

4. 滴以胡连药油

胡黄连 1 根约 5g　　麻油 30g

将胡黄连放在麻油中用小火煎枯，去胡黄连，取油，若加少许熊胆更好。每天用药油滴眼 3~4 次，也可坐浴浸洗后，涂抹于阴部。

二诊：治疗 10 天后，病情大为好转。初服药时，腹痛腹泻，排出大量腥臭黑便。5 天后，大便转正常，感觉轻松，口疮、眼红、阴部溃疡瘙痒均有好转。原方去胡黄连，3 剂药制为蜜丸，服 1 月，漱剂、油剂及浸洗剂不变。连续服用 3 个月后，基本治愈。2015 年，患者因为其他的病来门诊部，告之白塞综合征至今没有复发。

初诊内服药主要是甘草泻心汤合升麻鳖甲汤加减，以清理肠胃气分的湿热与血分的毒热。甘草泻心汤治疗白塞综合征，见载于《金匮要略》，原文已如上述。此方更多地是运用于治疗胃肠道的疾病，如《伤寒论》第 158 条云："伤寒中风，医反下之，其人下利日数十行，谷不化，腹中雷鸣，心下痞硬而满，干呕，心烦不得安。医见心下痞，谓病不尽，复下之，其痞益甚。此非热结，但以胃中虚，客气上逆，故使硬也。甘草泻心汤主之。"方中共 6 味药，《医宗金鉴》解释道："方以甘草命名者，取和缓之意也。用甘草、大枣之甘，补中之虚，缓中之急；半夏之辛，降逆止呕；黄芩、黄连之寒，泻阳陷之痞热；干姜之热，散寒凝之痞寒。缓中降逆，消痞除烦，寒热并用也。"从《伤寒论》原文来看，本方是治疗痞满、下利、干呕等肠胃升降功能失调的一首方剂，为什么可以用于治疗狐惑病呢？如果从"方证对应"的角度来比照，是难以解释的，只能从"方与病机对应"的角度来认识。以我的临床经验来看，大部分白塞综合征是从口腔溃疡开始的，脾胃为湿热久羁，长期不愈，形成了寒热错杂，虚实夹杂的病机。而甘草泻心汤恰恰可以温寒，清热、燥湿、补虚，属于"寒热并用"之剂，故比较适合。《金匮要略》中的甘草泻心汤比《伤寒论》中的甘草泻心汤多一味人参，更突出了久病致虚的特点。

治疗口眼生殖器综合征，临床屡有报道，这个病例也曾用过本方，但疗效不显，很可能是没有适当加减和运用综合疗法的优势之故，患者到找我诊治时，病已由气分开始转入血分，从舌紫暗即可略见一斑。因此，我在处方中又合用了《金匮要略》升麻鳖甲汤。该方治疗"阳毒之为病，面赤斑斑如锦文，咽喉痛，唾脓血。""阴毒之为病，面目青，身痛如被杖，咽喉痛。"方中共 6 味药，主药升麻轻清升发，鳖甲滋阴沉降，当归和血，甘草解毒，另有川椒、雄黄，合而解毒透邪，为凉血解毒的祖方。后世医家一般不用川椒，雄黄，以犀角代替鳖甲，与升麻相伍，认为解毒作用更强。如今犀角不可入药，常规以 10 倍的水牛角代，我则常代之以玳瑁。

该案有几处本人的用药心得。其一，以玳瑁代替犀角。俞根初的《通俗伤寒论》中有一首名方"玳瑁郁金汤"，治疗痰热蒙蔽心包，不用犀角，何秀山为之注解说，玳瑁"泻热解毒之功同于犀角"，因此凡是遇到当用犀角时，我概以玳瑁代替。再加一味紫草，以加强解毒作用。其二，以胡黄连解血分之毒。胡黄连与黄连，均有苦寒清热燥湿的作用，但黄连入气分，胡黄连入血分，《本草正义》说："胡连之用，悉与川连同功，惟沉降之性尤速，故清导下焦湿热，其力愈专，其效较川连为捷。"用胡黄连治疗口疮，出自许公岩先生经验："胡连汤治口舌生疮，因嗜茶酒，积湿较甚，大便干燥不爽者，用胡连 12g，当归 10g，甘草 12g。胡连服后，里急腹痛甚，故以归、草缓解。"我见患者长期大便不爽，色黑气臭，因此，学用了许先生的经验，无疑此药在方中起了重大作用。外用的胡黄连药油，清肝、明目、杀虫，用于该病的眼部、阴部炎症和溃疡，甚为合拍。其三，含漱方止痛敛疮。古人单用蒲黄含漱，即可治疗舌咽肿胀，人中白也治口舌生疮，二味药都入血分，活血凉血止痛，再以五倍子收敛，使疮口早早愈合，药仅3味，但效果甚佳，我常用于严重的口腔溃疡。其四，浸洗药方止痒敛疮。该方是我常用治疗阴部及皮肤瘙痒的外洗剂，出自宋代的溻洗方，也可加工成散剂，给患者提供方便。

总之，像这种复杂顽固的疾病，必须内外配合、标本兼治，才能成功。由于内服药气血同治，外用药漱、洗、滴、搽并用，综合治疗，很快痊愈，长期稳定。

结节性红斑－血管炎－口腔溃疡

宋某 男，42岁，浏阳市人。2012年12月12日初诊。

患者于2010年口腔溃疡反复发作，2011年8月双小腿部位及关节出现红肿结节，如蚕豆样大小丘疹，表面红肿，呈紫红色，压痛明显，口腔黏膜有黄豆大小溃疡，于11月12日在当地人民医院做活检，病理结果见皮下组织灶性坏死，并见白细胞碎裂性血管炎。补体C4、免疫球蛋白、胆红素等指标偏高，辗转多次，最终确定为白塞综合征，用泼尼松、依匹斯汀等治疗1年多，未见明显疗效。察之精神尚可，面色红润，双小腿多个结节，自觉有灼热感，皮肤发红，手肘部皮肤发红，时有脓点冒出，口腔溃疡，长期不愈，分布在舌头两边，大便黏稠，舌淡红，有薄白苔，脉沉细。用四妙勇安汤加减。

玄参90g 当归60g 忍冬藤60g 甘草60g 玳瑁30g 升麻50g 紫草60g 生地60g 赤芍30g 丹皮50g 熊胆5g 黄连60g 黄芩60g 苦参60g 人中白30g 茵陈30g 耳环石斛30g 水蛭50g 穿山甲30g

1剂，为水丸，每天两次，每次6g，服后开水送服。

二诊（2013年1月19日）：收到患者邮件称："服药有1月余，症状有明显好转，口腔溃疡这几天也好了，脚上原来结节留下的黑色斑也没有了，红斑也没有发过，有天晚上因有事工作到半夜两点多，都没有出现红斑，原来那么晚睡觉一定会现红斑的。现在只是大便还是黏黏糊糊，有时候早上起来小便黄，但只出现过几天的早上，其他时候的小便还正常。至于舌苔我就不知道看了。"嘱咐患者继续吃完药丸再来看。

三诊（3月24日）：症状缓解，舌脉同前，患者心情舒畅，继续为水丸服1剂。患者至今仍然在服药丸，病情稳定。

一诊主方为四妙勇安汤，该方出自《验方新编》，原治脱疽红肿疼痛，属于热毒凝聚者，即下肢静脉血栓导致的脉管炎。方中共4味药，以大剂量金银花、玄参、甘草，清热解毒、凉血散结；以当归和血养血。方中再合用犀角地黄汤，改犀角为玳瑁，用之凉血活血；加升麻、紫草、熊胆，用之凉血解毒；加黄连、黄芩、苦参，用之清热燥湿；加水蛭、穿山甲，用之软坚散结，集中药力消除结节性红斑。再加人中白、耳环石斛、茵陈，即合用甘露饮之意，用以兼顾口腔溃疡。

我在临床，凡是见到病机为血热有瘀、毒火炽盛的各种病症，都喜用四妙勇安汤。如疔疮、急性扁桃体炎、冠心病、心绞痛等。特别是各种原因引起的结节性红斑，此方都有良效。方中的当归虽然偏于温燥，但在大剂量使用金银花和玄参时，为避免药性过于寒凉，用之反佐，富含深意，与龙胆泻肝汤中的当归道理一致。因为病在肢体，故金银花改为银花藤，不仅药效不减，而且更兼有通络的作用。

葡萄膜炎－阴部溃疡

林某 女，38岁，河南郑州市人，2014年8月15日就诊。

患者于12年前反复出现口腔溃疡，5年之后，每次月经前后阴部溃疡，伴有白带，经当地医院诊断为白塞综合征，服泼尼松、沙利度胺片、白芍总苷胶囊等常规药物，未能有效控制病情发展。2011 年 5 月开始，出现眼睛胀痛不舒，视力模糊，进一步确诊为葡萄膜炎。患病后，主要服西药，偶尔服西医开的中成药，这是第 1 次专门找中医看病。察之两眼充血，右眼较重，白睛稍微外突。询之眼睛干涩、胀痛，3 年来，两眼视力逐步下降，左眼视力 0.6，右眼视力只有 0.2。月经时间提前六七天，月经前后仍然有阴部溃疡，白带稍黄。大便干结，两三天 1 次，口疮发作比前几年减少。口干，一年四季感到"上火"，舌红，舌苔薄黄，脉细数。用白头翁汤加减。

白头翁 90g　秦皮 90g　黄柏 60g　黄连 50g　车前子 50g　楮实子 50g　五味子 50g　茺蔚子 50g　野菊花 30g　桑叶 30g　木贼草 60g　蒲公英 60g　寒水石 50g　人中白 60g　石斛 60g　枳壳 60g　芦荟 60g　胡黄连 50g　熊胆 10g　儿茶 60g　白及 60g　五倍子 60g　石榴皮 60g

1 剂，为水丸，每天两次，每次 6g，饭后开水送服。

二诊（10 月 15 日）：服上方后，大便通畅，每天 1 次，眼睛舒服很多，充血现象减少，白睛外突有所减轻，视力自觉好一些，比以前清晰。阴部溃疡仍然有，但面积缩小，月经不提前，但量减少，感觉疲劳。仍用上方加减，为水丸。

白头翁 90g　秦皮 90g　黄柏 60g　黄连 30g　车前子 50g　楮实子 50g　五味子 50g　茺蔚子 50g　野菊花 30g　桑叶 30g　木贼草 30g　蒲公英 60g　人中白 60g　石斛 60g　枳壳 60g　芦荟 60g　胡黄连 50g　熊胆 10g　儿茶 60g　白及 60g　五倍子 60g　石榴皮 60g　三七 60g　紫河车 60g　黄芪 90g　当归 30g　麦冬 50g　玄参 50g　白芍 50g

1 剂，为水丸，每天两次，每次 6g，饭后开水送服。

三诊（2015 年 1 月 14 日）：服上方后，病情稳定，期间停药一段时间，也未见复发，1 周前，做眼科检查，视力上升到左眼 1.0，右眼

0.8。视物明显比以前清晰。原方不改，继续做水丸服。

一诊主方为白头翁汤合加减驻景丸，重点是治疗白塞综合征引起的葡萄膜炎。白头翁汤出自《伤寒论》第371条："热利下重者，白头翁汤主之。"共4味药，白头翁清热凉血，秦皮清热涩肠，黄柏、黄连清热解毒，是治疗痢疾的有效方剂。然而，焦树德先生在《用药心得十讲》中说，秦皮除了清热治痢之外，还可以清肝明目，治疗肝经有热，上攻于目，导致两眼赤肿疼痛、发热畏光等。朱良春先生在《朱良春用药经验集》中，则反复引证古代文献中的论述，阐明白头翁除了清热燥湿之外，尚有升散郁火，清肝明目的功效。这点很少有人知晓。在两位前辈的启示下，我将白头翁汤广泛用之治疗肝经有热的眼病，颇有收获。本案为白塞综合征葡萄膜炎，积热太深，故原方还加野菊花、木贼草、桑叶、蒲公英、熊胆清肝明目；大便秘结，加芦荟、胡黄连通便泻肝火；加儿茶、白及、五倍子、石榴皮敛疮，使阴溃愈合；加石斛、枳壳、人中白，在明目之外，兼顾口溃。

然而，久病必虚，一味清泻，恐伤正气，故原方合用加减驻景丸，以期标本兼治。加减驻景丸出自近代眼科名家陈达夫的《中医眼科六经法要》，共10味药，以楮实子、菟丝子、枸杞子、五味子、茺蔚子、车前子等6子滋肝养肾，三七活血，木瓜祛湿，紫河车甘温补肾益髓，寒水石咸寒凉肾清火，组成一首治疗各种因肝肾亏虚导致眼病的有效方剂。因为全方药力集中，重点突出，1剂之后，即有显效。二诊见患者月经量减少、自觉疲劳，故加黄芪、当归、麦冬、玄参、白芍益气养血滋阴，继续做药丸服用。3个月后，视力明显改善，至今仍在服药，病情稳定。

陈亦人

骨肉奇痒烦难耐，温阳通经畅血脉

陈亦人（1924~2004），南京中医药大学教授

身体发痒一症，古有所述，其因机证治，首载于《内经》，其曰："诸痛痒疮，皆属于心"。究此痒证，与"痛""疮"并举，对照临床，多指外科疮疖局部病变，其痒在皮肤，范围局限。概因心在五行属火，心火最易充盛，流窜肌表，熏灼肌肤，壅遏营卫，故痛痒疮疖由是而起。治当清心火，解热毒，火清毒散，痛痒可平。此亦外科痒疮证治之法，今尚用焉，疗效颇佳。大面积皮肤发痒，首载于《伤寒论》，其曰："太阳病，得之八九日，如疟状，发热恶寒，热多寒少，其人不呕，清便欲自可，一日二三度发……面色反有热色者，未欲解也，以其不能得小汗出，身必痒，宜桂枝麻黄各半汤。"该证身痒，显示系太阳病日久不解，阳气怫郁在表，不能发泄之故，对此，仍当解表，用桂麻各半汤。尤在泾释曰："身痒者，邪盛而攻走经筋则痛，邪微而游行皮肤则痒也。夫既不得汗出，则非桂枝所能解，而邪气又微，亦非麻黄所可发，故合两方为一方。"是证之痒，为表邪不解之故也，且痒在肌表，是其特征。另外，周身皮状瘙痒还多见于葡萄疫（过敏性紫癜）、风疹（荨麻疹），咎由血分热毒，营卫不和。至于老年性皮肤瘙痒症，则属血虚风动之类。从上可以看出，身痒一症，多从热毒、表邪、血分风热、血虚风动而治，辨证准确，诚有良效。

自临床而观，身痒不单见于体表，每有内脏痒、骨痒、肌肉痒等，且皮肤表面无异常，因是病少见，书籍鲜载，其因机虽仍有热、风、阴血亏虚等，但亦非尽然。就其正虚而言，阴血虚亏固可生风动火，窜行肌肤，引起瘙痒，而阳虚失温，血脉不畅，气血难以周流，亦可引起奇痒。其治法不可局限于清热解毒、解表发汗、活血祛风、补血养荣等等，更应着眼于温阳通经、畅达血脉。余于临床，每用经方麻黄附子细辛汤化裁，取效满意，现举 2 例，以印证是说。

一、骨骼奇痒

胡某 女，39 岁。1970 年 3 月 5 日初诊。

周身骨骼麻痒酸胀 6 年。患者 1960 年患左甲状腺肿大，继之周身浮肿。6 年前开始，自觉周身骨骼奇痒难忍，伴麻、酸、胀、困，曾服许多中西药物，效果不显，特来求诊。刻诊：骨骼奇痒无比，心烦难忍，伴骨肉麻困、酸胀，颈左甲状腺肿，周身浮肿，晨起面肿甚，傍晚足肿甚，恶寒，小便次数多量少，大便 1 日 2 行，心慌，耳闷，苔薄，脉沉细。证属脾肾阳虚，经脉不畅。治当温阳兼和经脉。

制附片 9g　麻黄 1.5g　细辛 3g　桂枝 9g　白芍 9g　刺蒺藜 12g　白芥子 1.5g　苡仁 12g　木瓜 9g　甘草 3g

3 剂，水煎服。

复诊（3 月 11 日）：药后骨中痒感集中到上肢，小便略长，余症如前。原方去木瓜、白芍，加白附子 6g，防风 6g。3 剂，水煎服。

三诊（3 月 14 日）：药后上肢骨痒又减大半，惟近日午后颧红目赤，口中及胃中觉冷，仍用 3 月 5 日原方。此后又服原方 10 余剂，骨痒消失，水肿基本消退，诸症大减，继以上方加减调整善后。

二、背部肌肉奇痒

杨某 女，31 岁，1969 年 9 月 15 日初诊。

背部肌肉奇痒如蚁行感 7 年。患者自 1958 年始患关节炎，1962 年又增全身发凉、背部肌肉如蚁行感，曾服中西药物效差，患者痛苦异常，特来求诊。现症：背部肌肉内奇痒，如蚁行其中，周身发凉，恶风，口和不渴，胸中嘈杂，每天晒太阳出汗时感觉舒适，舌淡，苔薄白，脉细弱。证属肾阳不足，卫阳不振，血脉不畅。治拟温阳通经、调和营卫。方以麻黄附子细辛汤合桂枝汤化裁。

麻黄 6g 制附片 9g 细辛 3g 桂枝 9g 白芍 9g 甘草炙，6g 当归 12g

复诊（9 月 22 日）：服药 3 剂后，周身发凉怕风、背如蚁行感均减，胸中嘈杂感消失。再服 3 剂，药后有烘热感，蚁行感消失，下肢已不发凉，口中不干不渴。药已中的，守方续服，以巩固疗效。嘱其如发现口干欲饮，应立即停药，不可过剂。

上 2 例均系临床鲜见病例，以骨内、肌肉内奇痒为突出症状，患者痛苦不堪，屡经诊治，但多宗邪热、风动、阴血亏虚之旨，治无良效，甚则药后症剧，均历数年之久，无法根治。接诊后仔细审证，遵有是证即用是药的辨证论治精神，从温阳通经、调和营卫入手，取效甚捷。

胡某 骨骼奇痒，并兼见水肿、心慌、恶寒、小便量少次数多、大便 1 日 2 行及其舌脉，符合脾肾阳虚之证。脾虚不运，肾虚不化，水气泛溢，故见水肿；阳虚不固，卫阳不足，故见恶寒；阳不化气，关门失约，故有小便量少次数多等；因脾肾阳虚日久，经脉不充，加之水停日久，化痰阻络，营卫不利，肾虚失温，不能主骨，故见骨内奇痒。故治从温肾通经着手，兼以祛风化痰、舒筋活络。方以附子温肾阳，通经络，通行十二经，配以麻黄、细辛、桂枝、白蒺藜振奋阳气，通达经脉，祛除凝滞，阳光一照，阴霾消散；合以白芥子，善除皮里膜外之痰，痰去络和，骨痹可除；白芍、木瓜舒筋和络，既和血脉，又防诸药温散太过，损伤真阴；加入苡仁，除湿气，散痹结，与诸药相合，既消肿利水，又能开结通经；且药用桂枝、芍药、甘草，有桂枝汤意，专事调和营卫，通阳和阴。全方相合，脾肾之阳振，寒散痰除湿消，经脉和畅。二诊之时，痒已大减，小便略长，药已中的，病有转机，因虚病久难化，需用刚剂，故去阴柔之芍药、木瓜，加入辛甘大温之白附子燥湿化痰、散结祛风，辛润之防风祛风通经，以加强温通经脉之力，再进3剂，病去十之七八，但已见午后颧红、目红等阴虚之象，久刚必柔，故仍用首方，以芍药、木瓜柔润之品相佐，终获佳效。

杨某 背部肌肉发痒，伴有胸中嘈杂，初看颇似《伤寒论》"心中懊恼，反复颠倒"之无形邪热扰动胸膈证，是以数年来皆以清内热之剂投之，终无效验。但是证舌淡而不红，苔白而不黄，且口和不渴，周身发凉、恶风，非热乃寒可知。与例1相较，该案较为单纯，显系肾阳不足，卫阳不固，经脉不畅所致，故仍以麻黄附子细辛汤温经散寒，合桂枝汤调和营卫，加入当归者，以其关节久病，寒湿日久，恐其血瘀，用活血通经，兼制诸药辛燥太过。药证相应，效不更方，连服3剂，痒感消失。但病来已久，为防其反复，故以原方续服，以巩固疗效。事皆有度，矫枉不可过正，故嘱以见口干欲饮则停药，庶免过剂也。

关于麻黄附子细辛汤，原是仲景为少阴病阴盛阳虚兼表证而设，故大多注家皆以温经发汗释之。本人体会，该方的主要作用是温经通阳，不但温经散寒，且能温经除痹，故临床运用较为广泛，并不限于少阴兼表，也不必拘于一定有发热，不仅可治外感，尤多用于内伤杂病诸如反复发作的风寒头痛、风寒齿痛、关节痛、嗜睡、坐骨神经痛、瘰疬证等均有良效。至于骨骼、肌肉、皮肤奇痒证，辨证属阳虚经脉不通者，常与桂枝汤相合，调和营卫，温经通阳，每有满意疗效。

如上所述，对于骨骼、肌肉瘙痒一症，因体表无异常，实难确定相应的病名，临证当从相兼之脉、舌、症入手，仔细辨认，不可局限于心火、血热、血虚。对有阳虚寒痹者，温经通阳、畅达血脉不失为一有效措施，而经方麻黄附子细辛汤确实有效，但要随症加减变化，使理、法、方、药丝丝入扣，效果方佳。

（张喜奎　整理）

周炳文

玄府不通症，痰闭悲哭症，小儿惶恐症

周炳文（1916~2008），江西吉安地区医院主任医师

玄府不通症

刘某 女，52岁，农妇。1992年6月10日就诊。

患者寝食劳动如常，惟终日无汗，即使盛暑烈日亦不出汗，一见太阳肌肤即感热如火烤，须站入塘水之中，浸至腰际，浇湿胸背，其灼热方得缓解。该妇女15年前类似此病发作，在此治愈，故此次发病即迳来求治。时值酷暑，其下田劳动不出汗，见其通身皮肤粗皱枯槁，毛竖起粒，与前额发际下有汗之肌肤界限明显，知觉亦异，脉弦，舌粗偏红。《素问》有"玄府不通，卫气不得泄越，故外热"之经旨，据此思路而治以辛温开表、宣泄汗孔，配合益气增液，清滋肌肤，调和营卫，使玄府得通，自可调节，故拟方如下。

麻黄 8g　石膏 60g　党参 20g　连翘 10g　知母 10g　麦冬 10g　竹叶 15g　甘草 8g　粳米 1撮

仅服4剂，即遍体汗出津津，肌肤恢复平滑柔嫩，整天在烈日下劳动无事。

该方所以能如此得效，妙在辛温宣表配合清滋气阴，寒温并用，

各应所需。方中麻黄辛温宣表发汗；连翘升浮轻疏营卫；重用石膏辛寒解肌又制暑季麻黄之辛烈；竹叶凉心缓脾，协同参麦益气生津；知母、花粉清金而生水；甘草甘甜通十二经；粳米和中而养胃，共资汗源，标本并治，故取效迅速。

痰闭悲哭症

周某 女，28岁，农妇。1992年8月4日就诊。

患者生二胎结扎输卵管，6年前起，无故出现发作性痛哭流涕，呕吐痰涎。发则胸憋如石压，来势急暴，呼吸困难，面唇青紫，不能言语，然后便不自主地高声痛哭，声扬屋外，泪涕直流，心中虽明白，但呼之不应，直哭至呕吐痰涎成团，始渐胸开醒悟。每发约持续半小时左右，醒后无事如常，询其为何要如此痛哭？答曰：情不自禁，非哭吐痰涎不能缓解憋闷欲绝之苦。初月发2~3次，以后渐增，近半年已至日发4~5次，无法劳动。历经省、地医院多方检查治疗无效，并排除癔症，乃来投诊。在候诊室发作1次，病情与往无异，醒后就诊神志清楚，答问如常，脉两寸濡滑，关部弦紧，苔腻，面萎黄，语气低微，神气怯弱，月经后期，白带增多。肺为气之主，居于胸中，其声为哭，其液为涕，而脾为生痰之源，脾气不足则化津为浊。当属脾肺两经，痰气搏结，蒙闭胸络，痛即发作。治当益气理脾、祛痰宣窍为主，遂投涤痰汤加味。

党参15g 石菖蒲10g 半夏10g 茯苓10g 竹茹10g 枳实8g 胆南星8g 远志6g 甘草6g 姜汁1杯 竹沥水1杯

服4剂，其症即停止发作，又服数剂以图巩固。半月后与人争吵，气愤填膺，引起轻微胸闷，频作呵欠，泪涕汪流，但不悲哭。复诊原方加香附、川芎、栀子、郁金理气泻火疏郁，数剂诸症即消失，迄今未再发。

小儿恐惶症

黄某　女，5岁。1993年4月20日就诊。

患孩初腹痛呕吐，发作有时，每隔15天准时发病，均持续1天即自止，已2个月。大便常规（－）。服过多种西药，腹痛呕吐不能控制，仍按时发作。数日前忽然出现精神症状，发作性大惊恐惶，日发数十次，发时惊叫躲入家长怀抱，午后发之尤密，并伴腮腺炎，双侧颈颌肿大，低热不食，食入即呕，面黄肌瘦，脉滑，舌淡苔腻。证情复杂，治当标本兼顾，初病与继发症并治，而用板蓝根、僵蚕、薄荷、牛蒡子、钩藤、石菖蒲、茯神、陈皮、半夏、川贝、远志、甘草，祛风解毒，化痰定志。服3剂颈颌肿势大消，呕吐亦止，饮食大增。但恐惶之症频发如前，神气萎靡，心虚胆怯，且定时腹痛即将届临。盖恐从内生，复诊治疗改用益气定志、镇心安神为主。

党参15g　朱茯神10g　枣仁10g　当归10g　龙骨10g　白术8g　半夏8g　五味子5g　陈皮5g　甘草5g　薄荷3g

服5剂，神色改善，恐惶大减，上午已不发，嬉戏正常。因见手足不温，时吐口水，面色淡黄，舌淡润，唇内密集粟粒丘疹，脉濡滑等脾虚脏寒虫积之象，三诊改用安蛔理中汤加味。

党参15g　白术8g　炮姜3g　附子5g　花椒5g　甘草5g　乌梅6g　槟榔6g

服3剂，恐惧完全消失，定期腹痛亦越期未发，再服3剂疗效巩固，腹痛恐惶未再出现，恢复上幼儿班。怪病多痰，而虫积之病亦往往出现怪症。小儿恐惶临床少见，此例奇病怪症，虽有虫积之征，但主要与脾虚痰结、脏寒胆气虚怯密切相关，故继用益气理脾温中为主，配合制蛔之品，服后精神安定，周期性腹痛消失，其恐惶之症始收全功。

韦玉英

小儿先天性视神经萎缩，皮质盲

韦玉英（1925~　），中国中医科学院教授

小儿先天性视神经萎缩

张某　男，1 岁半。1959 年 2 月 6 日初诊。

其母代诉：患儿双眼失明 18 个月。

病史：患儿出生后双眼不追灯光，不会笑，1 岁时不能站立，经常腹泻，某院神经科诊断为大脑发育不全，经几所医院治疗无效。

检查：双眼无光感，虹膜缺乏色素，眼底视神经乳头苍白，无病理陷凹，视网膜呈白化病状，隐可透见白色巩膜。眼球水平震颤，面色苍白，头不能竖，形体枯瘦，下肢痿软，脉沉细，指纹淡，舌质淡红体胖。

诊断：双眼小儿青盲（先天性视神经萎缩）。

辨证：患儿出生后双目失明，为先天不足之症。以后喂养失当，经常腹泻，又属脾虚中气不足，脾虚则五脏皆失所司，故不能运精归明于目，肢体痿软不能站立。

立法：益气健脾，兼补肝肾。投补中益气汤化裁。

党参 6g　白术炒, 6g　当归 6g　枸杞子 6g　菊花 6g　柴胡 3g

陈皮 3g　夜交藤 3g　升麻 2g　石决明 先煎，6g

每日 1 剂，水煎去渣留 150ml，分 3 次温服。

二诊：服药 7 剂后仍腹泻，1 日 2 次，食谷不化，余同前。前法进取，原方去石决明、菊花，加薏苡仁、焦谷芽各 10g，鸡内金、茯苓各 6g，服 7 剂。

三诊：代诉服药有效，上方连服 14 剂，食欲增加，大便有时稍溏。检查患儿 30cm 远已能抓取晃动的脉枕和铅笔，但不准，舌脉同前，守方 30 剂。

末诊（1959 年 5 月 17 日）：患儿活泼健壮，体重增加，纳佳，二便正常，能单独站立。检查双眼视力，能捡起桌上 30cm 远之小米粒。惟眼底无变化，眼球仍轻度震颤。效不更方，在原方基础上加僵蚕 3g、钩藤（后下）3g。20 剂，隔日 1 剂，服完为止。1 年后来京复查，肢体行动自如，双眼同看能捡起地上头发丝及 30cm 远的 2mm×2mm 大小的红白小珠。

先天不足应补肾，后天不足当健脾，但无论饮食、药物均经脾胃受纳运化，才能奏效。健脾开胃，旺中土以安五脏，资先天精血之海。故本例以益气健脾为主，以后天助先天，精血化生有源，目有所养，逐渐复明。

小儿皮质盲

赵某　男，4 岁半。1984 年 3 月 6 日初诊。

其母代诉：患儿脑炎后双眼失明 2 周。

病史：2 周前因中毒性脑炎，高烧、抽风、双目失明，经儿科治疗全身症状缓解。

检查：双眼视力无光感，瞳孔对光反应灵敏，眼底正常，神烦哭闹，咬指踢足，手揉眼频繁，脉细数，舌红少苔。

诊断：小儿皮质盲。

辨证：温热病后，肝阴不足，肝阳偏亢，故神烦哭闹，咬指踢足。余热未尽，邪留经络，玄府郁闭而致青盲。

立法：疏肝清热，养血明目。

方药：丹栀逍遥散去生姜、薄荷，加菊花、石菖蒲各 6g，石决明（先煎）10g。每日 1 剂，服药 21 剂后，复诊已能看到地上爬行的蚂蚁，并能捡头发丝。检查 30cm 距离能自取 1mm×1.5mm 蓝白两色纸片，眼底正常，神烦已消，脉细稍数，苔薄白，原方再服 7 剂，停止治疗。

本例证属余热尚存，正气渐衰，虚实互见，血虚肝郁，借用治疗儿童视神经萎缩的丹栀逍遥散加减，使肝郁疏解，玄府通利，余热清除，气血畅行，血有所养，目得荣润而复光明。若病程迁延日久，损及肝肾脾胃者，常与丹栀逍遥散证混杂并存，故应仔细辨认，随症酌情化裁。

干祖望

清涕奇多症，舌体跳跃症

干祖望（1912~2015），江苏省中医院主任医师，国医大师

温肾法治清涕奇多

李某 女，58 岁。1983 年 4 月 10 日初诊。

主诉：近年来鼻涕奇多，或如清水，或似糜浆。头晕目眩，稍遇寒冷则诸病倍增。曾用多种中西药物治疗，效不明显。

检查：鼻黏膜淡红，鼻道内浆液性分泌物较多。舌苔薄，质嫩胖，脉细。

辨证：涕溢于上，原为土不制水。寒生于下，理应壮其阳光。幸得舌净脉静，正可补之敛之。

肉桂 3g　太子参 10g　诃子肉 10g　益智仁 10g　山药 10g　乌药 6g　鱼脑石 20g　百合 10g　白芷 6g

服药 5 剂，涕量明显减少，头晕缓解。原方稍事增损，又进 10 剂，诸症告除。

鼻涕为人体五液之一，人体五液（汗、涕、泪、涎、唾）虽各为五脏所生，但均有赖于脾之运化、肾之温煦，方能分泌适度。《素问·脉要精微论》谓："水泉不止者，是膀胱不藏也。"故尿频责之肾

阳不足，膀胱不约。然肾阳虚衰，气化失职，五液亦皆可为病。因此，干氏在临床见有耳鼻咽喉分泌物清稀量多者，常从增强阳气固摄作用出发，取温肾法，方用附桂八味之类。若见清涕滂沱者，竟取缩泉丸。

缩泉丸见于《妇人良方》，治下元虚冷、小便频数或白浊、遗尿。《医学启源》则谓其能"治人多唾"，举一反三，用于敛涕亦非越规。方中益智仁温补脾胃、固精涩尿。乌药行气，山药健脾，均能助肾气化水。另用肉桂、诃子、鱼脑石，意在加强温肾敛涕之功。太子参补脾。白芷引诸药上行鼻窍。惟百合一味，乍看费解，实则为从阴中求阳，取其养阴以帮助气也。使用本方的辨证要点为鼻窍分泌物清稀，色白不臭，量多失制，舌质不红。

安神养血法治舌体跳跃

韩某 男，60岁。1985年5月13日初诊。

主诉：舌头跳跃摇颤不息，终日无片刻安宁。夜间更严重，但在熟睡时则不动，已有1年之久。言语困难，饮食不能。曾经中西医药治疗，均无效。

检查：舌组织正常。舌体跳跃摇动不止，摆动幅度极大，质地柔软，舌苔薄，脉弦。

辨证：赤龙狂舞，终日无休，惟在熟睡之际可苟安片刻。以归经言，心开转于舌，熟睡则神安守舍，故暂得一宁。以病态论，则血虚生风，风动则摇。病例不多，难言把握。姑从安神养血，是否有效，殊难预卜。

柏子仁10g　朱茯苓10g　灯芯3扎　磁石30g　珍珠母30g　莲子10g　当归10g　白芍6g　熟地10g　菖蒲3g

二诊（5月20日）：药服5剂，舌摇已减轻一半，饮食言语较前顺利一些。舌苔薄，脉细弦。赤龙狂捣坤宫，药后稍稍抑制，虽未能潜蛰乎东海，却得以雌伏于南潮。效方不更，原方续进。

7月份通函追问，回信称服药20余剂，病已告痊，故而不来复诊。后因胃病服他药，又引起小小复发，但程度很轻，再服原方10剂而痊。

考"弄舌"一症，病例虽不多，临床也能看到。而如此疯狂翻腾地跳跃，实属罕见。本例病已有1年之久，一直辗转求医无效，后慕名远道前来就诊。初诊时语言不清，需家人代诉病史，饮食更受限制，经常嚼破舌头，痛苦异常。

对此奇症，用药平平，何能获得捷效？以归《经》言："心主神明，开窍于舌。"心神不定则苗窍不宁，《灵枢·口问》篇云："心动则五脏六腑皆摇。"况苗窍乎？故从镇心安神入手。以活动论，乃由心血不足，血虚生风，风动而摇，故配当归、熟地、白芍等以养血息风。此是奇病处以常法，以常制奇。

娄多峰

皮肌炎湿滞肌肤案

娄多峰（1929~　），河南中医药大学教授

毛某　女，45岁，农民。1991年4月6日入院。

四肢重困，憋胀疼痛，抬举无力7年，上眼睑紫红浮肿性斑4年，病呈持续性波浪式进展，近半年尤甚，久治罔效。

检查：面部、四肢皮肤轻度浮肿，按之即起。上眼睑紫红斑，眼眶周围水肿。肢体抬举无力，梳头困难，步态蹒跚。舌淡胖，苔腻微黄，脉弦滑。天冬氨酸转移酶90U，尿肌酸40mg/24h。肌电图提示为肌源性疾病，未发现癌肿，血中未找到狼疮细胞。

诊断：肌痹（皮肌炎）。证属湿滞肌肤。治以理气除湿，活血通络。药用如下。

茯苓30g　柴胡6g　苍术15g　萆薢15g　木瓜15g　丹参15g　青陈皮各12g　香附子12g　桔梗6g　防己12g　地龙12g

二诊（4月13日）：服6剂后身感轻松，胀痛减。继服20剂。

三诊（5月7日）：服20剂后身感沉困憋胀痛消失，下肢已不浮肿，眼睑红斑若无。天冬氨酸转移酶降至正常值以下，尿肌酸10.8mg/24h，肌电图复查示皮肤炎恢复期，稍加减再服10剂巩固。

1992年10月20日追访：病未发作。

中医药治疗皮肌炎近年时有报道，多以益气养阴、滋补肝肾为

主，余认为该病多为正虚不密，湿闭肌肤，阻滞经络为患。病之初、中期，以湿滞肌肤证候常见，故理气除湿也为该病常用治法。在基础方中，茯苓渗湿健脾，柴胡理气疏肝，气行湿行，针对湿滞而设，共为主药；辅以苍术、萆薢、木瓜除湿，青皮、陈皮、香附理气；佐使丹参、地龙活血通络，临证随兼寒、热、虚等不同而灵活加减，共同发挥理气除湿、通络蠲痹的治疗作用。该证善后以逍遥散为主，当然若临床证候非此，上法非宜。

刘祖培

从肝肾血瘀辨证治疗脑萎缩

刘祖培（1939~ ），湖南省中医研究院研究员

脑萎缩是脑组织的退行性改变，常表现为步态不稳、反应迟钝、记忆力差，甚至震颤，痴呆，不同程度地影响了患者的正常生活，是目前较为常见的难治病。刘氏认为本病的病理基础是肾虚血瘀，主张从肝肾血瘀辨证，擅用以下四法。

平肝活血法

适应证：风阳阻络证。症见头晕而痛，头胀目胀，烦躁易怒，失眠健忘，口苦，步履蹒跚，甚至偏瘫、震颤、舌质暗红、苔薄，脉弦细。方药以平肝通络汤加减。

生白芍 12g　天麻 10g　钩藤 10g　珍珠母 30g　石决明 30g　丹参 15g
生蒲黄 15g　益母草 10g　地龙 10g　全蝎 5g　山楂 10g

袁某　男，62 岁。

因步行不稳反复 1 年而就诊。曾做 CT 扫描检查，结果为脑室系统扩大，诊断为脑萎缩。现步行不稳，头昏，烦躁，睡眠多梦，饮食及大便可，腰酸足软乏力，舌暗红，苔薄，脉细弦。辨证为肝风阻络兼肾虚证，治宜平肝息风，活血通络，佐以补肾。

天麻 10g　钩藤 15g　白芍 15g　全蝎 5g　珍珠母 30g　石决明 30g
丹参 15g　川芎 10g　牛膝 10g　枸杞子 15g　杜仲 10g　山楂 12g

14 剂后，步行较前平稳，头昏足软稍减轻，仍烦躁，睡眠多梦，守方再服 14 剂，步行基本上已平稳，头昏减轻，睡眠多梦，心烦，纳可，大便溏，舌淡红，苔薄，脉细。原方去川芎，加生黄芪 30g、巴戟天 10g、佛手 10g，续服 28 剂以巩固疗效。

活血通络法

适应证：瘀阻脑络证。症见头部刺痛，痛处固定，失眠健忘，肢体麻木，步态不稳，舌质暗，苔薄，脉弦细。方药以芪参通络汤加减。

生黄芪 30g　丹参 15g　生蒲黄 15g　川芎 10g　益母草 10g　全蝎 5g
钩藤 10g　山楂 12g

王某　男，72 岁。

行走不稳 1 年，CT 扫描诊断为轻度脑萎缩，既往有脑动脉硬化、冠心病、前列腺肥大病史。1990 年 4 月 13 日初诊，行走时自觉高低不平，无疼痛麻木，伴头晕，下午尤甚，失眠多梦，偶有心前区刺痛，纳可，舌质暗，苔薄，脉弦细。辨证为瘀阻脑络证，治宜活血通络法。

生黄芪 30g　丹参 15g　生蒲黄 15g　益母草 10g　钩藤 12g　枣仁 12g
生龙骨 15g　生牡蛎 15g　石菖蒲 7g　山楂 10g

20 剂后症状减轻，于原方中加党参 10g、枸杞子 12g、淫羊藿 15g。1 个月后行走基本平稳，仍加肉苁蓉、巴戟天、仙茅、鹿角霜等温肾药物，以巩固疗效。

温肾通络法

适应证：阳虚血瘀证。症见头部空痛，时伴眩晕，嗜睡或失眠、健忘，腰酸足软，步履不稳，夜尿多，舌淡暗、苔薄，脉缓而弦。治以温肾通络汤加减。

生黄芪 30g　淫羊藿 15g　巴戟天 10g　鹿角霜 15g　丹参 15g　生蒲黄 15g　川芎 10g　山楂 10g

陆某　男，62 岁。

车祸后眩晕、头痛 9 个月，于 1989 年 6 月 16 日初诊，当时眩晕头痛，记忆力下降，嗜睡，腰酸足软，夜尿 2 次，舌淡、苔薄、脉弦。CT 扫描为外伤性脑萎缩。辨证为阳虚血瘀，治宜温肾通络法。

熟地黄 10g　枸杞子 10g　菟丝子 10g　淫羊藿 15g　巴戟天 10g　鹿角霜 15g　川芎 15g　山楂 15g　鸡内金 10g

配合服用黄参通络颗粒剂。14 剂后症状减轻，守方 2 个月后头痛缓解，但眩晕偶然发作，时伴恶心纳呆，原方去熟地、山楂，加白术 10g，茯苓 10g，泽泻 10g，法夏 7g，陈皮 7g。7 剂后眩晕恶心若失，后一直病情稳定。

滋肾通络法

适应证：阴虚血瘀证。症见头部昏晕而痛，失眠健忘，走路不稳，口干目涩，大便干，舌红，苔少，脉细而弦。治以滋肾通络汤加减。

制首乌 15g　白芍 30g　女贞子 15g　草决明 15g　丹参 15g　红花 5g　全蝎 5g　佛手 10g　山楂 10g

周某　男，63 岁。

头昏痛反复发作 1 年，伴左手颤抖半年。CT 扫描检查结果为脑萎缩。1992 年 12 月 26 日初诊时头昏痛，左手颤抖，左下肢乏力，行走不稳，口干苦不喜饮，大便干结，健忘头昏，表情呆滞，舌暗红，苔薄，脉细弦。左上肢肌张力增高。西医诊断为脑萎缩、震颤麻痹综合征。中医诊断为颤证、阴虚风动证。治宜滋肾息风通络。

制首乌 15g　白芍 30g　草决明 15g　白蒺藜 15g　钩藤 15g　全蝎 5g　龟甲 15g　鳖甲 15g　生龙骨 30g　生牡蛎 30g　薏苡仁 30g　红花 5g　佛手 10g　甘草 10g

17 剂后，左手颤抖明显减轻，头昏痛消失，行走已平稳，口干，大便可，舌暗，苔薄，脉细弦。左上肢肌张力仍高。上方去草决明，再进 30 剂后，左手已不颤抖，行走平稳，口不干，舌暗，苔薄，脉细弦。左上肢肌张力稍高。守上方 30 剂以善后。

以上四法尚要随症加减，颈胀者加葛根；震颤者，加龟甲、鳖甲、龙骨、牡蛎；痴呆者，加菖蒲、郁金；失眠多梦，加枣仁、夜交藤、龙骨、牡蛎；纳少者，加麦芽、内金；恶心者，加法夏、陈皮；大便干结者，加女贞子、草决明。

祝谌予

肺泡蛋白沉着症

祝谌予（1914~1999），北京协和医院主任医师

张某 男，44岁，采购员。

患者于 1977 年 3 月突发高热伴咳嗽、咯痰，经胸透诊为"肺部感染"，用青、链霉素及庆大霉素等药治疗 2 个月，发热消退，但咳嗽、咯痰未见明显好转。咯痰呈白色泡沫状，每日 10 余口，胸胁经常疼痛，疲乏无力，胸闷气短，平地走路较急或上 3 层楼时，即感气不接续，连连作喘，食纳减少，体重减轻约 15kg。1978 年 3 月因咳嗽、咯痰、胸痛、进行性呼吸困难收住我院内科。既往无慢性咳嗽史。

入院时体检：体温正常，脉搏 84 次 / 分，血压 100/80mmHg，呼吸 17 次 / 分。发育营养正常，神清合作，面部及手背皮肤较黑，掌纹较深，齿龈、舌上现色素沉着斑，口唇及指甲轻度发绀，杵状指。两肺可闻及散在干啰音，右肺底可闻及湿性啰音，左肺底偶闻及湿啰音。呼吸音普遍较低。心律齐，无杂音，心界正常。胸片示两肺中下野均有广泛片状浸润阴影，边缘模糊，以下野为多见，部分有融合，其间有腺泡状结节影，无明显肺间质纤维化及肺动脉高压的表现。痰病理检查：有大量粉染蛋白样物（PAS 染色强阳性）。根据以上病情，拟诊为"肺泡蛋白沉着症"。4 月 10 日行开胸术做肺活检，病理报告证实为本病。5 月 6 日开始采用肝素、糜蛋白酶溶于生理盐水超声雾

化吸入，并予活血化瘀中药 6 剂，病情未见明显改善，于 6 月 16 日邀请中医会诊。

现症：咳嗽，痰白黏不易咯出，两胁隐痛，胸中满闷，气短不足以息，上楼或活动稍多则气促，乏力纳差，颜面晦暗不华，唇甲青紫，二便正常，脉沉细弦滑，舌体胖有齿痕，舌下静脉怒张。

辨证立法：胸中大气下陷兼瘀血阻络，痰浊不化。治拟升举大气，活血通络，肃肺化痰，方宗升陷汤加味。

生黄芪 25g　知母 10g　柴胡 10g　升麻 3g　桔梗 10g　当归 10g　川芎 10g　丹参 15g　旋覆花 布包,10g　海浮石 布包,10g　葶苈子 10g　生薏仁 25g

每日 1 剂，水煎服。服中药期间仍继续应用超声雾化吸入治疗。

服上方 6 剂，证情明显好转，饮食增加，气短减轻，因痰量同前，乃于上方加杏仁 12g。续服 30 剂后，饮食由每日 450g 增至 750g，行路及上楼亦不觉气短。并从 7 月 14 日开始慢跑锻炼，以后逐步增加运动量，7 月 26 日以后，每天清晨可慢跑 3000m。肺功能检查：第 1 秒时间肺活量由治疗前 89.5% 恢复到 100%；氧分压由 9.23kPa 升至 10.67kPa；肺内分流由 12.4% 降至 7.32%；生理死腔由 44.2% 降至 26.77%。胸片复查：肺内阴影无显著改变。由于病情平稳，于 1978 年 7 月 27 日带方出院返回当地。药用如下。

生黄芪 25g　党参 15g　知母 10g　桔梗 10g　柴胡 10g　升麻 3g　旋覆花 布包,10g　黛蛤散 布包,15g　紫菀 10g　杏仁 10g　白前 10g　冬瓜子 30g

大气下陷一症，近代名医张锡纯于《医学衷中参西录》中论述颇详。张氏认为所谓"大气"即《内经》之宗气，"名为大气者，诚以其能撑持全身，为诸气之纲领，包举肺外司呼吸之枢机，此气一虚，呼吸即觉不利，而且肢体酸懒，精神昏愦，脑力心思，为之顿减"。祝氏认为，本案以典型之大气下陷为其主要见证，然而胸中大气一虚，津液失于敷布，血行瘀滞不畅，故又兼痰浊与瘀血兼证。治疗时如果只看到痰浊与瘀血之标，不顾大气下陷之本，病人痛苦实难解除。故拟用张氏升陷汤为主升举下陷之大气，复加当归、川芎、丹参化瘀通络；旋覆花、葶苈子降气肃肺；海浮石、生薏仁化痰健脾，力补原方之不逮。辨证明确，立法遣药精当，故收效迅速。

肺泡蛋白沉着症是一种罕见疾病，其病因未明。患病率男性高于女性，一般见于青年人。其病理特点是肺泡及细支气管内充满 PAS 染色阳性的颗粒状类蛋白物质。发病大多数是隐袭性的，有进行性气短、咳嗽，不等量白色或黄色痰，低热，胸痛和体重减轻。X 线检查可见肺门处弥漫性阴影，类似肺水肿。痰中检出有 PAS 反应阳性的蛋白性物质和又折射晶体，可能有助于诊断，确诊有赖于肺活组织检查。

祝氏强调对某些疑难病症必须遵循中医辨证论治的原则，本案在使用超声雾化吸入疗法基础上，仅服中药 30 余剂，患者的肺功能、症状等均有明显改善和好转，获得较满意疗效，但肺内病变并未消失，尚需深入研究。

谢海洲

席汉综合征，脊髓空洞症，隐性脊柱裂

谢海洲（1921~2005），中国中医科学院教授

席汉综合征

杨某 女，31岁，干部。1978年8月21日初诊。

患者2年前曾因产后大出血休克，住院1月余，渐现乳房萎缩，月经闭止，阴道干涩，性欲减退，近2个月来毛发脱落甚速，经北京某医院检查示"子宫轻度萎缩，阴道分泌物少"。尿化验：17-羟类固醇5.60，17-酮类固醇6.0。诊为席汉综合征。舌质淡胖，舌苔少，脉细，双尺脉无力。证属气血双亏，肾气虚弱。治拟益气养血，补肾壮阳。

当归9g　川芎3g　熟地12g　菟丝子12g　枸杞子12g　五味子10g　仙茅12g　仙灵脾15g　怀牛膝12g　白术12g　女贞子9g　黄芪炙，9g　沙苑子9g　山萸肉12g

水煎服。10剂。

二诊（1978年9月2日）：服药后精神好转，食纳稍增，仍畏寒肢冷，两足挛急，舌脉同前，宗原法于方中加党参10g，炙黄芪20g，肉苁蓉15g，制附子10g。水煎服，20剂。

三诊（1978 年 9 月 23 日）：服上方后，畏寒、肢冷、脚挛急除，月事来潮，然量甚少，毛发脱落之势已控，阴道稍润，欲心渐萌。脉细尺弱，上方去附子，继服 10 剂。

四诊（1978 年 10 月 22 日）：患者来述，已无疲乏倦怠感，性欲正常，月经来潮，量可而淡，脱落之毛发处（头发、阴毛、腋毛），已有新茸萌出之状，且体重增加，精神体力基本恢复，已上班工作。复查尿：17- 羟类固醇 7.0，17- 酮类固醇 10.0，妇科检查（－），符合临床治愈标准。为巩固疗效，再以上方配丸，继服以善后。多次随访，患者康复如常。

本例系由产后元气亏虚且大出血致精血亏损。产后阴分一伤，八脉自失其养。冲为血海，连于胞宫，任督之脉又系养于胞宫，胞宫失于濡养则月事闭止不行。然奇经八脉皆隶于肝肾，今产后下虚及肾，阴阳互不维系，故出现毛发脱落，乳房萎缩，阴道不润，性欲消失，畏寒肢冷等一派肾虚之征。有鉴于此，结合朱丹溪"产生以大补气血为主"之说，故治以补益气血、温壮元阳而为法。拟方初以四物补血，芪术补气，五子衍宗合山萸肉、仙茅、仙灵脾以补肾壮阳，复方相柔以图治。之后递增益气补肾温阳之品，以冀阳生阴长，阴阳平秘。此例用药灵活权变，切中病机，故使产后虚损痼疾得获速痊。

脊髓空洞症

齐某 女，32 岁。

右上肢及腰椎 I ~ IV 两侧呈节段性麻木不仁，不知痛温，有时感到自发性闷痛。表面皮肤干燥，触之有感觉，右臂运动无力，肌肉萎缩，脊椎变曲。经北京某医院确诊为"脊髓空洞症"。历经 5 年医治效果不显，转来诊治。

诊其舌质淡嫩有齿痕，舌边暗紫，有瘀点，无苔，脉细涩而结。辨属先天不足，精髓不充，气虚血瘀。拟补肾填精、益髓健脑、补气活血调治。

巴戟天 12g　仙灵脾 12g　菟丝子 15g　当归 12g　鹿角胶 9g　龟甲胶 12g　黄芪 20g　枸杞子 20g　桑寄生 15g　怀牛膝 15g　狗脊 12g　太子参 12g　赤芍 9g　鸡血藤 20g　山萸肉 30g　熟地 12g　丹参 15g　川芎 6g

守方 60 剂后，感觉稍复，痛已消除，麻而不木。舌色淡红，瘀点消失，脉弦细。上方中减活血化瘀药用量，重用补肾填髓益气之品，续服 80 剂，腰背感觉基本复常，右臂活动有力，肌肉渐丰，苔脉复常。疏方配丸以调治。

巴戟天 15g　仙灵脾 15g　菟丝子 20g　鹿角胶 12g　龟甲胶 12g　黄芪 30g　枸杞子 30g　当归 15g　赤芍 6g　川芎 6g　丹参 12g　熟地 15g　肉苁蓉 30g　川断 20g　桑寄生 20g　怀牛膝 20g　狗脊 15g　太子参 15g　桂枝 12g　鸡血藤 30g　穿山甲 12g

共研为粉，制蜜丸，丸重 9g，每次 1 丸，每日 3 次。

服药半年左右，症状体征消失，活动如常，复经原北京某医院检查：节段性感觉分离、节段性肌肉萎缩、临床症状等均消失，病告愈。1 年后追访，未见复发。

本案证属先天不足，精髓不充，气虚血瘀，虚实夹杂，故治之亦补亦通，兼施并用而主以左归饮、龟鹿二仙胶、当归补血汤等方加减，以补肾益髓，益气活血也。因补肾则精生髓充，活血则瘀去络通，故诸法并施于髓亏血瘀之本证，而奏效显著也。

隐性脊柱裂

徐某　女，32 岁，北京某中学教师。1976 年 2 月 15 日初诊。

近几年来双下肢冷麻，软弱无力，行走艰难，且感腰脊酸麻沉重。经北京某医院X线摄片检查：骶椎I与V椎板凹陷缺损，且外皮凸起，上生粗毛。确诊为"隐性脊柱裂"。诊其脉弦细，舌体胖嫩，舌边尖有多个瘀点，苔薄白。

病由先天禀赋不足，肝肾亏损，精髓不充，阴亏髓虚，血络瘀阻，致足不任身，发为骨痿。以腰者肾之府，脊者肾之所贯，故肾虚则腰脊酸沉。法拟补益肝肾，强筋壮骨，化瘀通络。

熟地18g　山萸肉9g　麦冬9g　菖蒲9g　五味子9g　远志9g　桂枝9g　肉苁蓉18g　附子6g　巴戟天12g　生苡仁24g　补骨脂12g　石斛12g　木瓜12g　川牛膝12g　鸡血藤24g　赤芍15g　红花9g

水煎服，14剂。另予加味金刚丸（菟丝子、肉苁蓉、杜仲、川萆薢、猪腰等）50丸，每次2丸（12g），日2次。

守方1个月（二诊时小有更动），行路稍觉轻松，脊部麻感下移，腰部微痛，下肢冷麻稍轻。舌质暗红，边尖仍有瘀点，脉弦滑。原方加炙马钱子0.25g（冲服或胶囊送服），以增强通络起痿之功，续服2个月。

第4月来诊，舌边瘀点减少，诸症略减，行动亦稍有力。原方加白芍12g、茯苓9g，生地15g，川断9g。再服2个月。

第6月双下肢及腰部酸沉状已解，步履渐趋常态，舌边尖瘀点尽退，脉复神强。拟方如下。

生熟地各12g　巴戟天12g　山萸肉9g　天麦冬各9g　女贞子15g　旱莲草15g　菖蒲9g　肉苁蓉24g　川断12g　赤白芍各9g　茯苓12g　薏苡仁24g

水煎服，14剂。五子衍宗丸20丸。每次1丸，每日2次。

服药后，行路已如常人，苔脉正常。后经原北京某医院拍片对照：椎板缺陷处模糊不清，脊柱裂面积明显减小。收效尚佳，继服上方加大 5 倍量，制成蜜丸，丸重 6g，每服 2 丸，日服 2 次，以善后调理。经半年追访，患者早已恢复工作，自云可胜任工作，腰及双下肢亦无沉重感，仅行路较常人稍缓，余皆正常。

　　本例"隐性脊柱裂"，属脊椎先天性缺陷，与中医学所谓痿证颇相类似，如《素问次注》云："痿谓痿弱无力以运动。"《儒门事亲》云："痿之为状，两足痿弱，不能行走。"究其所因，以肝主筋，肾主骨，故骨软筋弛之痿，每多关于肝肾二脏之病变，正如《女科百病问答补遗》所谓："人身之骨，肾所主也。先天禀气不足，则骨软而不坚不实，且髓不满骨，筋无血养以束骨，荣卫弱，故骨痿而骨变也"。审该证是肝肾两虚而筋骨痿弱，故治在肝肾，主以《宣明论》之地黄饮子与《保命集》之金刚丸，而兼予化瘀通络之法。方用地黄饮子、金刚丸者，以地黄饮子，既滋阴益肾，壮水济火，又温补肾阳，引火归原，取其协调阴阳、益肾填髓也；金刚丸乃补肝肾、壮筋骨之佳品，善治"骨痿不能起于床者"（《张氏医通》）。至于方中兼用鸡血藤、牛膝、赤芍、红花等活血通络之品者，则意在祛瘀生新，既可使血活络通，又可助补肾生精也。由于药证相符，故数载病痛，经由数月调治，而终获其痊矣。

焦树德

卵巢囊肿蒂扭转

焦树德（1922~2008），中日友好医院主任医师

张某 女，67岁。1961年4月17日初诊。

10天来下腹部剧痛，稍偏右处有一大肿块疼痛拒按。曾住入某市某医院，诊断为"卵巢囊肿蒂扭转"，需手术治疗，因拒绝手术而来本院诊治。诉下腹部剧痛，有肿块，拒按，坐卧不宁，不能安睡，饮食减少，饭后脘闷胀，口干不能多饮，夜间五心烦热，大便干结。急性痛苦病容，坐卧不安，身体不敢自由转侧，神态疲惫，舌红苔白。微有呻吟，言语声低，气息稍怯弱。下腹膨隆，脐下稍偏右有一茄形肿块，大如儿头，拒按，较硬，压痛（+++），腹肌紧张（++），反跳痛（+）。六脉均弦，关、尺较为明显，稍数。体温37.8℃。

疼痛以小腹为主，肿块波及右侧少腹，知病在肝、胃二经。《内经》云："肝足厥阴……是动则病……丈夫㿗疝，女人少腹肿，甚则嗌干……"《金匮翼》也说："妇人亦有疝气，凡血涸不月，少腹有块等症皆是，要不离乎肝经为病。"可见，病以肝经为主再据《证治汇补》"凡疝久或积，盘附脐之上下左右，为癥为瘕，作痛不已"的记载和病人腹痛如此急骤来看，本病属于癥瘕疝痛之疾。两手脉弦既主肝经病，又主疝瘕积聚。如《脉经》所言："诊妇人疝瘕积聚，脉弦急者生。"四诊合参，诊为癥瘕疝痛。暂施以行气活血、调肝缓急。待疼痛

减轻，正气渐复后，再拟消块除癥之剂。

乌药 12.5g　当归 12.5g　白芍 25g　吴萸 3.5g　川楝子炒，12.5g　荔枝核打，9g　橘核炒，9g　胡芦巴 6g　小茴香炒，9g　青皮 6g　木香 4.5g　乳香 6g　没药 6g　延胡索末分 2 次冲服，4.5g

本方用乌药通气汤和茴香橘核丸加减而成。方中以乌药行腹部滞气，顺肾经逆气，行气治疝，作为主药。当归、白芍养肝活血、舒筋缓急，为辅药。橘核、小茴香、荔枝核、胡芦巴、木香温散肝肾两经滞气，气行则血行；乳香、没药、延胡索活瘀舒筋、消肿定痛，从而调整机体功能，增强治疗效果，为佐药。吴萸、青皮主入肝经，疏肝开郁、理气破结，为使药。川楝子舒筋行气，为治疝要药，因其性味苦寒，能清小肠、膀胱、肝、肾之热，故既用为治疝痛之品，又作为预防温药致热的反佐药。

二诊（4 月 19 日）：腹痛减轻，二便通畅，夜能安睡 1 小时以上。腹壁较前柔软，癥块压痛略有减轻，仍饮食不多，周身乏力，气怯声低。舌同前，脉略弦。化验检查：白细胞计数 $19.7 \times 10^9/L$，中性粒细胞 82%，淋巴细胞 16%，嗜碱粒细胞 2%。仍守原法，前方去吴萸，加西洋参 4.5g（另煎，兑入）、炙黄芪 9g，以扶助正气。

三诊（4 月 24 日）：服上方 4 剂后，腹痛消失，夜能安睡，食纳增加，精神好转，已能扶杖行走，小便正常，大便 5 日未行。腹部切诊：腹壁柔软，下腹稍偏右处，可摸到肿块，约儿头大小，稍能移动，压痛（＋）。切脉：六脉略数，稍带弦滑。舌苔白厚。化验检查：白细胞计数 $9.2 \times 10^9/L$，中性粒细胞 79%，淋巴细胞 20%，嗜酸粒细胞 1%；尿糖（＋＋）。原方加减。

人参 6g　白术 6g　茯苓 6g　甘草炙，4.5g　陈皮 6g　川楝子 9g　茴香炒，6g　荔枝核 9g　香附 9g　黄芪炙，12g　乳香 3g　没药 3g　瓜蒌 19g　元明粉 1.5g　延胡索末捣拌，分冲，3.5g

四诊（5月3日）：诸症减轻，大便已通，行动自如，饮食倍增，面色较前活润。尿糖（++）。上方去瓜蒌、元明粉，加知母、生石膏、黄芩、丹参、青皮，清气血之热，兼治中消。

五诊（5月8日）：诸症消失，面色润，精神佳，腹部切诊下腹肿块尚有苹果大小，行动坐卧已无疼痛，亦无明显压痛。脉两关尺仍略有弦象，舌苔薄白。改扶正消积、攻补兼施之法，用丸剂常服。于上方去黄芪加三棱、莪术、桃仁、红花、槟榔、乌药、白芍、焦山楂、焦神曲、焦麦芽，共为细末，制为水丸如绿豆大，每次 3~6g，日服 2 次，温开水送下，长期服用。随访 2 年，肿块消失，尿糖（－），能主持家务。

本例虽以腹痛为主要表现，但右下腹有肿块拒按，据《证治汇补》"凡疝久成积，盘附脐之上下左右，为癥为瘕作痛不已"及《金匮翼》"妇人亦有疝气，凡血涸不月，少腹有块等症皆是，要不离乎肝经为病"之论，故诊为癥瘕疝痛，病在肝经。其积块偏在少腹，其脉现弦，也表明与肝经有关。盖肝为藏血之脏，喜条达而恶抑郁，肝失疏泄，其气血必郁滞不畅，肝络不和而发病。但患者已年过花甲，虽有积块疼痛拒按之实证表现，而又年老体衰，气怯声低，正气不足，当属虚中夹实之证。然痛急不可不顾，正虚又不可不顾，故先拟行气活血、调肝缓急、健脾益气之法，待痛减正复，再投消癥之剂，甚为妥切。

本例虽是腹中包块疼痛，但与实性的瘀血积块又有不同。由于蒂扭转而血流不畅，并非血块瘀积，故在用药上不是一味活血化瘀，软坚散结，而是以顺逆气、缓急迫为主，参照治疝的用药特色，所谓"气行则血行"是也，故药后癥消而愈。

周仲瑛

阳 虚 耳 衄

周仲瑛（1928~　），南京中医药大学教授，国医大师

杨某　女，66 岁。

患者于 6 天前左耳开始鸣响，同侧头角偏痛。第 2 天该侧耳内流血、疼痛，并感口干而苦，内热，畏寒肢冷，胸闷气窒，纳食减少。曾就医治疗 3 次，均按风热上干清窍论治。方药用桑叶、菊花、金银花、连翘、防风、白蒺藜、薄荷、黄芩、赤芍、甘草之类，外以黄连水滴耳，不效。刻下左耳流血点滴不净，鼻涕带红，同侧头顶刺痛难忍，神情烦躁，内热口干，但不思饮，夜寐盗汗淋漓，声低气怯，胸闷不舒，畏寒，四肢清冷如冰。苔薄腻，色淡黄，质干，脉象重按沉细。以往无耳病病史，血压 117/68mmHg。

辨证当属高年之体，下元不足，真阳失守，火不归元，浮越上炎，气血错乱，阳不摄阴，血溢络外，上出窍道。慎防延误，阴竭阳越致脱。治拟温补摄纳，潜阳入阴，导火归元。宗附桂八味丸加减。

制附片 3g　肉桂后下，1.5g　山萸肉 6g　干地黄 12g　白芍 10g　朱茯苓 10g　煅龙骨先煎，15g　煅牡蛎先煎，20g　五味子 3g　胡桃肉 10g　沉香片后下，1g

药进 2 剂，耳衄涕红均止，头痛得减，但尚有阵作，其势不剧。形寒仍着，胸闷气短，口干，苔薄黄，脉沉细如绝。原方去白芍、牡

蛎、茯苓、胡桃肉，加党参、黄芪各 10g，附子加至 5g，山萸肉加至 10g，以助温阳补气之力。再服 2 剂，寒冷得罢，头痛若平，胸闷气短亦宽，脉有起色。续投 2 剂，竟得全功。

　　本例前从风热实证施治，效果不显。若按照辨证常规，症有头顶刺痛，烦躁，内热，口干，盗汗，苔薄黄，俱为下元水亏，龙雷之火上乘，内扰心神，热蒸营阴，逼液外泄之候。舍实从虚，当从阴虚火旺求治，似为合拍。但周氏进一步分析，口干并不思饮，苔虽黄而色淡，且见声低气怯，胸闷息短，畏寒厥冷，脉来沉细如绝，提示病变的本质实以下元阳虚为主。因真阳失守，摄纳无权，无根之火，浮越上炎所致。故投予温补摄纳，导火归元之剂。诚如《证治汇补》所说："夫血证而用八味者，因外有假热，内有真寒，孤阳浮露，血不能藏，故用温剂，以引血归原，乃变病变法也。"本例见症重在阳虚，故治以温补阳气、引火归原为主，方中附、桂、萸肉、胡桃四药，功能温养下元，摄纳肾气，导火归元。地黄、白芍补阴济阳；龙、牡、磁石潜阳入阴；沉香、茯苓下行入肾。方药不以止血为目的，而血得以止，实耐人寻味。

张镜人

小脑共济失调

张镜人（1923~2009），上海第一人民医院主任医师，国医大师

杨某 女，60岁。1980年10月7日初诊。

主诉：语言欠清，步态不稳1年余。

病史：患者自去年8月份起下肢痿软乏力，行路有飘浮感，步态不稳，语言欠清，上肢活动不能自主，夜卧欠安，外院诊断为小脑共济失调。苔薄腻，脉细。诊断：小脑共济失调。属中医学痿证范畴。证属肝肾亏损，痰瘀阻络，络脉不和，筋脉失养。治以益肝肾，化痰瘀，通络脉。

丹参9g 赤白芍各9g 生白术9g 泽泻15g 茺蔚子9g 干菖蒲5g 妙远志3g 广郁金9g 怀牛膝9g 杞子9g 川断炒，15g 制狗脊15g 陈胆星3g 桃仁5g 指迷茯苓丸包，9g

二诊（11月25日）：行路飘浮感好转，而下肢仍痿软乏力，语言不利，脉细，苔薄腻，治守前法。上方去枸杞子，加制半夏6g、陈皮5g。

三诊（1981年1月20日）：叠进益肝肾、化痰瘀、和络脉之剂，症情已有改善，语言较清，下肢飘浮感逐步减轻，步态渐稳健有力，脉细，苔薄腻。肝肾两虚，痰瘀逗留，仍守上法，兼佐养肝荣筋，治以地黄饮子加减。

丹参 12g　生白术 9g　巴戟肉 9g　枸杞子 9g　远志炙，5g　干菖蒲 5g　怀牛膝 9g　川断炒，15g　制狗脊 15g　白芍炒，9g　桑枝炒，12g　制半夏 6g　陈皮炒，5g　广郁金 9g　指迷茯苓丸包，9g

以本法调治至 7 月 14 日，病情平稳，肢体活动较利，步态已稳，语言亦清。

此例患者乃肝肾不足，风痰夹瘀阻络，经脉失和之证，故以牛膝、狗脊、杞子补益肝肾，丹参、赤芍、茺蔚子化瘀和络，更用泽泻、指迷茯苓丸合菖蒲郁金汤，以化痰除湿，开窍通利，三管齐下，守法服用百余剂，病情改善，逐步恢复，获得良好效果。

李培生

腰以下奇冷案

李培生（1914~2009），湖北中医药大学教授

孙某　男，45岁。1991年9月18日初诊。

腰以下寒冷彻骨，痛如折断15年。患者于1976年冬月某日劳累后先澡，不慎受寒，继用热浴，随即感到腰以下寒冷，两侧部冷如冰块，腰部冷痛如折断，夜间不能入寐。此后半又见滑精、阳痿。曾先后至武汉、贵阳、湖南、江西、上海等地有关专科医院诊治，服药数千剂。用药如肉桂、附子、鹿茸等，反致上身如火，口唇溃烂生疱，而下身冰冷如故。遂经人介绍，求李氏诊治。症见精神疲惫，表情痛楚，腰以下寒冷，冷彻骨髓，痛如折断，喜近炉火，舌质淡红，舌苔薄白，脉细而濡。李氏曰："此属风寒湿邪，流注关节，厥冷日久，肾气已衰。"治宜补益肾元，祛风除湿，活血通络。

熟地15g　山药10g　淫羊藿10g　独活10g　防风10g　丹皮10g　赤茯苓18g　当归10g　枣仁12g　泽泻10g　川牛膝10g　杜仲炒,10g　防己10g　车前子10g

5剂。

二诊：药后寒冷稍有减轻，但仍冷痛甚剧，阳痿，滑精，舌质淡红，舌苔薄白，脉细濡。宗上法加强祛风活络，益肾壮骨之味，减去丹皮、泽泻偏于寒凉之类。

熟地 15g　　淫羊藿 15g　　山药 15g　　枣皮 10g　　独活 10g　　防风 10g
茯苓 15g　　巴戟肉 10g　　杜仲炒, 10g　　川牛膝 10g　　五加皮 10g　　制苍术 6g
制仙茅 6g　　木瓜 10g　　薏苡仁 30g　　车前子 10g

10 剂。

三诊：腰部以下渐觉温暖，除双臀稍有酸冷外，余处冰冷缓解，阳事能举，滑精亦止，邪实渐去。遂守上法去苍术、薏苡仁、车前子等味，酌加菟丝子 10g、橘红 10g、核桃肉 10g、补骨脂 10g、桑寄生 15g。连进 40 余剂，寒冷疼痛均见消失。

腰以下冰冷，痛如折断，阳痿、滑精持续 15 年，前医多以肾阳虚衰而治之。要知疾病之源，本于寒湿，寒邪凝滞，湿聚不化，经脉受阻，气血不畅，故腰以下寒冷，疼痛如折；久病及肾，肾精亏损，命门火衰，则阴器弛软不用；肾气既虚，下元疲惫，精关不固，则频发滑精。若纯用补阳之剂，则阴无以继，以致浮阳躁动于上，使上身热炽，口伤烂赤，上热下寒，寒热格拒。此时治法，宜标本兼顾，益阴和阳，阳中求阴，阴中求阳，平衡阴阳。故药用祛风胜湿、散寒止痛之剂以治其标；用补益精血、温肾强健之剂以治其本。标去本实，沉年痼疾，竟侥幸告愈。

吕继端

脊髓血管症，硬皮病，同胞姊妹小脑萎缩案

吕继端（1929～　　），湖北中医药大学教授

脊髓血管症

黄某　女，49岁。1992年11月6日初诊。

患者于今年6月份出差，突发双下肢麻木无感觉，左下肢不能运动，右下肢麻木，某医院诊断为"脊髓血管症"，经住院西药治疗有所改善后转诊中医，是时觉从腰部至右下肢灼热麻木，时而肌肉有跳动感，运动正常，双下肢温度不对称。舌质红，边紫有齿印，苔中心黄腻，右脉沉弦，左脉细弱。证属肝肾不足，湿热内袭。治宜化湿清热，滋养肝肾。

苡仁40g　白芍24g　当归12g　北枸杞10g　怀牛膝10g　红花10g
桃仁10g　木瓜10g　黄柏盐水炒，10g　晚蚕沙10g　骨碎补15g　狗脊15g
五加皮15g　桑枝15g

每日1剂。

二诊（11月27日）：服上药7剂，诸症即明显好转，但从臀部至右下肢仍有灼热感，运动时更甚，舌质红，苔薄白，右脉弦数有力，左脉软数。守上方去五加皮、晚蚕沙、狗脊、骨碎补，加熟地15g、

龟甲（先煎）30g、丹皮 10g、白薇 10g，服药 3 剂，所苦告愈，全身轻松无不适。再进 2 剂，巩固药效。

患者素为肝肾阴津不足之体，复又旅途劳顿，湿热之邪乘虚内袭，浸淫筋脉，影响血脉运行而致疼痛麻木不仁，活动受限，故用苡仁、黄柏、蚕沙、五加皮、桑枝化湿清热；白芍、当归、牛膝、枸杞、狗脊、骨碎补滋补肝肾；红花、桃仁活血祛瘀通络。二诊因湿热已去大半，阴伤显现，故去辛温伤阴助火之五加皮、蚕沙，温肾伤阴之狗脊、骨碎补；加熟地、龟甲增强滋养肝肾之力；选丹皮、白薇，取其凉散血热之功，药后立见成效。

硬 皮 病

某　肌肤板硬萎缩，关节疼痛 1 年余。1990 年 5 月原因不明地渐感全身困乏无力，手指麻木不适。3 个月后渐出现肌肤闷胀微肿，皮肤变硬，不能捏起，关节僵硬疼痛。在某省级医院诊为"系统性硬皮病"，治疗半年余（用药不详），病情日渐加重。来诊时，全身困乏无力，肌肤闷胀，面部及四肢皮肤变硬萎缩，皮肤紧贴于骨，不能捏起。面纹消失，无表情，张口困难，鼻尖呈鹰嘴样，口唇变薄。双手指尖细、僵硬如鸡爪样，双手指、腕、肘、膝等关节疼痛僵硬，皮肤欠温，纳差，乏力，畏寒。舌质淡暗，苔薄白，脉沉细弦。化验：白细胞 10.1×10^9/L，中性粒细胞 60%，淋巴细胞 40%，血沉 60 mm/h，RF（＋）。诊断：皮痹（系统性硬皮病）。证属气血亏虚，肌肤失养，寒凝血瘀。治宜益气养血，活血通络。

黄芪 60g　当归 30g　赤芍 30g　桃仁 12g　红花 30g　首乌 30g　生地 30g　丹参 30g　地龙 30g　桂枝 15g　甘草 9g

水煎服。

二诊（10 月 14 日）：服上方 60 剂，身感有力，关节疼痛减轻，皮肤较前稍变软，余症同前。上方去生地、首乌，加延胡索 15g、水蛭 20g、陈皮 12g，水煎服。

三诊（1992 年 1 月 24 日）：上方服 60 剂。皮肤出现皱纹，扪之较前变软。面部有润色，稍丰满。双臂及下肢僵硬、屈伸受限明显好转，可提水行走，生活自理。畏寒乏力症状若失，精神状态大好。嘱按 1991 年 10 月 4 日方共为细末，每服 4~6g，每日 3 次，连服 6 个月。

1993 年 6 月 10 日随访。停药已 1 年，面部皮纹清晰，面容改观，表情较丰富，面色红润。四肢等处皮肤变软，可捏起。各关节功能活动正常，已能从事正常劳动。

该病属中医"皮痹"，多由阴阳气血失调，风寒湿邪杂合，凝闭皮肤经络所致。皮肤经络失于濡养，故临床见形寒肢冷，皮肤板硬等。本例以营卫气血亏虚、瘀血痹络突出，故以益气养血、化瘀温经为主，坚持长期用药而获效。

同胞姊妹小脑萎缩案

姐 39 岁。1991 年 2 月 27 日初诊。

诉 2 年前 5~6 月份，双腿渐沉，走路不稳，时而摔跤，CT 检查提示"小脑萎缩，共济失调"。曾用中西医药治疗无效。诊时走路不稳，以右侧为主，右臀至右膝呈牵扯状，并有痛、麻木和肌肉瞤动感觉，不能端坐，起坐缓慢，行走能向前不能后退，转身不能急速，语音有时不清，说话缓慢，不连贯，喉中若梗如塞，饮水作呛，胸闷，气短，心悸，食欲不振，50~100g/ 餐，二便调，月经提前，量多，血色紫暗，经行 4 天干净。面色少华，舌淡苔少，脉濡细，沉取则弱。宜滋补肝肾，化瘀通督。

淡大芸 24g　苡仁 24g　菟丝子 20g　制首乌 20g　狗脊 15g　白

芍 15g　续断 15g　桑枝 15g　山药 15g　鹿角片 10g　龟甲 10g　当归 10g
桃仁 10g　木瓜 6g

每日 1 剂，水煎内服。服药 1 月，步履较前平稳，疼痛、麻木减轻，胸闷、心慌较前明显好转，但语言表达稍差，双腿乏力，肌肉拘挛，夜间为甚，舌淡边有齿印，苔薄白，左脉细弱，右脉弦细。上方去鹿角片、桑枝，加鹿角霜 10g、五加皮 15g、桂枝 6g。连服 3 月，诸症消失，仅感神疲乏力，四末不温，舌淡红，苔薄白，右脉弦细，左脉细弱。宜滋补肝肾，益气化瘀。

黄芪 24g　淡大芸 24g　苡仁 24g　菟丝子 20g　制首乌 20g　狗脊 15g
白芍 15g　续断 15g　山药 15g　桂枝 5g　穿山甲片炒，5g　鹿筋 5g

守方略有进退，服药 2 个月，逐步恢复正常。

妹　39 岁。1991 年 3 月 28 日初诊。自诉 1982 年产后发病，步履不稳，易摔跤，全身乏力，语言謇涩，病情进行性加重，时而出现肢体震颤，有家族史。综合 CT 检查，诊断为"遗传性小脑萎缩"。曾用中西医药治疗，不能控制病情发展。诊时诉全身乏力，步履不稳，呈摇摆状，语言謇涩，神情呆板，反应迟钝，全身肌肉僵硬，关节活动困难，伸屈受限，腰部下坠，头晕重难举，食欲一般，口干喜饮，二便调，月经量少，舌质淡红，苔白，脉细弱。宜滋补肝肾，化瘀通督，佐潜镇息风。

白芍 24g　淡大芸 24g　当归 10g　生地 10g　山萸肉 10g　桃仁 10g
狗脊 40g　麦冬 15g　骨碎补 15g　鹿角霜 15g　龟甲 15g　龙牡（煅）各 30g
土鳖虫 6g

每日 1 次，水煎内服。服药 1 月，步履较前平稳，全身肌肉僵硬好转，语言较前流畅，仍感乏力腰痛，夜寐失眠，舌淡红，苔薄白，脉细。治宜滋补肝肾，益气活血，佐以镇静安神。

黄芪 40g　狗脊 40g　当归 10g　生地 10g　萸肉 10g　桃仁 10g　红花 10g　白芍 24g　酸枣仁 24g　淡大芸 24g　骨碎补 15g　龟甲 15g　鹿

角霜 15g　龙牡煅，30g　山甲片炒，6g

服药 2 个月，整体情况明显好转，仅感右下肢稍僵硬，消瘦，舌淡红，体胖大，苔薄白，脉细。续上方稍加减，服药 2 个月，随访诸症消失，能从事正常工作。

小脑萎缩目前西医缺乏有效治疗。本病中医按"痿证"辨证论治，虽发病有肺热伤津、湿热浸淫、脾胃虚弱、肝肾亏虚致痿之分，然以肝肾精血亏虚多见。盖肝主一身之筋膜，肝精充足，筋膜得到充分滋养，则肢运动自如；肾主一身之骨骼，通脑，肾精充则骨坚脑聪。若肝肾阴液亏虚，上不荣虚，则头脑自持失灵，语言謇涩，外不能灌溉四肢，筋脉失养，则痿废不用；肝为风木之脏，赖肾水以涵养，真阴耗伤，水不涵木，则虚风内动。何秀山说："血虚生风者，非真风也，实因血不养筋。"表现语言謇涩，步履不稳，肌肉硬强，肢体震颤等。吕氏宗叶天士治痿经验，强调肝肾肺胃在发病和治疗中的影响，尤重视肝肾精血的作用，对精血内夺、奇脉少气而成痿者，以填补精髓为主。故常以补益肝肾、活血通督作为治疗本病的重要法则。

例 1 为肝肾精血亏损，经脉瘀滞，未能通贯，筋骨失于营养，脉络失于濡润，肢体则痿废不用。方用淡大芸、菟丝子、首乌、狗脊、白芍、续断、鹿角、龟甲滋肝肾，生精髓，强筋骨；茯苓、山药滋养脾胃之阴，使土润以养肺滋肾，阴平阳秘；当归、桃仁，滋补肝肾，祛瘀通络；桑枝、苡仁、木瓜，通利关节，舒筋活络。由于抓住了主要矛盾，沉疴之疾，短期即见成效。

例 2 为产后出血过多，气血耗损而致血脉瘀阻，气血凝塞，筋脉失养；上不能荣养高巅，则脑髓失养，下不能滋润肝肾、四肢百骸，则肌肉痿废不用。方用白芍、大芸、生地、山萸肉、狗脊、骨碎补、鹿角霜、龟甲、麦冬益血生精，滋补肝肾；当归、桃仁、土鳖虫活血通络，煅龙牡潜镇息风。方药对证，病情很快见愈。

李文瑞

奇症四则

李文瑞（1927~　　），北京医院主任医师

温补脾肾治疗甲状腺功能减退症

甲状腺功能减退症（以下简称甲减）发病隐匿，病程较长，治疗颇为棘手。以温补脾肾为主治疗甲减患者 7 例，均收到较为满意的疗效。整理如下。

郭某　女，37 岁。

因乏力伴颈前部肿大而来本院就诊。经查血清发现三碘甲状腺原氨酸（T_3）、甲状腺素（T_4）降低，促甲状腺释放激素（TSH）增高。患者表情淡漠，皮肤粗糙，舌体稍厚，甲状腺Ⅰ度肿大，心肺（−），肝脾不大，双下肢轻度浮肿，膝腱反射减弱，少言欲睡。自诉乏力，畏寒，纳可，腹胀便干，时或烦躁。舌淡红，苔薄白，脉细弦。心电图、胸片正常。甲状腺扫描示有一可疑功能减低的凉结节。甲状腺 B 超示回声偏低，明显不均。腹部 B 超示脂肪肝。血清 T_3 12 ng/dl，T_4 0.5 μg/dl，TSH > 60μIU/ml 抗甲状腺球蛋白抗体（TGAB）、抗甲状腺微粒体抗体（TMAB）强阳性，反 T_3（γT_3）7ng/dl，血清游离甲状腺素（FT_4）0.5 μg/dl，胆固醇 6.9 mmol/L，三酰甘油 2.23 mmol/L，高密度脂蛋白

680mmol/L。西医诊断为慢性甲状腺炎，甲状腺功能减退症，脂肪肝。中医辨证：肾阳不足，兼有气郁。

制附子先煎，10g　肉桂后下，3g　生黄芪30g　当归10g　仙灵脾10g
熟地30g　山药15g　山萸肉15g　白芍5g　郁金15g

每日1剂，未予西药。药后1周，乏力、畏寒、少言欲睡明显好转，烦躁、浮肿消失，腹胀略缓，但大便仍干，并出现口干而苦。舌微红，苔薄白，脉细弱。遵上方加减。

制附子先煎，15g　肉桂后下，3g　生黄芪30g　当归15g　仙灵脾15g
生地30g　知母10g　黄柏12g　蒲公英15g

服4周后，腹胀缓，大便通，诸症基本缓解。复查 T_3 56ng/dl，T_4 1.5μg/dl，TSH 38μIU/ml，γT_3 14ng/dl，胆固醇5.2mmol/L，三酰甘油1.14mmol/L，高密度脂蛋白520mmol/L。遂配制丸药出院后服用。

宋某　女，37岁。

因发现颈前肿大，伴乏力、憋气月余而来本院就诊。查血发现 T_3、T_4 降低，TSH增高。入院检查：表情淡漠，嗜睡懒言，皮肤粗糙，舌体稍厚，甲状腺 II 度肿大，心音略低，律齐，肺（-），肝脾不大，颜面及双下肢浮肿，膝腱反射减弱。自诉无力，憋气，畏寒，纳呆，腹胀便难，月经失调，性欲淡漠。舌淡红，苔薄白，脉细弦，重按则弱。心电图示窦性心动过缓。胸片示纹理增粗。甲状腺B超示回声偏低，不均匀。腹部B超示脂肪肝。血清 T_3 33ng/dl，T_4 0.5μg/dl，TSH > 60μIU/ml，TGAB、TMAB阴性，γT_3 8.7ng/dl，FT_4 1.26μg/dl，胆固醇6.8mmol/L，三酰甘油2.0mmol/L，高密度脂蛋白250 mmol/L。西医诊断为甲状腺功能减退症，脂肪肝，可疑慢性甲状腺炎。中医辨证：脾肾阳虚。

制附子先煎，10g　白术10g　生黄芪30g　当归10g　云苓10g　仙灵脾10g

不予西药治疗。服药1周后，颜面发胀、乏力、畏寒、憋气、浮肿等症状略减轻，腹胀便难如故。舌淡红，苔薄白，脉细沉。遵上方将制附子、仙灵脾逐渐加至 25g。继服 5 周后，诸症缓解，只有甲状腺肿大变化不大。复查血清 T_3 97ng/dl，T_4 3.5μg/dl，TSH 6.5μIU/ml，$γT_3$ 16.3ng/dl，FT_4 2.8μg/dl，血脂三项略减低。遂上方加浙贝 10g、山慈菇 15g，配制水丸，出院继续服用。

谭某　女，49 岁。

因发现畏寒、乏力、浮肿 3 月余而来本院就诊。查血发现 T_3、T_4 降低，TSH 增高。

入院检查：表情淡漠，反应迟钝，声音嘶哑，皮肤粗糙，甲状腺 I 度肿大，心音低，律齐，肺（–），肝脾不大，双下肢浮肿较重，膝腱反射减弱。自诉畏寒突出，虽值盛夏，亦着秋衣裤，但仍感不足。嗜睡，乏力，纳呆，腹胀便难。舌淡红，苔薄白，脉细滑。心电图、胸片、甲状腺扫描、B 超均正常。血清 T_3 6.0ng/dl，T_4 0.3μg/dl，TSH > 60μIU/ml，$γT_3$ 6ng/dl，FT_4 0.8μg/dl，TGAB、TMAB 强阳性，胆固醇 9.2 mmol/L，三酰甘油 1.91mmol/L，高密度脂蛋白 450mmol/L，空腹血糖 9.24mmol/L，餐后 2 小时血糖 11.8mmol/L。西医诊断为慢性甲状腺炎，甲状腺功能减退，Ⅱ型糖尿病。中医辨证：脾肾阳虚，水湿内停。

制附子先煎，10g　白术 15g　生黄芪 30g　当归 10g　云苓 10g 仙灵脾 10g　白芍 10g

每日 1 剂。并予甲状腺素 20mg/d ，控制饮食。

服药 1 周后，症状开始减轻，上方将制附子、仙灵脾逐渐加至 20g。服 3 周后减衣裤，5 周后症状基本消失。复查血清 T_3 55ng/dl，T_4 2.2μg/dl，TSH 4.6μIU/ml，$γT_3$ 14ng/dl，FT_4 3.2μg/dl，胆固醇 3.9mmol/L，三酰甘油 1.1mmol/L，高密度脂蛋白 370mmol/L，空腹血糖 6.3mmol/L，餐后 2 小时血糖 6.3mmol/L。遂配制水丸带药出院。

张某　女，62 岁。

患者为甲状腺功能亢进，经 ^{131}I 治疗后 22 年，现因畏寒、浮肿、憋气 1 年余，而来本院就诊。经检查血发现 T_3、T_4 降低，TSH 增高，心电图异常。入院检查：表情呆板，反应迟钝，声音嘶哑，皮肤粗糙干裂，舌增厚，甲状腺不大，颈静脉充盈，双肺底有湿啰音，心界扩大，心音低钝，心率 66 次／分，心律不齐，心尖部及主动脉瓣区可闻及Ⅱ、Ⅲ级收缩期杂音，腹软，肝肋下可及，双下肢严重浮肿，膝腱反射减弱。自诉憋气较重，不得平卧，动则心悸气短，且有乏力、畏寒、纳呆、腹胀便难。舌淡微暗，体胖大，苔薄白，脉细弱结代。心电图示右束支完全阻滞、冠状动脉供血不足、室性期前收缩。超声心动图示中等量心包积液。胸片示心影扩大。腹部 B 超示肝脾大。血清 T_3 26ng/dl，T_4 0.8μg/dl，TSH 6.0μIU/ml，γT_3 3.5ng/dl，FT_4 0.38μg/dl，TGAB、TMAB 阴性，胆固醇 5.5mmol/L，三酰甘油 4.24mmol/L，高密度脂蛋白 240mmol/L，空腹血糖 7.8mmol/L，餐后 2 小时血糖 20.8mmol/L，尿素氮（BUN）10.3mmol/L，肌酐（Gr）115μmol/L。西医诊断为甲状腺功能减退，心包积液，冠心病，型糖尿病并糖尿病肾病。中医辨证：脾肾阳虚，水湿泛滥。

制附子先煎，10g　白术 15g　生芪 15g　当归 10g　云苓 30g　仙灵脾 15g　白芍 10g　瓜蒌 30g　川连 3g　半夏 10g　葶苈子 20g　大枣 10g

每日 1 剂，并予甲状腺素 20mg/d，降糖药格列吡嗪 15mg/d，偶用少量利尿剂。

服药 2 周后，乏力、畏寒、憋气、浮肿等症状减轻，腹胀缓，大便顺。上方将制附子加至 15g，仙灵脾逐渐加至 30g。继服 7 周后，诸症基本缓解，复查 B 超示肝不大，脾大。超声心动图示少量心包积液。血清 T_3 65ng/djl，T_4 2.7μg/dl，TSH 34.5μIU/ml，γT_3 13.5ng/dl，FT_4 0.65μg/dl，胆固醇 4.5mmol/L，三酰甘油 1.54mmol/L，高密度脂蛋白 320mmol/L，空腹血糖 5.5mmol/L，餐后 2 小时血糖 320mg/L，尿素氮（BUN）7.6mmol/L，肌酐（Gr）88µmol/L。遂配制水丸带药出院。

甲状腺功能减退症，系甲状腺素合成、分泌或生物效应不足所造成的全身性内分泌疾病。其主要临床表现为元气亏乏、气血不足、脏腑受损的阳虚证候，多属中医"虚劳"之范畴。据临床报道，本病以脾肾阳虚证者最多见，文中所述例中，3例为脾肾阳虚，亦与之相符。但3例治法有别于其他报道，不论水肿轻重，均采用真武汤合当归补血汤加减。例4因有心包积液，又加入小陷胸汤合葶苈大枣泻肺汤以泻水。仅1例未及脾阳，而予金匮肾气丸合当归补血汤加减治疗。

李氏认为中医辨证治疗甲减，是通过调节脏腑功能，从而达到目的，且无明显副作用，但疗程较长，治疗切勿过急。李氏所选主要药物制附子、肉桂、仙灵脾温补肾阳以治虚之本；茯苓、白术、干姜温脾化湿，佐补肾之品以行水；生黄芪、当归健脾益气养血，协补肾之味以补虚；生地、熟地、山萸肉、白芍滋阴，以阴中求阳，并可防药物过燥。共奏温补脾肾、益气养血、行水消肿之功，达治疗甲减之效。经临床疗效观察，临床症状一般在服药2~3周减轻，5~6周基本缓解。化验检查在服药2~3周好转，周显著好转。其中T_3、γT_3恢复较快，大多正常或基本正常；T_4、FT_4次之，一般较病前升高，接近正常；TSH下降较慢；另外，血脂尤其是胆固醇明显下降，均降至正常范围。另外，例3、4虽加服甲状腺素片20mg/d，但曾请教本院内分泌专家，每日服甲状腺素20mg，不可能取得如此效果，认为主要是中药的作用。

益气固表，清热利湿治疗黄汗

李某　男，65岁。

患黄汗半年有余，稍动则出，汗出染衣，色黄，纳食尚可，大便调，夜尿略多。舌淡红，苔薄黄，脉细弦。证属外有表虚，内有湿热。治以益气固表、清热利湿。方拟玉屏风散合栀子柏皮汤加味。

生黄芪 30g　白术 10g　防风 10g　栀子炒, 10g　黄柏 10g　车前子 10g

服上述药 7 剂后，黄汗止。但停药 1 周后又复出，纳食尚可，二便如常。舌淡红，苔薄白，脉细。前方加减。

生黄芪 30g　白术 10g　防风 10g　车前子 10g　当归 10g

再服 5 剂后，黄汗止。原方 5 倍量共为细末，炼蜜为丸，每丸重 9g，每服 1 丸，日 2 次。嘱其继续服用 1~2 月，以巩固疗效。随访 3 个月，未再复发。

黄汗临床较为少见，治疗颇为棘手。自汗属表虚不固，汗出色黄为有湿热所致，故辨为外有表虚，内有湿热。方中玉屏风散益气固表，栀子柏皮汤清热利湿，加车前子以增强清热利湿之功，加当归养血活血以助湿出。诸药合用，表虚得固，湿热得除而治愈。

调和营卫，散寒通络治蚁行感

邱某　男，40 岁。

诉自觉周身有蚂蚁爬行感 3 个月，伴有形寒肢冷，纳食尚香，大便顺，小便调，夜寐宁。舌淡红，苔薄白，脉细小弦。证属营卫不和，寒滞肌腠。治以调和营卫，散寒通络。方拟桂枝加附子汤加味。

制附子 10g　桂枝 10g　白芍 15g　桑枝 30g　鸡血藤 30g　海风藤 15g
生首乌 30g　红枣 10g　当归 10g　生姜 2 片　甘草炙, 5g

服 7 剂药后，蚁爬感基本消失，但仍觉形寒肢冷。舌淡红，苔薄白，脉细小弦。前方制附子改为 15g。继服 7 剂后，形寒肢冷明显缓解，蚁爬感未发。舌淡红，苔薄白，脉细。遂改制为丸剂，继服月余。之后随访 2 个月未见复发。

西医学认为蚁行感属神经官能症的范畴。患者自觉蚂蚁爬行于肌腠之间，伴有形寒肢冷等症，中医辨证属营卫不和、寒滞肌腠所致。选用桂枝汤以调和营卫，加附子以温阳散寒，桑枝、海风藤以祛风通络，鸡血藤、生首乌、当归以养血通络。诸药合用，邪去正复，营卫调和，肌腠得通，故而获效。

燥湿健脾，行气除胀治帕金森综合征案

王某　男，69 岁。

患帕金森综合征。症见腹胀较甚，矢气少，大便秘结，时有胁痛，有胆囊炎、胆结石史。舌淡红，苔白而厚腻，脉沉细。证属湿困脾土，气机郁滞。治以燥湿健脾，行气除胀。方拟平胃散加减。

苍术 15g　厚朴 30g　莱菔子 10g　大腹皮 15g　香附 10g　龙胆草 30g　金钱草 15g　鸡内金 10g　法半夏 10g　甘草 3g

上方服用 5 剂后，腹胀、胁痛缓解，但大便仍干。舌淡红，苔白厚已不腻，脉细。前方加草决明 30g，厚朴改为 35g，继服 20 余剂，诸症缓解，偶觉心下痞，舌淡红，苔薄白，脉细。遂予香砂枳术丸，午、晚饭后各服 6g，以善其后。随访半年未见复发。

帕金森综合征所引起的腹胀，治疗较难。本例患者证属湿困脾土、气机郁滞，故以平胃散燥湿健脾，配厚朴、莱菔子、大腹皮、香附等行气除胀。诸药合用，使湿去气行，故而治愈。重用厚朴，最大可用至 80g，配莱菔子，对帕金森综合征之腹胀，疗效显著。

李昌源

脑 萎 缩 案

李昌源（1916~2001），原贵阳中医学院教授

本病属中医"文痴""痫证"范畴。其是由于脑萎缩所致的进行性脑器质性精神衰退的一种综合症状，多在脑动脉粥样硬化的基础上，由于多次大小不同的脑卒中发作形成多发性脑栓塞的结果，出现痴呆综合征。临床可见人格改变、睡眠及知觉障碍、判断及记忆障碍等精神异常表现，甚至出现呆傻、二便失禁等严重症状。临床上常见之老年痴呆，多有不同程度的脑萎缩。本病预后较差，治疗颇为棘手。本病的病因病机不外有三，即髓海不足、脾肾亏损和心血不足。李氏认为本病的治疗总则不离补肾填髓，健脾益气。

刘某 男，78岁。1992年7月1日初诊。

患者曾有高血压史10年，数次出现中风先兆，1个月前患感冒后出现神志不清、二便失禁、肢末不温等症状。经省医院做脑CT检查，片示"脑萎缩"。初诊：神情呆滞，双目无神，问之不答，头昏乏力，手足不温，炎炎夏日竟身着毛衣且戴帽，二便失禁，舌淡体胖大、苔白腻，双关脉弦、尺弱。诊为痴呆，属肾阳虚、命火衰、髓海空虚，治当温肾扶阳，方选金匮肾气丸加减化裁。

熟地20g　怀山药20g　枸杞20g　丹参20g　益智仁20g　菟丝子20g　茯苓10g　山萸肉10g　郁金10g　仙灵脾10g　附片先煎，6g

丹皮 6g　肉桂 3g

　　二诊后加重温阳药，附片增至 20g，肉桂增至 6g，并用枸杞蒸羊脑炖服，另加用鹿角胶（烊化）20g，其余增损药物如覆盆子、桑螵蛸、太子参、炙甘草、苡仁、巴戟天、远志、菖蒲等。调治近 2 个月后，二便正常，手足不冷，饮食睡眠均正常，神志清楚，对答自如，经脑 CT 复查已正常。

　　本例辨证明确，治以温肾扶阳为主，佐以健脾益气，填髓化瘀。主用金匮肾气丸补肾阳，因小便失控，故去泽泻。前后用药 23 剂，其中桂、附总量分别达 129g 和 418g，其温肾阳之力不可谓不强。加入丹参、郁金，取其活血化瘀之功效，改善心、脑、肾血循环以治脑栓塞；鹿角胶既助桂、附温阳，又助枸杞、菟丝子、羊脑、寄生补髓填精；巴戟天、仙灵脾助命火，补肾气；益智仁、桑螵蛸、覆盆子补精固摄纳二便；枸杞蒸羊脑为脏器疗法；太子参、茯苓、怀山药、炙甘草益气健脾同补后天；菖蒲、远志通心阳而透脑窍。是方配伍严谨，药证合拍，故 20 余剂收捷效。

吴安庆

一味甘草治疗水明内视症

吴安庆（1901~1972），江苏省名医

张女　住崇明亦新镇东北 1.5km，靠近长江边头圩内。父母双亡，遗雏成群，遗产本为可观，奈因 3 次海潮，没有收入，而筑岸防洪费用浩大，春间又为土匪洗劫，惊慌忧闷，萃于一身，遂得一奇疾：病者合目，则能自见五脏六腑之位置与血液之运行，此女本无生理常识，而所谈之内脏历历不差，遍延中西药治，悉无寸效，卧床半载，痛苦万分。来延余诊，脉舌平整，饮食尚可，二便俱调，经水按月而至，检前医所用之药，皆安神宁心补肾之品，西医断为神经官能症，中医不曰神不安舍，即曰心肾木交，无可借镜。沉思良久，忆及《内经》有"水明内视"之文，此即"内视"症乎？盖人之两目只能外视，今合目而能见脏腑，非内视而何？又思内视之上，冠以"水明"二字，则水明即是内视之病理。欲治此症，当先使水不明而浊。又思欲使水浊，莫如扰之以土，所谓土能克水是也。又思培土究以何物为佳，甘为土味，黄为土色，药之色黄而味甘者，甘草为上，且甘草有国老之称，施于一切之病，可以泛应无穷，惟中满与酒客忌之。今既不中满，又非酒客，虽不合证，谅亦无碍。然历时半载，数剂汤药，断难获效，不如改汤为丸，嘱其尽剂，亦可坚病者服药之心理。乃为之立案曰：目甫交睫，即能自见五脏六腑之位置与血液之运行，甚为清

晰，遂至惊慌恐怖，心悸失眠，淹卧床榻，5月于兹。人毕以怪病目之，病本不怪，以少见故为多怪耳。此症之病名、病理载在《内经》，苟能服完此药，或可复尔康宁。药用生甘草240g，研末糊丸，嘱其每服6g，日2服，白汤送下，20日服完。

余立此案，故作解人，其实平生未遇此症，亦不过作探索性治疗而已。诊后半载，未邀复诊，远距百里，无以探询，邂逅病者之亲戚施某曰：病者自服先生方后，约2周左右，合目不再见内腑，遂得安卧半月，即能起床，今已操作如常，丸未服尽，尚有少许，故未请复诊。余不禁为之舞蹈，际此科学万能之世，谈及哲理，辄目为荒诞，请观此症之获效，则五行之理，有未可厚非者。窃尝谓《内经》一书，苟能细细探讨，必能获得无限之宝藏，惜为秦汉之文，言简意赅，人每以艰涩难读而弃之，不然定可于世界医学中独树一帜，政府将发皇之不暇，决不忍其自生自灭矣！

李 可

足心发热怪症

李可（1930~2013），山西灵石人，临床家

刘虹兰 女，33岁，梁家焉学校教师。1983年8月20日初诊。

足心发热7年，日夜不休，日轻夜重，自觉涌泉穴处呼呼往外冒火。不论冬夏，夜卧必把脚伸出被外，或踏于凉墙上，始能入睡。曾多次求医，服滋阴补肾、滋阴降火以及清骨蒸劳热之剂百余剂，不效。又认为阳陷入阴，用升阳散火汤，反增头面轰热。诊视见面色嫩红，艳若桃李，阳浮于上显然。询其病史，因年久已不甚了然，似与产后失调有关。按脉细数，132次/分。干渴，小便清长，饮一溲一，不存尿。中上脘处冷感，胃纳不馨。食入稍一受凉，即觉纤不适，双膝独冷。

细思此症，乃阴阳盛衰之变。阴阳之道，阳为阴根。（《易经》曰：天一生水）阳生，阴始能长。阳气——命门真火，乃生命之主宰。命门位居下焦，乃人身真火，气化之本原。此火一衰，火不生土，胃中水谷便无由蒸化，故见纳少化艰；人身津液赖此火之温煦，始能蒸腾于上，敷布上下，此火一衰，气化便弱，津液不能升腾，故口干；涌泉为足少阴肾经井穴，为肾气之所出。今下焦阳衰，不能统摄肾阴，而致阴火沸腾，足心热如火焚。是宜补火之源，真火旺，阴火自安。

炙草 60g　干姜 30g　附子 30g

冷水 1500ml，文火煮取 500ml，2 次分服，3 剂。

二诊（8 月 24 日）：药后热势顿减，多年之双膝冷亦热。自诉多年来从未有如此舒适过，且食纳亦增。因在会议期间，不慎感冒，觉脑冷，如风从脑壳吹入状，畏恶风寒特甚。筋惕肉瞤，皮下如虫行，脉反沉细。诸多见证，足征阳微。

麻黄 10g　附子 15g　细辛 10g　炙草 30g　干姜 15g

2 剂。

药后又愈，临行前特来致谢。嘱服金匮肾气丸 1 个月，以巩固疗效。

（《李可老中医急危重症疑难病经验专辑》）

祝味菊

黑疸劳疾宜健脾温肾

祝味菊（1884~1951），著名中医学家

陈君 男，30余岁。

体质尚健康，勤于工作，夜以继日。在一次强力劳动之后，全身衰弱无力，自以为系暂时疲劳，怎奈小息之后，疲劳不减，继而关节及肌肉作湿痹样疼痛，头昏耳鸣，失眠心悸等症随之而来，不久肠胃症状出现，胃痛呃逆，呕吐泛恶，食欲不振，便秘、腹泻交替发作，身体日渐赢瘦，体重减轻不少。叠请名医诊治，有谓系风湿性关节炎所引起，用祛风通络之药；有曰头昏耳鸣，乃肾阴不足之症，应养阴平肝，亦不见效。以后颜面、项背、腋下皮肤逐渐变色，状如紫铜，询问医生所答复之病由，皆不能使患者满意，经友人介绍请祝医诊治，祝即按照四诊为之诊断曰："君所患之病，系少见之疾患，即西医所称阿狄森病，中医谓为黑疸劳疾。前期之疲劳、关节湿痹样痛、头昏、呕吐、胃痛等，实即前趋症状，中医历来谓黑色乃肾水之色，肾脏之色外见，肾藏阴阳不足，乃显见易见，病因已明，何难设法，应循序按先后治疗，先健脾阴以和胃。"

黄厚附片先煎，14g 党参炒，16g 白术炒，12g 淡干姜6g 姜半夏12g 陈皮6g 灵磁石先煎，30g 川芎9g 丹参14g 白蔻壳9g 大腹皮12g 陈枳壳9g 六曲炒，12g

服药 3 剂，胃肠症状大减，纳谷渐馨，病人转忧为喜曰："吾之恙似有好转。"祝曰："能听我言，当可全瘳，今脾胃之症，逐渐消失，而色素沉着依然未动，为今之计，应大补阴阳，以治病之本。"

黄厚附片先煎，16g　大熟地 16g　肉桂 4g　党参炒，14g　补骨脂 12g　山萸肉 12g　巴戟天 12g　仙灵脾 12g　仙茅 12g　怀山药 12g　灵磁石先煎，30g　当归 12g　白术炒，12g　枸杞子 12g　大枣 10g

先后共服药 10 剂，精神大振，颜面、颈部脊背、腋下等处之黑色逐渐消失。形不足者，补之以气，精不足者，补之以味，乃于原方加鹿角胶 12g。连服 6 剂，色素沉着已褪大半，眠食俱佳。后用全鹿丸（全鹿、牛膝、党参、肉苁蓉、杜仲、沉香、当归、地黄、黄芪、锁阳、枸杞子等）。每日 12g，分 2 次服，1 个月后，黑色全消，健康如常人。

（王云峰　整理）

董廷瑶

涤痰化瘀治脑瘫

董廷瑶（1903~2002），上海中医文献馆教授，儿科大家

脑瘫是因脑功能障碍引起肢体瘫痪，大多患儿于出生后数月或1年内出现症状，严重病例除瘫痪外还有智力不足、抽搐及视听或言语功能异常，是为疑难顽症，此类病儿为数却不少。董氏谓此属"五软"范畴，常以痰瘀阻络、肝风内扰论治。

朱某　男孩，6岁，1991年2月21日初诊。

生后手足痿软，不能握物，步履不稳，经常抽搐，时时摇头，尚能自觉预知，语言正常，舌红苔薄而腻，脉细带滑，头部CT检查示左顶叶脑血管畸形。董氏曰：先天疾患，"五软"之症，血运失常，瘀阻脑窍，兼夹痰浊，筋纵不收，先拟活血行瘀，涤痰通络，息风安脑，方选桃红四物汤去熟地，加半夏、陈皮、天浆壳、天麻、全蝎、钩藤。加减化裁，服用1个月，摇头肢搐均停，神志已清。尚诉头昏，右手握力较振，足软步行转稳，苔化薄净，口渴喜饮。瘀痰渐化，肾精本亏，虚风内动，次用六味丸加杜仲、川断、天麻、杭菊滋水涵木，补肾强脊。最后以三甲复脉汤增损，滋养阴血，通脉填髓补脑，调治个月，病情全面向愈，手足活动自如，常觉软弱少力。

先天痿软，脑病顽症，获此显效，实乃巧思灵变，自出机杼。

陈治恒

疏理少阳枢机治小儿目睛不转

陈治恒（1929~　），成都中医药大学教授

杜某　女，3岁。

3天前突然眼球不能转动，头痛，眼压升高，急邀陈氏会诊。据其母代述：患儿3天前受惊，突然眼球不能转动，头痛，呕吐。在成都某医院儿科观察1夜，后又转入某医院脑外科，检查眼压升高，疑为"颅内占位性病变"，经各种对症处理无效，其家长要求中医治疗。观患儿发育良好，神志清楚，双眼眼球上翻，不能转动，身有微热，头痛阵发，时有呕吐，二便通利，舌红，苔白滑，脉弦滑。据此脉症，陈氏认为似属感受外邪，里有痰热，胆胃不和之候。暂以温胆汤合连苏饮予服。

陈皮8g　法夏10g　茯苓10g　枳实8g　竹茹10g　黄连5g　苏叶12g　甘草3g

1剂。

翌日再诊，患儿服药后呕吐减少，其余未有新的变化。陈氏反复检查，患儿头项不强直，胸腹不胀满，心中不烦躁，二便无异常，只是仍时觉头痛，微发热，无汗，脉弦滑。遂按少阳枢机失运治疗，处以小柴胡汤加减化裁，以和解枢机，兼以疏风解痉，和胃化痰。

柴胡10g　黄芩12g　法夏10g　生姜6g　甘草3g　茯苓12g　陈皮8g

竹茹 10g　僵蚕 10g　蝉蜕 6g　钩藤 15g

服药 3 剂，患儿父亲来告，谓服药以后，两眼已转动如常，诸恙若失，并下地玩耍。继用六君子汤加味调理而安。其后，患儿父母为了排除颅内占位性病变，专门去医院做 CT 检查，未发现异常，眼压亦已恢复正常。今已健康成长，从未复发。

少阳为枢，因其位居半表半里，而三焦与胆的生理功能活动又决定它对人身气血的内外开阖和升降出入密切相关，加之三焦通于腠理，其气游行于上下、内外、表里之间，故少阳有"游部""隙地"之称。因此，少阳之气既可以向内向外，又可以从阴从阳，从而具有表里出入的枢机作用。陈氏谓："正因为少阳的主枢作用，因此很多疾病可以借用小柴胡汤转枢机，使其气机枢转正常，邪去正复，疾病得解。"本案陈氏认为，五脏六腑之精气皆上注于目，目睛转动灵活，犹如枢机运转如常，若枢机不利，则目睛转动失度。陈氏反复检查患儿，抓住患儿有受惊史，"惊则气乱"，气机逆乱则枢机不利，目睛反背。因此巧用小柴胡汤转枢轴，理气机，化解了此例疑难症，体现了陈氏常说的"治病之巧，寓于调枢之中"。

董德懋

血紫质病，乳糜胸腹水

董德懋（1912~2002），中国中医科学院教授

血紫质病

郝某 男，23岁。1980年3月10日初诊。

间歇性发热伴腹痛10年。每次发病高热持续20~30日，经治转为低热，持续20~30日；伴急腹痛，痛在脐周。每2~3个月发病1次。1979年5月发病住某医院，诊断为"血紫质病"。现症：发热，体温37.8℃，不汗出而畏寒，脘腹胀痛感凉，喜按喜温，腹泻，泻后痛略减。苔中厚腻而润，舌尖边红，脉缓弱。拟甘温除热法。

干姜6g 党参10g 甘草炙，9g 白术10g 白芍10g 桂枝6g 延胡索6g 川楝子10g 大枣5枚 生姜3片

二诊：上方服3剂，热退，脘腹隐痛，食欲不佳。上方加陈皮6g、藿香10g。

三诊：服药7剂，纳谷渐馨，脘腹痛减，得食痛缓，苔薄腻，脉细弱。

党参10g 白术6g 陈皮6g 半夏10g 砂仁5g 木香3g 佩兰10g 香附10g 苏藿梗各10g 白芍10g 延胡索6g 甘草炙，5g

每日 1 剂，服 20 剂后，改为间日服 1 剂。随访半年，病未发。

本例患者腹痛感凉，喜按喜温，腹泻，脉缓而弱，属脾阳不足；其发热亦为脾胃阳气虚弱之热。泻后痛减，系阳虚寒凝气滞、肝木妨土之象。董氏初用理中汤加味，以干姜、白术、党参、炙甘草、大枣温脾补气；桂枝既可温脾阳，又能配白芍和营卫；白芍配延胡索、川楝柔肝止痛，使木不妨土；茯苓助干姜、白术和脾止泻；延胡索、川楝子得干姜、桂枝之温而行滞。二诊加陈皮、藿香畅中开胃，使谷气充盛，奉养脾胃元气。三诊以香砂六君子汤加味，仍宗培补脾胃元气之法，兼以开胃进食，使后天之本健旺，灌溉全身，以巩固疗效。

乳糜胸腹水案

段某 男，37 岁。1975 年 5 月初诊。

某总医院诊断为"乳糜胸水、腹水 1 年余，兼有风湿性心脏病、二尖瓣狭窄、心功能代偿期"。曾用中西药治疗，未见减退。现症：胸腹胀满，气短不舒，纳呆食少，苔白腻，脉缓。证属脾运失职，水湿停聚，拟胃苓汤治之。

苍白术各 10g　川朴 5g　陈皮 10g　茯苓皮 10g　泽泻 6g　猪苓 10g　大腹皮 10g　桂枝 3g　生姜皮 2g　甘草 5g

每日 1 剂。

二诊：上方服 20 余剂，胸腹胀满减轻，惟尿量尚少。拟宗原方去苍术、川朴、甘草，加桑白皮。每日 1 剂。

三诊：患者服 40 余剂，诸症均减，乳糜胸水已痊，乳糜腹水明显好转，诊脉细迟，舌苔白。阴阳皆虚，拟济生肾气丸作汤出院服用。

上方服 40 余剂，乳糜腹水消失。1980 年随访，乳糜胸、腹水均未发。

　　本例经各种检查，原因不明。从临床表现看，相当于中医学的"鼓胀""水肿"等范畴。观其症，胸腹胀满，气短不舒，纳呆食少，苔白腻，脉缓，皆属脾病。故以苍白术健脾燥湿；桂枝、生姜皮、川朴、陈皮宣运中阳之气，取"气化则水化"之意，佐以二苓、大腹皮、泽泻利水消浊，甘草调和诸药。二诊因小溲量尚少，故以五苓合五皮，仍宗健脾之法，加强利水。三诊邪势去其大半，正气亦衰，故以济生肾气汤培补肾之阴气，且能利水消胀。本例先用健脾利水，使后天以资先天，终以补肾利水，以先天主后天，终使乳糜胸水、腹水消除。

李孔定

肝硬化定时寒热如疟，皮肌炎，食你

李孔定（1926~2011），四川省绵阳市中医药研究所主任医师

肝硬化定时寒热如疟

闫某　女，75岁。

20年前曾患甲型肝炎，愈后未作复查。1997年9月29因感冒受凉后服用氯芬黄敏、氨咖黄敏各2粒，4小时后即出现呕吐鲜血，量多，继而便下鲜血，急送医院住院治疗，诊为"肝硬化失代偿期并发上消化道大出血"，经止血、输血、保肝等治疗，出血渐止，因贫血继续给以营养支持等疗法。10月21日，无明显诱因，突然出现恶寒，继而高热39.7℃，查血象正常，静滴清开灵、氨苄青霉素后2天热退。以后每7日发热如前，经各种抗生素治疗仍定时发作，发热期间不用药物亦2日后热退。1997年12月21日邀余会诊，已是第10次高热，形枯少神，面赤无泽，体温39.4℃。自诉身热心烦，整夜不寐，腹胀，大便干结，口渴时时引饮，不欲食，小便量少色黄，舌质鲜红，苔光剥无津，脉弦细数。证属肝毒致热，阴津枯涸，拟清热救阴，解毒透邪。

沙参 30g　麦冬 50g　天冬 30g　鲜青蒿 50g　银花 12g　知母 50g
丹皮 30g　地骨皮 50g　枳壳 30g　山楂 50g　连翘 30g　甘草 10g

1 剂，三煎，药液分 8 次温服，一日服 4~5 次。患者服药 2 次后即安静入寐，热势渐退，1 剂尽而热已除。

复诊（12 月 23 日）：患者精神好转，小便增多，腹胀减轻，仍口渴，热退后泻水样稀便，舌深红，有少许薄白苔，无津，脉仍弦数。热退脉躁，恐有"燎原之势"，仍守前法，前方去知母，枳壳、丹皮减为 15g，青蒿减为 30g，加大枣、神曲、芡实、山药各 30g。

三诊（12 月 26 日）：腹胀大减，欲食，小便正常，大便转溏，日 1~2 次，仍渴思饮，舌暗红，根部薄白苔，前部仍光剥，舌面津少。重病初效，不宜改弦易辙，嘱继进上方 1 剂。

四诊（12 月 29 日）：未再发热，舌暗苔薄少津，脉弦缓，微渴，便溏，余无不适。脉静体安，邪势已遏，重在养阴益气健脾、活血软坚散结，少佐解毒透邪之品。

沙参 50g　麦冬 50g　北五味 12g　山药 30g　牡蛎 50g　甲珠 12g　鸡血藤 50g　丹参 30g　银花 12g　青蒿 15g　神曲 30g　山楂 50g　橘核 30g　甘草 12g

调理月余，诸恙悉除出院，随访半年，发热未作。

肝硬化定时寒热如疟，中西书籍尚未见记载，余近年来诊治此症患者 10 余例，均为肝硬化失代偿期所伴见。其发热特点为突然先寒后热，或夜热早凉，或持续高热，间隔时间不定，或 1 周 1 发，或 10 天 1 发，或 1 月 1 发。查血未见疟原虫，外周血象正常。常误作感冒。余意肝脏积聚日久，疏泄失常，以致"肝毒"内生，深伏阴分，与正气相搏而作寒热。每次发作，均为人体正气抗拒毒邪、排除毒邪的一种反应。由于积聚尚在，肝毒仍可源源内生，积于体内，蓄势待作。因患者积聚程度不同，正气强弱各殊，故有发热时间、间隔时间之异也。治取吴鞠通"青蒿鳖甲汤"之意，结合"肝毒"致热之机，以"清、滋、导"三字为法：清，清其毒邪所致之热；滋，滋其既耗之阴，扶正而祛毒邪；导，以芳香透络之品，导毒邪外出。常用药物有银花、连翘、沙参、麦冬、知母、青蒿、牡蛎、山楂等。高热危重者，遵吴氏"无粮之师贵在速战"，常以"大军应战"之法，顿挫邪势。退热之品，尤以鲜青蒿为佳。热退扶正方中，仍须少佐解毒透邪之品，以防肝毒复聚。

皮 肌 炎

余某 女，23岁，1996年11月3日初诊。

3个月前因于田间劳累后出现四肢软弱无力，颈腰部僵硬不能转侧，面部发红、肿胀。在当地医院按"红斑狼疮"给予西药治疗，病情未缓解，并逐渐加重，行走、吞咽均感困难。转市级医院治疗，曾做血生化、骨髓穿刺术、肌活检等检查，确诊为"皮肌炎"，用大剂量泼尼松等药物治疗，无明显好转，而求治于余。症见：面部肿胀，色暗紫，按之不褪色，四肢软弱，站立不稳，需家人搀扶行走，头下垂，吞咽困难，一碗稀饭约需3小时才能吃完，下肢冰凉，手心潮热，大便秘结，三四日一行，舌暗红，苔白腻，脉弦细。证属湿热毒邪蕴结血分，气虚血瘀，筋脉失养，治以清热解毒除湿、益气活血通络。

紫草 50g　青蒿 50g　连翘 30g　淡竹叶 12g　苍术 15g　黄柏 15g　苡仁 30g　红花 12g　鸡血藤 30g　黄芪 50g　附片 15g　郁李仁 12g　枳壳 15g

水煎服，2日1剂。

二诊：服此方5剂，吞咽较前改善，每餐约1个多小时，下肢转温，大便正常，手心潮热除，舌暗红，苔转薄黄。重病初效，勿事更张，仍取前方去苍术、黄柏、附片、郁李仁、连翘、淡竹叶，加太子参 30g，茯苓 30g，白术 30g，继进5剂。

三诊：药后面肿减轻，紫斑变淡，已能行走，进食如常，惟睡眠欠佳，舌红，苔薄黄少津，脉弦。二诊方中加入女贞子 30g，菟丝子 30g，牡蛎 30g，滋补肾阴，重镇安神，继服 10 剂。

四诊：除面部微暗红、自觉干涩外，已无其他不适。复查肌活检、尿肌酸含量均已正常。处下方调理。

沙参 30g　白术 15g　茯苓 15g　山药 30g　丹参 30g　女贞子 30g　紫草 30g　鸡血藤 30g　黄芪 50g　枳壳 15g　甘草 12g

本病的主症为肢体无力，吞咽困难，属中医"痿证"范畴。《素问·生气通天论》云："湿热不攘，大筋软短，小筋弛长。软短为拘，弛长为痿。"故致痿之因不局限于《素问·痿论》之"五脏热"，湿热亦是原因之一。至于其治法，《素向·痿论》有"独取阳明"之说。其后汉唐诸家论治痿证者寡，宋元以降，诸家除宗《内经》之说外，大抵不越补益气血、滋肾泻火诸法。如《医宗金鉴·痿》说："但观古人治痿皆不用风药，则可知痿多虚，痹多实，而所因有别也。"我意诸家临证所见，确有是症而用是药，无可非议。

而本案的主要病机为血热、血瘀、气虚，三者互为因果，血热耗伤正气，气虚血行不利而瘀，血瘀又可蕴热……形成恶性循环。而导致这一病机的主要原因又是湿热毒邪侵于血分。其病始于劳累之后，汗出卫虚，湿邪乘虚人营，郁而化热。况其舌质深红，舌苔白厚腻，亦可由果推因。面部紫暗肿胀，湿阻血瘀可证，头倾肢软，血热伤气使然。故组方以除湿、清热治其本，以益气活血治其标。病势急重，治需标本兼顾，并以大剂图功，相机加减。

食　伱

张某　男，63 岁，1997 年 10 月 13 日初诊。

善食而饥近1月，每日数餐，每餐约500g米饭，仍倍感饥饿，泻白色稀大便，日四五行。身体消瘦，倦怠嗜睡，坐着即可入寐。查血糖、尿糖均正常。舌质淡胖，苔薄黄，脉弦细。多处服中西药罔效。此为"食㑊"，证属胆胃蕴热，中气大亏，治以益气健中，清热止泻。

南沙参50g　黄芪50g　黄柏30g　牡蛎50g　禹余粮50g　北五味子15g　甘草10g

2剂，水煎服。

二诊：药后精神稍振，饥饿感减轻，食量减少，大便转黄色稀溏，舌淡胖，苔薄白，脉弦细。主症已减，而气阴亏虚尚难速复，前方去黄柏，加芡实30g、白术30g，4剂后恢复如常。

《素问·气厥论》云："大肠移热于胃，善食而瘦，又谓之食㑊。胃移热于胆，亦曰食㑊。"指出食㑊由胆胃之热所致。陈修园《医学实在易》有诗曰："食㑊皆因胃热乘，虽能纳谷瘦难胜。慈云若肯垂甘露，营卫氤氲气上腾。"提示治疗用甘露饮养阴清热。但本例症见倦怠思睡，便溏色白，为胆胃之热耗伤中气、脾失健运、清阳不升所致，即《内经》曰"壮火食气"是也。治若株守前人养阴清热之法，必遗"有病不治，恒得中医"之消。故以参芪救其中虚，黄柏清胆胃之热且可坚阴，牡蛎、禹余粮、北五味子涩肠止泻，药中肯綮，故获良效。

顽固性呃逆

王某　男，59岁。1997年10月6日初诊。

呃逆不止已3日，寝食俱废。某卫生所给予肌内注射"氯丙嗪"等药物，仅暂缓片刻，须臾复和如故，复进中药煎剂治疗亦无寸效，就诊于余。症见呃声响亮，连连不休，口干欲饮，舌暗红，苔黄厚根部为甚，舌面少津，脉弦数。此属胃热肠寒、气滞血瘀之证。治以活血缓急、清胃温肠。

赤芍 100g　木蝴蝶 12g　黄连 12g　黄芩 30g　天冬 50g　麦芽 50g 小茴香 30g　甘草 15g

2日后复诊，诉服药仅3次，呃逆即止，已无任何不适，舌暗淡，苔前薄根部黄厚，脉弦。寒热交错，瘀滞尚存，遵前方之意加减。

黄柏 30g　砂仁 12g　赤芍 50g　麦芽 50g　木蝴蝶 12g　山楂 30g 甘草 10g

服2剂，平复如故。

呃逆乃胃气动膈而成，有寒热虚实之分，一般处方均喜加入丁香、柿蒂、代赭石之属，多能取效，惟王清任独倡以活血化瘀之血府逐瘀汤为治，并有"无论伤寒、温疫、杂证，一见呃逆速用此方，无论择重，一剂即效，此余之心法也"之说。而本例舌上少津，知为胃热；苔厚而根部尤甚，知为肠寒。寒气收引，阻碍胃气下行；气滞于胃，为热为瘀；胃气受阻不降，蓄则上逆为呃，与王氏所见之证亦不全同。本例虚实寒热并见，故处方不遵常法止呃而呃自止。《内经》谓："治病必求于本。"于此信然！

查玉明

皮肌炎治疗五法

查玉明（1919~　），辽宁省中医药研究院主任医师

皮肌炎是一种自体免疫性结缔组织病，多发皮肤及肌肉的损害。皮肤受损部可见淡红色水肿性红斑，皮色逐渐加深，晚期皮肤变硬。肌肉受损，肌酸痛或肌无力，甚则肢体瘫软，兼有手足厥凉者，为其主要特征。严重者累及心肌并可出现肝脾肿大等，属中医皮痹、肌痹、虚损之列。本病多发于青壮年，尤以女性为多见，临床症状极为复杂，确属难治之顽症。多年医疗实践中，审证求因，结合辨病，选方遣药，多起沉疴，总结论治立法五则。

一、温阳益气，扶正起衰

临床见症：眉发不荣，枯槁脱落，形寒肢凉，全身肌肉瘫软无力，前额皮色晦暗发亮，舌淡润，脉沉缓而细。致病因素多主要为"两虚相得，乃客其形"。阳气势微、表卫不固，寒邪内痹，外伤形体，是其病机。治则虚者补之，使阳气通达，因其衰而彰之。采用黄芪桂枝五物汤加当归、鸡血藤、怀牛膝养血通络，配伍人参、细辛以冀阳气通达，皮肤转润，毛发复生，多奏良效。

二、驱逐寒邪，温通经脉

临床见症：四肢厥冷，皮色变青，指趾肿胀，肢端麻痛（雷诺病），甚则指端溃破，或吞咽困难，脉多沉细欲绝。多由外中寒邪、经脉痹阻，是其病因。阴胜则寒，阳微不达，寒则血涩是其病机。治宜寒者温之，采用当归四逆汤，乌头汤化裁加红花 20g，穿山龙 50g，使阳气复、寒邪去，畏寒肢凉得以改善，每多效验。

三、补益气血，以复化源

临床见症：肌肉萎缩、动作不利、指端皮肤破损、气短少神，或兼有低热，脉多细弱无力，舌淡少津。多由痹病日久，精营气血耗损，是其病因。内而五脏亏虚，外而形体肌肉消损，失其濡养，是其病机。采取八珍汤、小柴胡汤化裁，使气复血充，促进机体功能恢复，增强免疫功能，正复邪微，气血宣畅，内灌五脏，外濡肌肤，达到扶正祛邪的目的，收效甚佳。

四、养血润燥，化瘀通络

临床见症：面部黑褐斑显露，前额色黑明亮，皮肤粗糙，甚则皲揭，筋急爪枯。舌绛少津，脉多沉缓而细。多由痹久气血两耗，营卫失和，血虚生风，风胜血燥，是其病因。内不能濡养灌溉，外不能充润形体，气血愈损，邪深留恋不去，血燥风搏，皮肤失养，皮燥脱屑。治宜燥者润之。采用荆防四物汤加何首乌、连翘、蝉蜕、红花，可养血祛瘀，血和肌润，表散邪滞，疏导经络，使毛发复生，褐斑可除，筋脉得养，皮肤柔润，皲揭改善，疗效显著。

五、清热化湿，消肿解毒

临床见症：头重昏沉，项强少神，肌肤肿胀，下肢为甚，痿软无力。或筋脉拘急，肢节烦痛或低热不解，舌苔厚腻，脉多弦滑或沉数。《痿论》曰："居处相湿，肌肉濡渍，痹而不去，发为肉痿。"得之湿地也。或嗜饮水浆，湿浊留于中也，是其成因。"阳气者，柔则养筋"，今阳气伤，不能荣养于筋，湿热不攘，则大筋软短，拘急挛缩。小筋弛张，痿软无力。伤于湿，下先受之。湿胜则肿，热胜则痛。热郁则软短，湿郁则弛张。是其病机。治法：除湿消肿，清热止痛。采用当归拈痛汤加金银花、连翘、细辛。上下分消其湿，取效甚捷。

本病多由禀赋不足、阳气虚衰、卫气不固、邪毒内侵、伤及肺脾、营卫失和所致。肺主皮毛，脾主肌肉，故多发皮、肌病变。邪在表，卫气不行，皮寒顽麻为皮痹；邪在肌腠，肌顽不仁为肌痹。邪留不去，痹阻不行，皮肌失养，以致关节强直，伸屈不利，皮肌硬变，肌肉萎缩，痿软肌瘫。

皮肌病变常见眼睑紫红色皮疹、末梢血管扩张、鳞屑性红斑、肌压痛，或硬结、肌肉萎缩。理化检查：血清天冬氨酸转氨酶、谷丙转氨酶、乳酸脱氢酶超过正常值50%，肌电图显示肌炎，可诊为皮肌炎。

医疗实践表明，本病实属疑难痼疾，正虚邪深，不能短期奏效，务须缓图以收功。

陈亦人

皮肌炎表现不一，施方药随症治之

皮肌炎属自身免疫性结缔组织疾病之一，主要累及横纹肌，也可伴发各种内脏损害。多发性肌炎则是指患本组疾患无皮肤损害者。该病可发生于任何年龄，女性多见。陈老认为，皮肌炎与《金匮要略》中之阴阳毒十分相似。原文曰："阳毒之为病，面赤斑斑如锦纹，咽喉痛，唾脓血。五日可治，七日不可治。阴毒之为病，面目青，身痛如被杖，咽喉痛，五日可治，七日不可治。"阴阳毒究属何病，古今医家尚无定论，多以感染疫毒，侵入血分所致释之，此与皮肌炎的症状特点较为吻合。一般而言，皮肤症状通常是先在上眼睑出现紫红色斑片，并逐渐向前额、颧颊、耳前、颈和上胸部扩展，这与《金匮要略》描述的"面赤斑斑如锦文""面目青"非常相似。肌肉的症状可发生于任何部位，主要累及横纹肌，亦可累及平滑肌和心肌，肩胛带和骨盆带肌肉常首当其冲，其次是上臂和股部及其他部位肌群。主要临床表现为乏力，肌肉按痛和运动痛，进而肌力下降，最终导致运动功能障碍，此与"身痛如被杖"十分吻合。由于皮损病变与肌肉病变累及程度常不同，故《金匮要略》据痛与不痛将其分为阳毒和阴毒。

由于该病病程较长，一旦出现上呼吸道感染，即应迅速救治，以防并发肺炎重症。原文所云"咽喉痛，唾脓血，五日可治，七日不可治"，即蕴含早期治疗之学术思想，对临床有重要的指导意义。至于多发性肌炎，因无典型的皮肤表现，类似于中医之痹证，仲景处以升麻鳖甲汤，意在解毒滋阴，活血通阳。因阳毒已"唾脓血"，与皮肌炎合并肿瘤症状相似。据报道，50岁以上男性患者并发肿瘤者高达71%，发生肿瘤的部位依次为胃、胆囊、鼻咽、肺、食管等，这些部位的恶性肿瘤，均可出现"唾脓血"之症，故方以蜀椒、雄黄辛温解毒，杀虫止痛。而阴毒无"唾脓血"，故去之。由于皮肌炎症状表现不一，有时皮损可以较为广泛而仅有轻度肌炎，亦有存在严重肌肉病变而仅有轻度皮损，而多发性肌炎则无皮肤损害，从四诊合参角度分析归纳来看，因证型不一，治法方药亦异。加之个人体质不同，证情反应不一，即使同一患者，在病变过程中，病情轻重也有所不同。据临床观察，大部分皮肌炎患者在接受中医药治疗之前，已经接受了西药治疗，而西药对此，多采用激素疗法。根据激素使用时间长短，毒副作用有轻重之分，使用与停减后症状又有所不同，故治方应针对不同情况，辨证施治。陈老治是病常以化瘀通络、解毒通阳为基本大法，并针对患者的不同情况，随症加减。尤其强调，在激素与中医药联合应用的过程中应注意：大量激素应用期患者多表现为肝肾阴虚，湿热内蕴证，故当以滋补肝肾、清热凉血为法；激素停减的过程中，多有阳气不足的表现，故应适当地补气升阳，逐渐撤减激素，从而使病情向愈。

廖某 女，10岁，1998年7月21日初诊。

患儿3年前患感冒，发烧，咳嗽，经治后热型不规则，并有头痛，关节疼痛，继而眼眶周围出现紫红色斑片，逐渐向前额、耳前及胸部扩展，手指甲根处有瘀点，周身肌肉疼痛，以下肢为着，即赴某医院就诊，经多项检查，诊为"皮肌炎"。先以大量激素配合免疫抑制剂治疗疗效不佳，渐致蹲下后不能站立，需人扶行走，步态拙劣，手指甲全部脱落。诊时除上述症状外，伴见满月脸，口干而苦，时时烘热，舌质红，苔薄而黄，脉弦细而数。四诊合参辨属肝阴不足，营血蕴热。治拟养肝凉血，佐以化瘀通阳。

赤白芍各 15g　甘草炙，10g　甘杞子 10g　细生地 15g　净连翘 10g
忍冬藤 15g　全当归 10g　杭麦冬 12g　蒲公英 15g　仙灵脾 10g

日 1 剂，水煎服。

二诊（9 月 4 日）：患者家属来函告曰：服上方 30 余剂后，现蹲下已能自己站起，手指甲也已长出，烘热之症大减，唯近 10 余日服药后腹泻。思之，此乃过服苦寒之剂，脾气受损之故。上方去蒲公英、赤芍、连翘，加葛根 12g、炒白术 10g、党参 10g 续服。患儿服上药数剂后，诸症消失，疾病向愈。

本例患者病程较久，服用激素及免疫抑制剂乏效，徒增毒副作用。接诊后见腰腿疼痛，活动受限，显系肝之阴血不足，不能养筋，筋脉拘急、瘛疭不收所致。面有斑纹，指甲脱落，甲床色紫而硬，舌有瘀斑等，系肝热不清，营分郁热所为。而满月脸、口干而苦、时时烘热等，系激素毒副作用所致，相当于中医久服辛热之品，伤阴化热。故以芍药甘草汤柔肝缓急，舒筋和络；赤芍、杞果、生地、麦冬配以连翘、忍冬藤、蒲公英等养阴清热，凉血解毒，养肝柔筋；赤芍、当归、忍冬藤等活血化瘀，通经脉瘀滞；配入仙灵脾温经通阳，寓阴中求阳之意，又能防止诸药清滋太过，损伤阳气。

服药 30 余剂后诸症大减，唯近日服药后腹泻，此乃久病之后，脾气受损，精血化源匮乏所致，故去寒凉之蒲公英、赤芍、连翘，加入葛根，一可配芍药甘草汤舒筋通络，其次可升清阳，起阴气，止泄泻，加入党参、白术健脾益气，充实后天，以资化源，故守法服用，终获良效。

罗某　男，47 岁，1995 年 5 月 20 日初诊。

患多发性肌炎 3 年，长期服用激素，身痛虽得控制，但激素一减量，疼痛旋即又作，再度服用原量，疼痛又得缓解，并出现胃部不舒、满月脸、向心性肥胖等毒副作用，特来求治。刻诊：下肢酸胀乏力，下半身汗多，寐差梦多，动则气短，大便色黑，纳食尚可，以往曾有复视，舌质紫，苔薄白，脉弦滑。此为饮邪蕴滞、经脉失调之证也。故拟通阳化饮，调和经脉之法。

粉葛根 15g 杭白芍 15g 嫩桂枝 6g 甘草炙, 6g 瓜子金 15g 合欢皮 15g 远志炙, 15g 云茯苓 15g 建泽泻 15g 薏苡仁 15g 忍冬藤 15g 麻黄炙, 6g

日 1 剂，水煎服，7 剂。

复诊（6 月 8 日）：服上药后，下肢酸胀略减，但微肿，睡眠转好，脘腹时感不适。苔薄腻微黄，舌紫，脉弦滑。胃镜报告：糜烂性、出血性胃炎，十二指肠球部炎。此显系激素、免疫抑制剂副作用所致。嘱其缓慢撤减激素用量，因肝胃不和、气滞络瘀之机较着，再参以疏肝理气通阳之品。

粉葛根 15g 杭白芍 15g 忍冬藤 15g 紫苏梗 10g 嫩桂枝 6g 合欢皮 15g 薏苡仁 15g 建泽泻 15g 防风 10g 防己 10g 仙灵脾 10g 瓜子金 15g 绿萼梅 10g

日 1 剂，水煎服。

三诊（9 月 30 日）：患者服药百余贴，激素撤减至半量，现下肢肌肉有时尚感酸胀，间或浮肿，寐仍差。治遵前法，佐入二妙。

云茯苓 30g 桂枝 6g 防己 15g 泽泻 15g 苍术 6g 黄柏 6g 薏苡仁 30g 制半夏 10g 合欢皮 15g, 仙灵脾 10g 黄芪 15g 牡蛎 15g 水蛭 3g

日 1 剂，水煎服。

四诊（12 月 31 日）：现激素已经全部停用，各项检查均正常。唯肌肉尚有微痛，睡眠尚差。又守原方化裁。

忍冬藤 15g 葛根 12g 仙灵脾 12g 牡蛎 15g 泽泻 15g 远志

炙，15g　杭白芍 15g　薏苡仁 15g　黄芪 15g　防风 6g　丹参 15g

7 剂，日 1 剂，水煎服。

本例患者对激素较为敏感，药后疼痛可控制，但久服之后，毒副作用十分明显，拟减量撤停，但稍一减量，疼痛又起。接诊之后，先以化饮通阳、调和经脉为治，待药力发挥作用，即嘱其缓慢停减激素，再加入疏肝理气之品以疗胃疾。加入仙灵脾，配合桂枝，温助肾阳，以抑消激素减量所产生的肾阳不足。服药百余剂后，激素已减至半量，而病未发生反弹，遂又入黄芪、水蛭，加强益气活血之力，以保证激素的顺利减停。坚持服用至激素完全停用，疾病渐次好转，机体阴阳趋于平衡，各项检查皆复正常，方可停药。

本例意在说明中药如何与激素同用，并顺利减停激素之法；同时亦说明，整体论治的重要性，如其胃炎、十二指肠球炎等一一照顾，俟整体疾病向愈，主体疾病也随之而解。至于皮肌炎病程较长者，若有明显阳虚征象，辛热之姜附亦照用不误。总在辨证论治，有是证即用是药。

跋

余有幸受教于经方家洪哲明先生，耳提面命，启迪良多。并常向陈玉峰、马志诸先生请益，始悟及古今临床家经验乃中医学术之精粹，舍此实难登堂入室。

自 1979 年滥竽编辑之职，一直致力于老中医经验之研究整理。以编纂出版《吉林省名老中医经验选编》为开端，继之编纂出版《当代名医临证精华》丛书，并对整理方法进行总结，撰写出版了《老中医经验整理方法的探讨》一书。1999 年编纂出版《古今名医临证金鉴》，寝馈于斯，孜孜以求，已 30 余年矣……登门请益，开我茅塞；鱼素往复，亦如亲炙，展阅名师佳构：一花一世界，千叶千如来；真知灼见，振聋发聩；灵机妙绪，启人心扉……确不乏枕中之秘，囊底之珍，快何如之！

《古今名医临证金鉴》出版后为诸多中医前辈所嘉许垂青，得到了临床界朋友们的肯定和关爱，一些朋友说：真的是与丛书相伴，步入临床的，对于提高临床功力，功莫大焉！其中的不少人已成为医坛翘楚，中流砥柱，得到他们的高度评价，于心甚慰！

《古今名医临证金鉴》出版已 16 年了，一直无暇修订。且古代医家经验之选辑，乃仓促之举，疏欠砥砺，故作重订以臻于完善，方不负同道之厚望。这次修订，由原来 22 卷重订至 36 卷，妇、儿、外、五官科等卷，重订均以病名为卷，新增之内容，以古代、近代医家经验为主。囿于篇幅之限，现代医家经验增补尚少。

蒙国内名宿鼎力支持，惠赐大作，直令丛书琳琅满目，美不胜收。重订之际，一些老先生已仙逝，音容宛在，手泽犹存，不尽萦思，心香一瓣，遥祭诸老。

感谢老先生的高足们，探赜得珠，筚路蓝缕，传承衣钵，弘扬法乳，诸君奠基，于丛书篇成厥功伟矣！

著名中医学家国医大师朱良春先生为丛书作序，奖掖有加，惓惓于中医事业之振兴，意切情殷，余五内俱感！

《古今名医临证金鉴》丛书是1998年应余之挚友吴少祯先生之嘱编纂完成的，八年前少祯社长即要求我尽快修订，出版家之高屋建瓴，选题谋划，构架设计，功不可没。中国医药科技出版社范志霞主任，主持丛书之编辑加工，核正疏漏，指摘瑕疵，并鼓励我把自己对中医学术发展的一些思考，写成长序，于兹谨致谢忱！

我的夫人徐杰编审，抄校核勘，工作繁巨，感谢她帮助我完成重订工作！

尝见一联"徐灵胎目尽五千年，叶天士学经十七师"，与杜甫诗句"别裁伪体亲风雅，转益多师是汝师"异曲同工，指导中医治学切中肯綮。

文章千古事，得失寸心知。相信《重订古今名医临证金鉴》不会辜负朋友们的厚望。

单书健
二〇一六年孟夏于不悔书屋